告别抑郁与焦虑

8 周认知行为自助攻略

陈福国 著

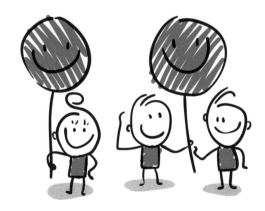

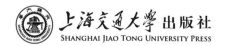
上海交通大学 出版社
SHANGHAI JIAO TONG UNIVERSITY PRESS

内容提要

  本书是一本关于抑郁与焦虑调整的自助读本，按照书中的步骤及方法，重点通过8周时间，可有效应对和消除读者的抑郁和焦虑情绪以及心理困扰。本书严格根据认知行为治疗的理论框架，通过明确可行的操作方法，对有心理问题的读者循序渐进地进行心理的自我辅导与调整。本书的主要读者对象为有抑郁和焦虑心理问题的各年龄段普通读者，从事心理健康教育的教师、咨询师及其他相关人员，从事精神卫生工作的精神科医师、疾病控制医生及社会工作者，以及对自我心理健康有求助愿望及兴趣的各类读者。

图书在版编目（CIP）数据

告别抑郁与焦虑：8周认知行为自助攻略/陈福国著. 一上海：上海交通大学出版社，2024.5
ISBN 978-7-313-30444-5

Ⅰ.①告… Ⅱ.①陈… Ⅲ.①抑郁症-诊疗②焦虑-诊疗 Ⅳ.①R749

中国国家版本馆CIP数据核字（2024）第056922号

告别抑郁与焦虑——8周认知行为自助攻略
GAOBIE YIYU YU JIAOLÜ——8ZHOU RENZHI XINGWEI ZIZHU GONGLÜE

著　　者：陈福国			
出版发行：上海交通大学出版社		地　　址：上海市番禺路951号
邮政编码：200030		电　　话：021-64071208
印　　制：上海锦佳印刷有限公司		经　　销：全国新华书店
开　　本：710mm×1000mm　1/16		印　　张：18.75
字　　数：267千字		
版　　次：2024年5月第1版		印　　次：2024年5月第1次印刷
书　　号：ISBN 978-7-313-30444-5		
定　　价：68.00元		

前　言

最新的调查研究显示，心理健康及精神疾病已逐渐成为当今全球面临的一个突出问题。抑郁障碍已成为我国所有疾病中伤残寿命损失年排名第二的疾病，而焦虑障碍又是抑郁障碍最多见的"共病"疾患，所以抑郁与焦虑便成为当下人们心理健康的普遍问题。

然而，我国有心理问题人群的求助却存在着一些现实的阻碍。其一是"病耻感"，身体不适会自觉去求医；这已是共识，但有心理困扰或心理障碍的人可能因"病耻感"而退缩，不愿直面自己的问题，也不愿鼓起勇气求助于医生及专业人员。其二，我国的精神科医生、合格的心理咨询师资源有限，远远满足不了有心理疾患人群的服务需求。

学习心理健康自助书籍是达到心理调整及康复的一个有效干预途径，发达国家早已构建起较为健全的心理健康自助系统。戴维·伯恩斯（David Burns）在 20 世纪 80 年代撰写和发表了第一本有关认知行为治疗的自助手册，给世界各国广大心理障碍的患者提供了通俗易懂的理论及自助的操作方法，并帮助读者有效地进行心理的自我调适。近年来，我国心理健康自助书籍的出版和推广也有了很显著的发展。

本书是一本运用认知行为治疗理论与方法指导有抑郁与焦虑的人进行自我心理调整的书籍，能够在尽可能短的时间内帮助读者摆脱心理困扰。本书根据中国读者的文化背景及阅读习惯，让有抑郁与焦虑的人通过阅读和操作的自助过程，有结构、有步骤、有指导、有效果地改善自我心理状态。

感谢上海市浦东教育发展研究院和上海交通大学出版社对本书出版的大力支持，感谢陈保华、何平平、刘苗和胡洁等心理咨询师提供的参阅个案。愿本书对认知行为治疗在我国的推广、普及和发展，为广大读者从心理健康自助读物中获得收益增添一份推动力。

陈福国

2023 年 8 月

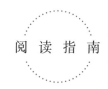

如何阅读和使用本书

通过阅读自助读本来帮助调节心理状态，这对于我国读者来说是一种比较陌生的自助方法。虽然国内已经翻译出版了一些国外的认知行为心理自助书籍，但是由于文化背景及作者写作风格的不同，我国读者会遇到一些理解和操作方面的困难。本书考虑到我国读者的阅读习惯及特点，在全书内容的安排上尽可能做到结构清晰、条理分明，在语言上做到通俗易懂，在具体方法上做到操作可行。由于这是一本指导性较强的自助读本，因此学会阅读和使用本书就成了提高本书效能的重要条件，阅读本书时可用以下方法：

1. 要以沉浸式状态经历 8 周的调整

所谓"沉浸式"，就是专心致志地全身性投入。在阅读和操作此书的 8 周时间内，尽量让自己入静，保持专注状态，排除琐事的干扰，沉浸在一种学习、理解、思考、对照、操作、尝试、探索的过程中。这是一种心和身的投入，安排自己在 8 周时间内集中精力办一件事，就是心理健康的自我调整。读者除了日常必需的工作和学习内容之外，需要尽可能多地把时间用在阅读和操练上，让自己处在自我调适的特定氛围中，根据 8 周的内容节奏，完成心理调整的所有步骤，努力获得心理状态改善的切实效果。

2. 通读全书，了解本书的基本框架结构

本书结构的显著特点是步骤分明、循序渐进、强化操练、注重实效。建议读者在实施操作之前先通读全书，初步了解每一章节的内容，让本书的基本框架印刻在脑中，这样才能全面系统地把握本书所指导的过程与进度。这就像运动员投入一项赛事，应事先清晰了解赛事的全过程，然后全身性地投入赛前的每一个训练环节，争取在比赛中获得最佳的成绩。

3. 严格按照每一周的步骤实施调整

本书专为心理状态的自我调适而设计，读者在时间进程上一定要按照要求，严格地执行和推进，尽可能地做到按时完成每周的学习和作业内容。心理调节以 1 周为 1 个单元，总共 8 个单元，每周都有相应规定的内容，包括阅读理解、自我评估、收集信息、重点反思、探索替代、尝试行动、小结收获等。通过 8 周时间告别抑郁与焦虑是一件十分紧凑的事情，因此尽可能不要出现松散和拖拉的现象，否则心理调整过程会被拖延，调整的效果也会受到影响。

4. 操作中不断理解和复习书中要点

通过阅读达到心理的自助调整，离不开对书中内容的全面理解以及根据书中的要求进行实操这两个方面，所以，操作在整个心理调整过程中起着不可或缺的重要作用。无论是认知层面、情绪层面还是行为层面的操作，都有各自的特点和要点。操作过程既是温习和加深理解知识点的过程，又是强化行为的过程，同时也是自我探索的过程。操作应是一个不断练习的过程，读者不仅应该在 8 周时间内抓紧各种操练，而且需要将学得的方法和自身的感悟延续地运用到往后的日常生活中，成为被内化的健康心态的能力储备。

5. 遇到困难时要坚持挑战自己的认知和行为

读者在自助的过程中会遇到许多困难和阻力，有的甚至是对以往认知惯性和行为习性的一种颠覆。在心理的调整中会充满着各种挑战，读者应将挑战自我视为一种正常现象，挑战是心理调整中的组成部分。心理困扰及障碍都有其认知方面的根底，如果不去识别各种功能失调，不去改变不适应的行为，情绪的改善就会成为一句空话，不适的躯体反应也会迟迟挥洒不去。许多人害怕挑战，他们以为挑战就会带来痛苦。其实在认知行为的调整过程中，挑战只是一种大胆的尝试及勇敢的跨越。虽然挑战并不轻松，有时还会带来一些自身的不适感，但是挑战成功终将获得轻松和愉悦，这也是对成功挑战的一种正性反馈，能提高读者继续获得自我突破的信心。

6. 取得效果时要及时记录体验和感悟

在读书自助的过程中，读者应该建立一个记录体验和感悟的行为模式，勤快地记录心理调节过程中即时产生和得到的收益。能精准及时地记录点点滴滴收获的前提，是对于这些信息敏锐的感知，只有当你觉察到这些内容的存在时，你才能把这些心理成长的内容记录下来。记录需要及时和勤快，否则会忽略或遗忘。快速记录的方法有很多种，除了文字记录之外，语音记录也是很方便的形式。笔记本、便签是传统的记录工具，智能手机也可以成为记录的便捷工具，无论是使用备忘录还是语音录音，这些功能都可以随时把个人的想法、思绪、体验、感受、顿悟及时地记录下来以备整理。通过整理，把碎片化的内容按照要求分门别类地归纳到指定的作业中，就能让自己一目了然，方便自己的复习及操练。

7. 与别人分享心得有助于内化和强化并提升效果

要做到把读书自助中的提升和改变不断地内化和强化，与小范围信得过的人分享是一种很好的方法。表达和体验的作用并不一样，向别人表述自己在自助过程中的心得，不仅是在分享自己的成长点滴和改变突破，而且能够起到加深调整自我进步的内化和强化作用。在分享过程中，别人多多少少会给自己反馈一些信息，这是一种很珍贵的资源，因为这是很客观的他评结果，让自己能够清晰地知晓自己在别人眼中的变化。这些信息能够带给自己正向的鼓励，使自己在自助过程中增加持续的动力。

8. 根据自身的情况允许有适当弹性

每个读者的心理问题各有自己的特点，在运用此书进行心理自助调整的操作能力方面也有各自的差异，因此，各位读者使用本书时需要根据自己的情况因人而异地进行操作。在整体框架不变的前提下，自己稍做微调是可以的。如果遇到困难、瓶颈、阻抗，自我调整的时间、节奏、效果等方面可能出现卡顿或延迟现象，这也是可以理解和接受的。读者应让自己的心理富有弹性，给自己留有一定的空间和余地，允许自己多花一些时间，多下一些功夫继续努力。只要不放弃，保持努力状态，心理调整的效果一定能逐步显现出来。

回答你感兴趣的几个问题

考虑到你还是初次接触和尝试运用阅读自助实施认知行为调整，会有一些知识方面的疑惑，下面对你可能感兴趣的几个问题做些解答，作为心理自助基础知识的一个普及。

1. 情绪是怎样的心理现象？

抑郁与焦虑通常是指一种情绪状态。所谓情绪，在心理学中的定义是指个体受到某种刺激所产生的一种心身激动状态。个体虽然能体验到情绪状态的发生，但是它所引起的生理变化与行为反应却不易为个体本身所控制，所以情绪对于个体的生活具有很大的影响。情绪与情感是有所区别的，情感是指人对于客观事物是否满足自己的需要而产生的态度体验，反映了客观事物与个体需求之间的关系。

情绪具有其生理学基础和心理学基础。很多学者经过大量的实验及研究后认为，人的情绪与大脑的丘脑、边缘系统和网状系统等结构有着密切的关系。认知心理学家的研究认为，情绪的产生是刺激因素、生理因素及认知因素协同参与活动的结果，其中认知因素起着主导作用。

心境是情绪的一种特征性表现，能够比较持久地影响人整个心理活动的情绪状态。心境的主要特点是渲染性和弥散性。渲染性是指当个体处于某种心境时，他的心理活动和言行举止都会蒙上一层相应的感情色彩。所谓弥散性，则是指心境并不具有特定的指向对象，而是会被个体当时的现实处境直接影响。

在日常生活中，人们的情绪出现小幅度波动属于正常现象。但是当情绪处于持续性的、程度严重的负性状态时，就可能是病理性的情况，需要认真地关注、识别、重视和调整。

2. 对于抑郁和焦虑，不用药物也能进行调整吗？

关于这个问题，还得从心理治疗的角度来理解心理问题的非药物治疗。心理治疗对于大家来说已经不是一个陌生的词汇，但对于心理治疗的确切含义和内容很多人还是比较含糊的。对于心理治疗的定义，不同的心理治疗学派也有不同的表述。英国著名的心理学家艾森克（Eysenck）认为，心理治疗是治疗者和被治疗者之间的持续性人际关系，经过特别训练的治疗者运用心理学的原理和技术，以规范的治疗程序，对被治疗者所面临的情绪、行为和人际关系等方面的问题和困惑进行治疗的过程。美国著名的精神科医生沃尔培格（Wolberg）认为心理治疗是一项专门的治疗工作，这种治疗由经过专业训练的治疗者运用心理学的理论和方法，通过与患者建立的治疗性关系，解除患者的心理压力和精神症状，以求人格发展和成熟。

患者通过学习心理自助读本能够达到心理治疗效果，也是属于治疗的一种特殊形式。其符合 3 个要素：①原理是心理学的理论和方法；②方法是专业的指导、操作、练习与反馈；③目的是帮助读者克服心理困扰或心理障碍。

心理治疗之所以能够帮助读者改善情绪、摆脱困惑、调整行为、提高心理素质，是因为心理治疗都具备构成疗效的机制。以下是一些最主要的机制。

● 信任医生：心理医生的权威和声誉、精湛的医术、高尚的医德都能使患者产生对医生的信任，把对医生的崇敬转换成就医的希望和信心。通过阅读心理自助读本进行心理调整，这种形式和过程也包含了读者对撰写专著作者的专业和医术的信任。

● 汲取知识：读者能从心理医生（或自助读本）那里获得很多有价值的知识，有茅塞顿开的感觉，许多疑惑也能很快得到答案。

● 调整想法：很多心理问题的产生与一些固定的曲解想法有着直接的关系。读者能通过学习，追溯曲解想法所形成的源头，逐步更替曲解想法并建立合理的思考模式。

● 行为重塑：行为是衡量人们心理健康的重要标志之一。许多习得性的不良行为模式会影响人的情绪和整个心态，所以心理医生十分注重患者行为的调整。通过行为塑造，重建健康的行为方式。

● 关系改善：许多心理治疗理论都把改善人际关系视为心理调整的目

标之一。对于那些由于家庭结构、亲属关系、沟通方式等所引出的个人心理问题，心理医生就能通过调整和改善人际关系来协同调整患者的心理状态。

3. 为什么最适合的心理治疗是认知行为治疗？

当前全世界在抑郁症的非药物治疗中应用最广泛的心理治疗是认知行为治疗（cognitive behavior therapy）。阿尔伯特·艾利斯（Albert Ellis）和阿伦·贝克（Aaron Beck）为认知行为治疗的形成及临床应用做出了突出的贡献。

艾利斯原是一位精神分析师，后来对影响情绪和行为的认知或思维的重要性产生了浓厚的兴趣。他在 1955 年就出版了《理性生活指南》，1961 年出版的《心理治疗的理性及情绪》是一本具有里程碑意义的著作。他创立的理性情绪疗法，阐述了适应不良行为的 ABC 理论。艾利斯认为，应激性生活事件（A：activating events）不会直接引发心理障碍或情绪反应的后果（C：consequences），而非理性信念（B：irrational beliefs），或不现实的解释，是导致人们对所遭遇的生活事件产生心理障碍的真正原因。随后，艾利斯又把 D 和 E 加入他的理论中，治疗师通过争辩（D：disputing）和指导来访者对非理性信念进行调整，用恰当的理性信念替代非理性信念，最后治疗师要求来访者对替代的效果进行评估（E：effects）。艾利斯以他的临床实践，推进了他的治疗方法，因而被公认为认知行为治疗的创建者之一。

除了阿尔伯特·艾利斯之外，还有一位认知行为治疗的创始人，他就是阿伦·贝克。他曾经对抑郁症来访者进行梦的分析，是实验结果和临床的观察使贝克放弃了精神分析的治疗模式。1973 年，贝克和他的同事完成了《抑郁症的认知治疗》训练手册，并根据此手册的理论和技术，把认知治疗与氯米帕明（三环类抗抑郁药）药物治疗的效果进行了对照研究。1979 年，贝克的经典著作《抑郁症的认知治疗》正式出版。为此，美国精神病学协会向贝克颁奖，表彰他创立认知治疗以及在抑郁症研究领域的成就。1982 年，贝克被誉为"十大最有影响力的心理治疗学家"之一。

2002 年左右，美国有一些学者开展了应用功能性磁共振（fMRI）来检测认知治疗在大脑成像方面的变化研究，并获得了成功。研究表明，认知治疗对来访者心理干预的疗效能够通过影像技术进行生物学方面的检测，这又是一个重大的突破。

从 1991 年起，笔者与美国宾夕法尼亚大学认知治疗中心的阿瑟·弗里曼（Arthur Freeman）教授和美国马里兰大学的诺尔曼·埃普斯坦（Norman Epstein）教授合作，开始在我国传授和推广认知治疗。由于认知治疗具有疗程简短、结构明确、操作性强、疗效显著、易于接受等特点，在我国逐步应用和发展。多年来的临床实践证明，认知治疗对于中国心理障碍患者的治疗十分成功，是我国心理障碍患者普遍能够接受并行之有效的心理治疗方法。

4. 使用读书学习进行心理自我调整的方法管用吗？

本书对抑郁与焦虑自我调整的理论、结构、评估、操作、反馈都严格根据认知行为治疗的原理进行，只不过读者不是面对心理治疗师，而是使用自助读本进行心理调整，这种形式在世界各国十分普遍。阅读书本，根据书中的结构和步骤进行规范的操作，心理问题就能改善和消除。考虑到患者的普遍状况，在自助读本的框架结构安排以及各种操作的难度顺序上都尽可能地浅显易懂，操作过程具体详尽，让读者能阅读理解。本书在指导患者认知行为调整时，也顾及我国的文化背景及读者的阅读习惯，把心理调整的过程与现实的日常生活内容相结合。

5. 读书自助进行心理调整能否替代专业治疗师的心理治疗？

当患有抑郁与焦虑时，是通过自助方式进行认知行为调整，还是系统地接受心理治疗师面对面的认知行为治疗，这是在不同情况下的自我选择以及对获得专业资源的接受状态。其实这是接受心理支持的两个不同层面的形式，所以谈不上以一种形式来替代另一种形式。一般来说，能接受专业心理治疗师面对面的认知行为治疗，是一个非常难得的治疗机会，需要珍惜这样的治疗资源。然而，这样的机会在现实环境中相对较少。按照世界发达国家的现实情况，能够获得心理治疗师 15～20 次完整疗程的面对面认知行为治疗的患者人数有限，这涉及医疗保健制度体系，以及从业认知治疗师的人力资源储备，同时又存在患者求医的需求人数与治疗师资源的供求平衡，另外每个不同个体的患者，还需要与治疗师互为匹配的治疗性关系和相处投缘状态。这些客观因素使得有心理障碍的患者寻求心理干预、得到合适的认知行为治疗的难度远远超过接受精神科医生的药物治疗。

读书自助心理调整则是另一种层面的形式，这是一种带有普及知识并发挥患者自我潜能的方法。心理障碍的患者可以通过自助读本的指导来尝试调整自己的心态，毕竟自助书籍有很强的专业性，理论和操作都很严谨和规范。自助书籍也有一定的局限性，如难以构成人和书亲密的双向合作关系。合作的程度因人而异，所以不同患者的接受程度、配合程度和疗效都会出现各种差异。然而读书自助也有其长处，通过阅读自助得到帮助的人群面广量大，能够获益的人数远远超过能接受面对面心理治疗的患者。所以，通过阅读专业书籍自助调整心理状态的方法既是一个很好的方法，又是对心理健康服务的有益补充。

6. 阅读自助调整抑郁与焦虑书籍是否可以替代药物治疗？

许多有心理问题的患者喜欢把心理治疗与药物治疗对立起来理解，其实这是一个对心理健康的认知误区。阅读认知行为自助调整书籍的基本原理是通过对曲解认知的调整达到情绪、行为、躯体反应及心理状态的改善。而抗抑郁与抗焦虑药物的作用机制主要是调整大脑情绪中枢细胞间的递质传递，同时情绪的改变也会带动改善机体的认知、行为及躯体反应。心理健康是自己的健康目标，为了达到此目标，接受哪一种干预措施既需要听从医生的医嘱，也可以有自己的选择意愿。由于不同的文化背景与卫生体系，人们对于心理健康以及接受心理干预方面会有理念方面的差异。但是，人们需要心身健康，这是一致的目标，所以选择不同方法的干预措施既可以尊重医生的医嘱，又可以尊重患者的认知现状。读书自助调整心态与药物治疗之间并没有本质的冲突，完全可以在实施自助心理调整的同时接受药物治疗。当然对于某些只愿意接受其中一种干预方法的患者，这也无妨，因为只有显著的疗效才是对患者选择最有力度的解答。

7. 能否与别人分享自己的成功体验？

　　很多抑郁与焦虑的患者认为患有心理方面的障碍是自己的隐私，与别人交流自己的感受及体验是难以启齿的问题，甚至会带有自卑的色彩。这里也并不主张在接受治疗师心理治疗的过程中随意向别人显露。但是在进行认知行为自我调整的过程中可以考虑建立一个很小的后援支持小组，成员的组成可以是家人，也可以是自己的亲密好友，让这个小组的成员成为你的观察者和评估者。由于阅读自助心理调整书籍是独自操作，无论是学习、理解、操作、改变都由自己安排，因此如果只有自我的监察和评定，就会有局限性，主观的判断会被自己的一些内在因素干扰，从而导致结果的客观性受到影响。如果有一个后援支持小组，他们知道你正在进行抑郁与焦虑的自助调整，他们就能够对你进行他评的监察。这种旁观者视角对你在调整过程中的评估能做到客观与公正，同时能够给予你及时的反馈，帮助你意识到自己的变化。如果你能物色一个"助跑者"，这就更好了。请他（她）与你一起阅读自助读本，平行地观察你的学习和调整进度，以及获得进展的具体表现。他（她）将是你自助的有力帮手，能够发挥强大的促进作用。你在认知行为的自助调整中，或许出现这样或那样的问题和困难，也可以与他（她）一起学习和讨论，商议应对策略，正确理解书中的指导，尽量避免出错，少走弯路。所以，与别人分享自己的成功体验是可以的，但是仅在一定的范围之内。

目　　录

他山之石　**自助个案参阅** / 191

第 一 周

评估自己的心理状态

　　今天起，你进入了自我心理调整的第一周。你将静下心来沉浸到一种状态，尽可能地撇开身边的琐事和杂念的干扰，专心致志地启动自己的调整程序。由于是初次启动，你会感到有点不适应，或者感到不是那么顺畅。这是正常现象，因为每个人都有自身的稳定性，从日常生活节奏进入一个新的运作状态需要摆脱原来的"静摩擦力"。常言道，万事开头难。心理调整也是这样，开始会有点不习惯，随着不断地投入和努力，你就会适应并进入调整的节奏，然后按部就班地跟着本书的指导步骤，逐一完成每个环节内容的操作。

一、厘清抑郁和焦虑

你或多或少已经意识到自己有了抑郁或焦虑的情绪，但可能还是缺乏对抑郁和焦虑的全面了解，你需要厘清关于抑郁和焦虑的相关知识。

通常，提及抑郁与焦虑，有些人是作为情绪问题来看待，但大多数人已从病理心理（精神障碍）的层面来理解这个概念了。严格意义上，抑郁或焦虑都只是指一种情绪，还称不上是一种疾病。但是，如今在我国似乎已经约定俗成，在提及抑郁和焦虑时把这两者归入病理心理或精神障碍的范围之中。

所以，本书谈到抑郁和焦虑时，其含义也主要是指病理心理或精神障碍，因而你所实施的整个心理调整自助过程就是一个消除病理心理的抑郁障碍及焦虑障碍的过程。为了让你清晰地了解抑郁障碍和焦虑障碍，下面分别阐述这两种心理障碍的相关医学知识。

1. 抑郁（抑郁障碍）

在精神医学中，抑郁障碍包括破坏性心境失调障碍、重性抑郁障碍、持续性抑郁障碍、经前期烦躁障碍、物质/药物所致的抑郁障碍、躯体疾病所致的抑郁障碍等。在本书中，我们的重点调整对象是有重性抑郁障碍的人群，其他类型的抑郁人群也可参照此方法来做调整。需要指出的是，重性抑郁障碍仅仅是一个病名，并非对疾病严重程度的界定，所以大家不要被"重性"两个字吓着了，错误地认为重性抑郁障碍就是重度的抑郁障碍。

重性抑郁障碍人群几乎每天都处在抑郁的心境中，情绪明显低落、悲伤、泄气和无望，对许多事物都没有兴趣或者兴趣极低，缺乏愉悦感，对于以往热衷和感兴趣的事物都变得不再在意，感到生活无聊或无精打采。他们总觉得精力不足，尽管没有什么大的体力消耗，但还是感到倦怠和疲劳。办事起始的动力很小，办事拖拖拉拉，心有余而力不足。神态变得憔悴，行动显得迟滞，中气不足，语音低沉，沉默寡言。饮食发生变化，有的不思进食，有的食欲剧增，许多食欲减退者短期内便出现明显的消瘦，食欲增加者会体重增加，后者明显少于前者。睡眠紊乱是一个特征性的表现，多见的是睡眠不深，后半夜早醒，醒后难以再入睡，有的白天嗜睡，日夜颠倒。内疚和自责是常见的现象，对于日常生活中点滴的不顺或挫折，会夸大为自己严重的能力缺陷和人生的失败，并认为自己需为此承担责任，从而产生无价值感，认为自己是个多余的人，就像行尸走肉。有的人怨恨自己，于是出现各种自残的做法，甚至反复出现自杀的念头或企图。经常爆发无名之火，这是另一种特征性表现，虽说整天精神萎靡，但火气却很大，为一些不起眼的小事大动肝火，不分场合地暴跳如雷，使周边的人不知所措，无法理解。注意力分散，记忆困难，无法集中精力完成需要投入的事情，这对于上班族和在校学生来说是一个显著的症状特点，也是在能力和效率方面受损的表现。

如果出现上述的种种表现，尤其是心境低落、丧失兴趣或愉悦感，持续至少2周，说明你已经存在重性抑郁障碍。在现实生活中，那些能够自我感知和接受患有重性抑郁障碍的人，实际的患病时间往往已经超过了2周，或者远大于2周时间。

2. 焦虑（焦虑障碍）

焦虑障碍包括过度的害怕、担忧，以及与焦虑相关的行为紊乱特征性障碍。害怕是对真实的、假设的或即将到来的威胁的情绪反应，而焦虑是对未来威胁的期待。人们在害怕的时候会出现自主神经的警觉和逃避反应，而在焦虑时则经常对未来可能出现的危险做准备，机体变得紧张、谨慎和警觉，同时还会出现回避或逃避性行为。

根据《精神障碍诊断与统计手册》（第5版）的标准，焦虑障碍可分为分离性焦虑障碍、选择性缄默症、特定恐惧症、社交焦虑障碍、惊恐障碍、场所恐惧症、广泛性焦虑障碍、物质/药物所致的焦虑障碍等多种类型。根据本书自助调整的指征特点，在此重点阐述广泛性焦虑障碍、社交焦虑障碍、场所恐惧症等常见疾患。

● 广泛性焦虑障碍：这种障碍表现为个体对于诸多日常事件和活动所产生的过度焦虑和担心，其紧张度、持续时间及出现的频度与现实情况和预期都不成比例。有人很难控制自己紧张的情绪，不断地被担忧的想法所干扰，无法专注于当下的生活、工作或学习，同时伴有不同程度的坐立不安、肌肉紧绷、烦躁易怒、疲劳乏力、注意力难以集中、思维出现空白、睡眠紊乱、入睡困难、心跳加快、呼吸局促、出汗、恶心、腹泻等。广泛性焦虑障碍还会导致社交、学习和工作等社会功能受损。这种状态可持续 6 个月以上。

● 社交焦虑障碍：社交焦虑障碍又被称为社交恐惧症，这是一种对社交情境显著或强烈的害怕或焦虑。个体害怕自己会被别人给予负面评价；担心别人说自己脆弱、愚蠢、出丑、讨厌；害怕自己在社交场合出现脸红、发抖、出汗、结巴、呆滞等躯体表现，怕被别人排斥或拒绝。有的人害怕自己会冒犯他人，让别人感到难堪。同时伴有回避社交情境的行为。这种害怕、焦虑和回避通常可持续 6 个月以上。

● 场所恐惧症：场所恐惧症也称为广场恐惧症，所谓的"场所"主要是指以下一些场合。①乘坐公共交通工具，例如小汽车、公共汽车、火车、轮船、飞机；②开放的空间，例如广场、高速公路；③封闭的空间，例如商店、剧场、电影院；④拥挤的人群，例如排队、游乐场。个体害怕自己在这些场所内突然出现难受、失控、疾患、无助和难以逃脱。如果个体的这种害怕、焦虑或回避超出了实际危险的正常影响，与社会文化环境不成比例、不相协调，就构成了场所恐惧症。约有 2/3 的人首次起病在 35 岁以前，此病的病程是一个持续的慢性过程。

很多人在体会自己心理问题的时候发现自己似乎既有抑郁又有焦虑，不得其解，十分困扰，很想了解抑郁和焦虑之间到底有什么关联。确实这两种心理障碍既有区别，又有关联，这两者之间有着密切的特殊关系，这种关联在精神医学中被称为"共病现象"。

共病（comorbidity）这一概念最早由美国耶鲁大学流行病学教授范斯坦（Feinstein）于 1970 年提出，指的是多个独立精神障碍共存的表现，即一个人可以符合一种以上的诊断标准，这些诊断涉及人群的全部症状、体征和病程。抑郁与焦虑正存在共病的现象及特征。

长期的临床观察发现，大多数抑郁人群伴有焦虑症状。有调查报告指出，58％的重性抑郁障碍人群在 1～2 年内患有焦虑障碍。也有临床研究表明，广泛性焦虑障碍可能是重性抑郁障碍的前驱表现，约有 68％的重性抑郁障碍人群在发病前或患病中伴有焦虑障碍。

广泛性焦虑障碍、社交焦虑障碍和场所恐惧症均属于焦虑障碍。患焦虑障碍者被称为"世界上最痛苦的人"。因为病理性焦虑能使人陷于长期的高度不愉快之中：模糊的恐惧感、莫名的紧张和担忧；全身的不适症状，如心悸、心慌、胸闷、气短、出汗、肠胃不适、周身肌肉酸麻胀痛、头部与胸部有紧压感等；运动性不安——心神不宁、坐立不安、惶惶不可终日，使人处在欲生不能、欲死不得的状态。许多人到综合性医院就诊，医生使用各种仪器、设备进行检查，却查不出躯体器质性病变，为此患者身心备受煎熬。很多抑郁障碍人群也同时伴有上述的一些躯体症状。

抑郁和焦虑共病，不同于单纯的抑郁或单纯的焦虑，这是两种心理障碍、两组症状的交织状态。研究发现，抑郁与焦虑在遗传、生化、免疫、内分泌、电生理和影像学等方面都具有部分交叉、重叠的联系。抑郁障碍与焦虑障碍共病的个体，具有症状重、病程慢性化、社会功能损害严重、自杀率高和预后差等特征，因而抑郁与焦虑的共病是一种独特的患病状态。所以，对于抑郁与焦虑共病状态的心理调整需要根据人群抑郁与焦虑的不同侧重、不同形态、不同程度、不同病程、不同患病背景，设定适合人群实际情况的有针对性的方案。

二、自测抑郁和焦虑的程度

当你了解了抑郁障碍和焦虑障碍的基础知识，又体验到自己存在抑郁或焦虑的时候，肯定非常想了解当下自己的心理问题到底处在怎样的程度吧？你不必为此感到无所适从。其实，这种状态是可以用特定的心理测量工具来测评的。这样的自我测评既是对问题的量化评估，又是在自我心理调整操作过程中一种动态的检测手段。

下面逐一介绍 5 个心理自评量表的具体内容、使用方法及注意事项。

1. 贝克抑郁量表

著名精神科医生、认知治疗学家贝克设计了一个抑郁自评量表，包含 21 组内容，每组有 4 句陈述，每句陈述前面标示的阿拉伯数字为等级分。你可以根据一周以来自己的感觉，把最适合自己情况的一句话前面的数字圈出来。在全部 21 组题都做完以后，将各组的圈定分数相加，便得到总分。依据总分，你就能明白无误地了解自己是否有抑郁、抑郁的程度如何。临床研究表明，这个评估方法也同样适用于中国人群。

贝克抑郁量表

（一）
0. 我不感到悲伤。
1. 我感到悲伤。
2. 我始终悲伤，不能自制。
3. 我非常悲伤或不愉快，不堪忍受。

（二）
0. 我对将来并不失望。
1. 对将来我感到心灰意冷。
2. 我感到前景黯淡。
3. 我觉得将来毫无希望，无法改善。

（三）
0. 我没有感到失败。
1. 我觉得比一般人失败要多些。
2. 回首往事，我能看到的是很多次失败。
3. 我觉得我是一个完全失败的人。

（四）
0. 我从各种事件中得到很多满足。
1. 我不能从各种事件中感受到乐趣。
2. 我不能从各种事件中得到真正的满足。
3. 我对一切事情都不满意或感到枯燥无味。

（五）
0. 我不觉得有罪。
1. 我在相当的时间里觉得有罪。
2. 我在大部分时间里觉得有罪。
3. 我在任何时候都觉得有罪。

（六）
0. 我没有觉得受到惩罚。
1. 我觉得可能会受到惩罚。
2. 我预料将受到惩罚。
3. 我觉得正受到惩罚。

（七）
0. 我对自己并不失望。
1. 我对自己感到失望。
2. 我讨厌自己。
3. 我恨自己。

（八）
0. 我觉得自己并不比其他人差。
1. 我会批判自己的弱点和错误。
2. 我在所有的时间里都责备自己的错误。
3. 我责备自己把所有的事情都搞砸了。

（九）
0. 我没有任何自杀的想法。
1. 我有自杀的想法，但我不会去做。
2. 我想自杀。
3. 如果有机会，我就自杀。

（十）
0. 我哭泣的频率与往常一样。
1. 我比往常哭得多。
2. 我现在一直想哭。
3. 我过去能哭，但现在要哭也哭不出来。

（十一）

0. 和过去相比，我现在生气并不多。

1. 我现在比往常更容易生气。

2. 我觉得现在很容易生气。

3. 过去使我生气的事，现在一点也不能让我生气了。

（十二）

0. 我对其他人没有失去兴趣。

1. 和过去相比，我对别人的兴趣减少了。

2. 我几乎失去了对别人的兴趣。

3. 我已彻底丧失了对别人的兴趣。

（十三）

0. 我仍然像往常一样可以自己决定事情。

1. 和过去相比，我更常推迟做出决定。

2. 我做决定比以前困难得多。

3. 我再也不能做出决定了。

（十四）

0. 我觉得我的外表看上去并不比过去差。

1. 我担心自己看上去显得老了，没有吸引力。

2. 我觉得我的外貌有些变化，让我变得难看。

3. 我认为自己看起来很丑陋。

（十五）

0. 我像以前一样工作。

1. 为了着手做事，我现在需要额外花些力气。

2. 无论做什么，我都必须努力催促自己才行。

3. 我什么工作也不能做了。

（十六）

0. 我睡觉与往常一样好。

1. 我的睡眠不如过去好。

2. 我比往常早醒 1~2 小时，难以再睡。

3. 我比往常早醒几个小时，不能再睡。

（十七）

0. 我并不感到比往常疲乏。

1. 我比过去更容易感到疲乏无力。

2. 几乎不管做什么，我都感到疲乏无力。

3. 我太疲乏无力，不能做任何事情。

（十八）

0. 我的食欲和往常一样。

1. 我的食欲不如过去好。

2. 我现在的食欲非常差。

3. 我一点也没有食欲。

（十九）

0. 最近我的体重并没有很大的减轻。

1. 我的体重至少下降了 2.27 千克。

2. 我的体重至少下降了 5.54 千克。

3. 我的体重至少下降了 7.81 千克。

（二十）

0. 我并没有比往常更担心健康状况。

1. 我担心身体问题，如疼痛、胃不适或便秘。

2. 我非常担心身体问题，很难想别的事情。

3. 我过于担心身体问题，以至于不能想其他任何事情。

（廿一）

0. 我最近没有发现自己对性生活的兴趣有什么变化。

1. 我对性生活的兴趣比过去降低了。

2. 我现在对性生活的兴趣大大下降。

3. 我已完全丧失了对性生活的兴趣。

这份抑郁评定量表虽然简单，但若能如实自评，结果仍十分可靠、准确。凡健康、无抑郁者，总分多小于 10 分；10～15 分者，表明有轻度情绪不良；大于 15 分者，表明已有抑郁；当大于 25 分时，说明抑郁已经比较严重了。

这里需要说明，贝克抑郁量表只能说明是否有抑郁及其严重程度，但不能表明抑郁的各种类型。

2. 抑郁自评量表

抑郁自评量表

	偶尔	有时	经常	持续
1. 我感到情绪沮丧、郁闷。	1	2	3	4
2. 我感到早晨心情最好。 *	4	3	2	1
3. 我要哭或想哭。	1	2	3	4
4. 我夜间睡眠不好。	1	2	3	4
5. 我吃饭像平时一样多。 *	4	3	2	1
6. 我的性功能正常。 *	4	3	2	1
7. 我感到体重减轻。	1	2	3	4
8. 我为便秘烦恼。	1	2	3	4
9. 我的心跳比平时快。	1	2	3	4
10. 我无故感到疲劳。	1	2	3	4
11. 我的头脑像往常一样清醒。 *	4	3	2	1
12. 我做事情像平时一样不感到困难。 *	4	3	2	1
13. 我坐卧不安，难以保持平静。	1	2	3	4
14. 我对未来抱有希望。 *	4	3	2	1
15. 我比平时更容易被激怒。	1	2	3	4
16. 我觉得决定什么事都很容易。 *	4	3	2	1
17. 我感到自己是有用的和不可缺少的人。 *	4	3	2	1
18. 我的生活很有意义。 *	4	3	2	1
19. 假若我死了，别人会过得更好。	1	2	3	4
20. 我仍旧喜爱自己平时喜爱的东西。 *	4	3	2	1

你在使用抑郁自评量表（SDS）进行自我评定时应该注意以下事项：

● 强调评定的时间范围为过去一周。

● 评定结束时，要仔细检查一下自评结果，以免漏项或重复评定。

● 如果是为了评估治疗效果，应在开始自我规范调整以前自己先评定一次，在进入调整中期和调整结束时再评定一次，通过抑郁自评量表的总分变化来分析自己症状的变化情况。

● 你一定要理解反向评分的各项提问（在问卷的问题中已标注了符号"＊"），为避免填写错误，这些问题已经逐项改为正向评分。

下面是测评结果的分析方法，请根据要求的步骤依次操作：

● 抑郁自评量表的主要统计指标是总分，但要经过一次转换。在完成自评量表后，把 20 项中的各项分数相加，得出总粗分，然后通过公式换算：$Y = [1.25X]$，即用粗分乘以 1.25 后，取其整数部分，就得到了标准总分 Y。

● 量表协作组曾对我国 1158 例正常人进行了评定，性别和年龄对结果的影响不大。在抑郁自评量表中，总粗分的上限分界值为 41 分，标准总分的上限分界值为 53 分。如果你的测评结果标准总分超过 53 分，则说明你的抑郁程度已经超过了正常状态。

3. 贝克焦虑量表

贝克焦虑量表是焦虑感受的自评量表，其总分能充分反映焦虑状态的严重程度，能帮助了解近期心境体验及治疗期间焦虑症状变化的动态。因此，贝克焦虑量表可作为了解自己焦虑症状的常用检测工具。

贝克焦虑量表

下面是关于焦虑一般症状的表格，请你仔细阅读下列各项，填写最近一周内（包括当天）被各种症状烦扰的程度，并在相应的空格中打上"√"符号。				
	无	轻度 无多大 烦恼	中度 感到不适但 尚能忍受	重度 只能勉 强忍受
1　麻木或刺痛				
2　感到发热				
3　腿部颤抖				
4　不能放松				
5　害怕发生不好的事情				
6　头晕				
7　心悸或心率加快				

续 表

	无	轻度 无多大 烦恼	中度 感到不适但 尚能忍受	重度 只能勉 强忍受
8 心神不定				
9 惊吓				
10 紧张				
11 窒息感				
12 手发抖				
13 摇晃				
14 害怕失控				
15 呼吸困难				
16 害怕快要死去				
17 恐慌				
18 消化不良或腹部不适				
19 晕厥				
20 脸发红				
21 出汗（不是因为暑热冒汗）				

这份贝克焦虑量表也是由贝克等学者编制的，其主要适用于具有焦虑症状的成年人，能比较准确地反映主观感受到的焦虑程度。

贝克焦虑量表共有 21 个自评项目，把受试者被多种焦虑症状烦扰的程度作为评定指标，采用 4 级评分。其标准为"1"表示无；"2"表示轻度，无多大烦扰；"3"表示中度，感到不适但尚能忍受；"4"表示重度，只能勉强忍受。

以下是评定方法、注意事项及结果处理：

● 量表均应由评定对象自行填写。在填表之前需认真阅读和理解填写方法及每题的含义，要求独立完成自我评定。

● 评定时间范围应是"现在"或"最近一周"内的自我体验。

● 应仔细检查评定结果，不要漏项或重复评定。

● 如果需要反复评定，一般间隔至少一周。

贝克焦虑量表的结果处理方法简单。把自评完成后的量表中 21 个项目多项分数相加，得到粗分，再根据公式 Y＝[1.19X] 取整数后转换成标准分，即 Y 分。

贝克焦虑量表是一种分析受试者主观焦虑症状的相当简便的自我评定工具。它的特点是项目内容简明，容易理解，操作分析方便。其焦虑的正常值与焦虑自评量表相仿，也是 50 分。如果你的测评结果标准总分大于 45 分，说明你的焦虑程度已经超过了正常状态。

4. 焦虑自评量表

焦虑自评量表

	偶尔	有时	经常	持续
1. 我觉得比平常更容易紧张和着急。	1	2	3	4
2. 我无缘无故地感到害怕。	1	2	3	4
3. 我容易心烦意乱或觉得恐惧。	1	2	3	4
4. 我觉得我可能要发疯。	1	2	3	4
5. 我觉得一切都很好，也不会发生什么不幸。　*	4	3	2	1
6. 我手脚发抖打战。	1	2	3	4
7. 我因为头痛、头颈痛和背痛而苦恼。	1	2	3	4
8. 我感到容易衰弱和疲乏。	1	2	3	4
9. 我觉得心平气和，并容易安静坐着。　*	4	3	2	1
10. 我觉得心跳得很快。	1	2	3	4
11. 我因为一阵阵头晕而苦恼。	1	2	3	4
12. 我曾有晕倒发作或觉得要晕倒似的。	1	2	3	4
13. 我觉得呼气、吸气都很容易。　*	4	3	2	1
14. 我手脚麻木且刺痛。	1	2	3	4
15. 我因为胃疼和消化不良而苦恼。	1	2	3	4
16. 我常常要小便。	1	2	3	4
17. 我的手常常是干燥温暖的。　*	4	3	2	1
18. 我脸红发热。	1	2	3	4
19. 我容易入睡，并且一夜睡得很好。　*	4	3	2	1
20. 我会做噩梦。	1	2	3	4

在使用焦虑自评量表（SDS）进行自我评定时应该注意以下事项：

● 评定的时间范围是过去一周。

● 评定结束后，你要仔细检查一下自评结果，以免漏项或重复评定。

● 如果需要测评自我调整的效果，应在开始自我规范调整以前自己先评定一次，在进入调整中期和调整结束时再评定一次，通过焦虑自评量表的总分变化来分析自己症状的变化情况。

● 你一定要理解反向评分的各项提问（在问卷的问题中已标注了符号"＊"），为避免填写错误，这些问题已经逐项改为正向评分。

下面是测评结果的分析方法，请根据要求的步骤依次操作：

● 焦虑自评量表的主要统计指标是总分，但要经过一次转换。在完成自评量表后，把 20 项中的各项分数相加，得到总粗分，然后通过公式换算：$Y=[1.25X]$，即用粗分乘以 1.25 后，取其整数部分，就得到了标准总分 Y。

● 焦虑自评量表的总粗分上限分界值为 40 分，标准总分的上限分界值为 50 分。如果你的测评结果标准总分超过 50 分，则说明焦虑程度已经超过了正常状态。

在以上 4 个量表的操作过程中，还需要注意以下容易被忽视的情况：

● 在答题时把自己的注意力集中到每一道题上，根据本周的情况如实填写。与此同时千万不要刻意记住问卷题目的内容以及自己的应答结果，因为这些记忆信息会干扰你以后再次做问卷时的客观性。

● 在自我调整的中期或后期，当再次进行量表的自我评定时，不必回忆自己上一次的填写结果，应该防止在无意中对自评结果附加上自我奖励或贬低的干扰性影响。

● 对自评量表测评结果的理解需要有一定的弹性，不能刻板、单一地执着于量表的数字结果，因为每个人都会有自己的尺度，只要保持自己尺度的稳定性就可以。同时需要结合自身整体的状态有针对性地评估自己。

● 如果你在自我调整的中期或后期再次测量时所得出的结果比最初测评的分数变小，说明你的抑郁、焦虑程度正在好转，也能体现你自我调整的操作有了一定的效果。但是你也需理解，这些测量的结果仅仅是一个动态的对比，显示的是一种变化的态势，不必拘泥于分数点滴上下的差别。

5. 卡洛抑郁量表

卡洛（Carroll）抑郁量表（CRS）的条目涉及抑郁的行为与躯体两方面表现。共有 52 个条目，对量表所有条目都必须回答是或否。其中 40 个条目的回答为"是"，得 1 分，表示抑郁；12 个条目的回答为"否"，得 1 分，表示抑郁。量表总分范围为 0～52。如将该表用于抑郁的临床筛查，则 10 分或以上表示存在抑郁。

卡洛抑郁量表

1. 我感到精神好。（否）
2. 我很不幸或常常想哭。（是）
3. 我想我这种情况已经没希望了。（是）
4. 我的未来只会是不幸的。（是）
5. 我觉得我与别人一样是个好人。（否）
6. 我感到自己没有价值，为自己感到羞愧。（是）
7. 生活中的一些事使我懊悔，也使我心烦。（是）
8. 我正由于过去生活中所干的坏事受到惩罚。（是）
9. 我感到生活仍然有意义。（否）
10. 我常常希望自己已经死了。（是）
11. 我还在思考怎样自杀。（是）
12. 对我来说，死是最好的解脱。（是）
13. 在晚上，我需要比平时更长的时间才能入睡。（是）
14. 我需要半小时以上的时间才能入睡。（是）
15. 我睡觉后并不解乏，睡得也不实。（是）
16. 我夜里常常醒来。（是）
17. 我早上醒来比平时早。（是）
18. 我早上醒来太早，一直影响日常生活。（是）
19. 我能从自己所做的事中得到快乐和满足。（否）
20. 我仍喜欢外出与人会面。（否）
21. 我丧失了许多兴趣爱好。（是）
22. 我仍能坚持去干我希望干的事。（否）
23. 我的思维一直清晰、敏捷。（否）
24. 我说话迟钝，没有生气。（是）
25. 我最近几乎什么事都干不了。（是）
26. 我非常迟钝，以至于洗漱、穿衣都需要帮助。（是）

27. 我认为我的外表显得安静。（否）

28. 我坐立不安，心绪不宁。（是）

29. 我显得烦躁不安，容易发火。（是）

30. 大多数时间里我不得不踱来踱去。（是）

31. 阅读时我的注意力很容易集中。（否）

32. 我觉得心神不宁或忐忑不安。（是）

33. 不少情况下我莫名其妙地感到恐惧。（是）

34. 我极度恐慌，好像要发疯。（是）

35. 我消化不良。（是）

36. 我心跳比平时快。（是）

37. 我有较重的头昏脑胀和晕厥感。（是）

38. 我手抖得厉害，别人很容易发觉。（是）

39. 我的胃口还跟平时一样好。（否）

40. 我不得不强迫自己吃饭，哪怕是一点点东西。（是）

41. 我和平时一样感到精力充沛。（否）

42. 大部分时间我感到疲乏无力。（是）

43. 我的性欲跟患病前一样。（否）

44. 患病后我的性欲完全丧失了。（是）

45. 我过分担心躯体症状。（是）

46. 我特别关注身体的功能。（是）

47. 我的问题是由某种严重的躯体疾病造成的。（是）

48. 我的身体垮了，里面已经腐烂了。（是）

49. 只要好好休息一阵，我就能彻底复原。（是）

50. 我得的病是最近的坏天气造成的。（是）

51. 我的体重正在减轻。（是）

52. 可以说我的体重下降了许多。（是）

注：答案与括号中提示的内容一致时记 1 分。

三、自我监察

　　你在自我心理调整的过程中，有一个操作需要贯穿全部过程，这就是自我监察。自我监察的目的就是让你能持续地观察自我、了解自我和评估自我，把握自己的整体动态。

　　自我监察的信息类型有多种，主要包括频度、时间、强度及周期等。

　　● 频度：每个人处在抑郁和焦虑中所伴有的各种症状现象虽有共性，但也会有各自的差异，出现问题的频度能够反映心理障碍某些方面的程度动态。频度不仅体现单位时间内出现的次数，比如冒出的负性想法、负面情绪的冲击、特异性的行为表现、躯体的某些不适等，而且能反映这些内容对自身心理困扰的压力程度。因此，你应该认真地关注和记录问题出现的频度。

● 时间：你需要对自己心理问题持续的时间长短进行监察。抑郁与焦虑有时呈现波动性，但总体呈持续状态，一般会持续很长时间，有的甚至会迁延一年或多年。你会不知不觉地伴随着抑郁与焦虑生活，尤其是焦虑，它给你的感觉似乎尚可接受，成为常态，其实程度上早已超出了正常范围。抑郁与焦虑持续的时间与患病的程度及预后有很大的关系，所以你对自己的心理状态要有时间观念，经常关注各种现象在时间上的变化。

● 强度：抑郁与焦虑的症状表现在每个个体身上都有差异，程度有强有弱，这是因为每个人的感受性不同。人们对于强弱程度的体验都带有主观性，即使各自的描述似乎相同，但是语言表达与自己真正的体验之间还是存在差距，因此对于各种症状表现的强度观察和评估只能靠你自己了。对于强度的记录需要自己来保持一致性，也就是你对强度的标定有一个自我的基准，固定好这个基准后来测评自己心理问题所处的强度。我们会给你一些简易的方法，比如"心理状态评分"，这有助于你对自己的心理状态进行量化的记录。

● 周期：周期性是抑郁障碍和焦虑障碍的又一个重要特征。一般粗心的人很少去观察心理状态的周期现象，其实只要仔细地体会就能监察到自身的许多方面存在周期性规律。例如，抑郁障碍的人群会有"昼重夜轻"的周期变化。每天早晨 7～9 点，他们会感到情绪极度低落；中午过后会略有缓和，而到了晚上 6～8 点前后，情绪会自然趋于好转，似乎感到轻松一点。这种现象周而复始，日复一日。这是一种特殊的周期性表现，千万不要因傍晚有心身状态的缓和，就误认为自己的抑郁会自行好转。对于心理障碍的周期规律，绝不能掉以轻心，应该对自身所发生的一些细微变化都有敏锐的觉察。

掌握自我监察的正确方法很重要，可以帮助你规律性地评估和记录自己在整个心理调整过程中的动态信息。这里介绍 4 种方法供你参考和选用。

● 心理状态评分：在心理的自我调整中除了用自评量表进行评估以外，还有一种"心理状态评分"，也是很常用的评估方法，用 1～100 分的等级计分来表达自己的总体心理状态。这只是自我感觉的评估，是对自己当下心理状态的记录。尽管这样的计分评定是主观的，但是只要掌握了自己认定的标准，还是能够较为客观地反映自己心理状态的程度。

心理状态评分的具体操作方法如下。

第一步：回忆自己经历中情绪处于最为低落的一个生活事件，这个事件能让你记忆犹新，也能很快使你体会当时自己所感受的悲伤和抑郁情绪的极点。把这种程度的抑郁、焦虑感受定为 1 分，而把完全没有任何抑郁、焦虑体验的状态定为 100 分。

第二步：在这两个顶端的分数定位后，找出其中间状态，最好也能和生活经历中某个典型的生活事件联系起来，这样有助于即时地体会出中间状态的情绪。这个中间状态的打分是 50 分。

第三步：细细体会从最为抑郁、焦虑的 1 分到抑郁、焦虑中间状态的 50 分。找出从 1 分到 50 分中间过渡的抑郁、焦虑情绪变化等级，等级分别为 10 分、20 分、30 分、40 分。用同样的方法从 50 分到 100 分之间划分出 60 分、70 分、80 分、90 分等不同等级的心理状态程度。

用以上方法就比较容易定量地描述体验心理状态的不同程度。以下是 1～100 分等级的示意图。

1	10	20	30	40	50	60	70	80	90	100
状态很差		较差			中间		较好			状态很好

用以上方法同样可以对自己的焦虑状态进行评定。

● 每日活动记录：如果你有抑郁和焦虑并伴有一些行为方面的变化，就需要对自己的行为进行监察。有时你碌碌无为地度过了一天、一周或更多日子，虽然也感到自己的状态是浑浑噩噩的，但是不清楚自己如何在抑郁和焦虑的泥潭中艰辛地生活。

坚持填写"每日活动记录表",对你行为的自我监察则有很好的帮助。当你详细地记录下每日活动的内容及时间分配时,就能清晰地知道自己在一天中的活动情况。若能坚持记录一段时间,或者一个阶段,你就能从记录表中整理和发现自己的日常生活内容有多么的糟糕。你还可以从中归纳出一些有规律的现象,这对于自我警示有很大的好处。你能够有的放矢地对不合理的行为进行反思及调整,把生活拉回正常的轨道、节奏及内容。

每日活动记录表

时间	星期一	星期二	星期三	星期四	星期五	星期六	星期日
5:00～6:00							
6:00～7:00							
7:00～8:00							
8:00～9:00							
9:00～10:00							
10:00～11:00							
11:00～12:00							
12:00～13:00							
13:00～14:00							
14:00～15:00							
15:00～16:00							
16:00～17:00							
17:00～18:00							
18:00～19:00							
19:00～20:00							
20:00～21:00							
21:00～22:00							
22:00～23:00							
23:00～24:00							

● 录音录像记录:录音录像是近来得到推广运用的一种形象的自我监测方法。随着智能手机的普及,你可以运用手机来进行自我监测。例如使用手机录音或录像,随时记录自己的自动想法、情绪感受、面部表情、生理表现、行为做法等。你还可以将录音转换成文字,储存在手机专门的文

件夹中，以备保存、查看和对照。

● 调整日记记录：记录心理自我调整日记是一种很有价值的自我监测方法。在有条件的情况下，从心理调整开始之日就同步书写日记。心理调整日记的内容包括自己的症状表现，阅读本书的进度，完成各种操练的过程，调整过程中发生的相关社会生活事件，应对事件的方法和效果，心理调整中出现的困难和问题，调整中的一些感悟心得等。如果你对每天记日记有困难，可以允许间隔地记，尽可能地多记，坚持记，这样做会产生特殊的自我监察效果，同时对自我心理调整也具有积极的促进作用。

四、初步整理抑郁和焦虑的来龙去脉

当你患上抑郁与焦虑的时候，你会一直沉沦在持续的痛苦之中，承受低落或焦躁心情的困扰。你很想摆脱这种状态，然而你又会感到乏力、虚弱和无奈，呈现"心有余而力不足"的处境。此时，你需要对自己的心理问题做一个回顾及整理。你已经对自己的抑郁和焦虑做了量表自评，也了解了问题的存在及程度，于是你会很自然地去思考关于抑郁和焦虑出现的相关问题，例如心理障碍的源头在哪里？自己是否有容易产生抑郁与焦虑的生物学基础？是否被某个人或某件生活事件引发？在自己的生活中是否存在着一个或几个隐含的因素在不断维持或增强已有的抑郁和焦虑？有哪些难以回避和消除的因素成为你摆脱负面情绪的阻力？

现在，我们一起来回顾一下你患抑郁和焦虑的缘由。

请你想一想，尽管感觉抑郁与焦虑不会有一个特别明显的分界线，但是你一定会记得以前没有处在这种心理压力状态下的岁月。是在哪年哪月？即使分界线有点模糊，你还是得尽力去辨认寻找一下好日子渐渐消失的尾巴。你可以回忆一下，没有抑郁和焦虑压力的你是多么轻松和愉悦，生活在平静、无虑、开心、温馨之中。后来出现了一些变化，低落、无趣、沮丧、懒散、担心、焦躁、紧张、害怕……渐渐地渗透到了你的生活中，似乎成了你日常生活中的一部分内容。此时，你可能会有一个印象冒出来，你能分辨出正常状态和异常状态的大约分界线。已经有一段时间了，1个月，3个月还是半年以上。你不必刻意找到一个精准的变化点，有一个大概的时间分界线就行了。这里再次提醒你，判断抑郁的时间范围是持续2周，而判断焦虑的时间范围是持续6个月，所以回忆抑郁的发生要比回忆焦虑的发生更容易一些。

请你想一想，在前一段日子里，你自己或者你的身边发生过什么有压力的生活事件？有的事件可能是重大的生活事件，也有一些可能是很不起眼的小事，但是都给你带来了沉重的心理压力。就在这些事件发生以后，你变得多思多虑，被一些固定的想法所缠绕；你的心情开始出现波动，变得格外担心，焦躁不安，或者低落沉重，厌烦麻木；你的行为变得战战兢兢，无序忙碌，或者无所事事，拖延懒散；你的身体变得紧绷敏感，周身不适，或者虚弱无力，失眠早醒。你似乎感受到自己已经有了抑郁和焦虑的相关症状。

请你想一想，这些抑郁和焦虑的日子，你是怎样度过的？难道你就没有想过，这样痛苦煎熬的日子到哪一天才会是个尽头？还有一个问题你也必须想到，你的抑郁和焦虑已经有一段时间或一个阶段了，是什么因素在维持着你的痛苦状态？是现实生活中存在的困扰还没有解决，还是你的想法、情绪及行为等因素在你自身相互绕圈，循环地影响并不断放大已经存在的负面状态？或许你也尝试了一些自以为有用的方法在努力调整，但是效果总是不尽人意，可能存在着某种阻抗妨碍你爬出这痛苦的泥潭。

请你再想一想，有的倒霉事件或不顺利的生活挫折虽然已经时过境迁，但是由这些事件引发的抑郁和焦虑还迟迟留在你的生活之中。你以为如今的情况和处境已经改变，忘却这些事情是一件容易的事情，想象中自己应该可以走出抑郁和焦虑了，实际情况却是事与愿违。你是否考虑过这里存在深层次的原因，就是你的负性信念问题。或许平时这些你成长过程中建立和形成的深层次信念问题没有机会被激活或暴露，但是一旦被某种外来或自身因素触发，它就会显现出来，渗透到你生活中的每一个方面。这就是你心理问题的根底，就像一棵树的树根一样，树根受伤了、烂了，树干、树枝、树叶都会开始干枯。由此便可以理解，心理困扰的调整，不仅仅是修修黄叶、剪剪枯枝便可了事，现实并非如此简单。心理的调节及修复需要从根到叶、从里到外逐一地检查、修整及养护，这样才能达到全面康复的效果。

经过以上的回顾及思考，现在你可以简单地整理一下你抑郁和焦虑的来龙去脉了。大多数情况下，你最先体会到的是自己的情绪变化，你感到十分紧张和担忧，你总是在担心着什么，却一时表达不清担心的具体内容；你会为了微不足道的小事而不满，大发一通脾气；对于别人觉得兴高采烈的事情，你却是提不起任何兴趣；以往对于你来说是一件信手拈来的事情，现在却成了你的沉重负担，迟迟启动不了。你会明显体会到莫名其妙的全身乏力、酸痛不适，但这不是感冒，也查不出任何器质性疾病。睡眠不好已经变成你的心理压力，该睡的时候迟迟难以入睡，好几个小时过去了，头脑依旧那么清醒，没有一点睡意。好不容易睡着了，没过2～3个小时又突然醒来，想再度入睡实在太困难了，常常就这样清醒地翻来覆去，等到天亮。你开始发现自己的想法也有点情况，脑海中会不由自主地多出许多想法，像涌泉一样不停地往外冒，内容形形色色，充塞着整个思绪，想停下来也很困难。有的是回忆，有的是追溯，有的是后悔，有的是规划，有的是预估，有的是定性……对于这些想法，自己觉得很烦，但也没有发现什么问题，只是整天都泡在这些想法中确实有些受不了。这些想法也难以向周围的人表达，估计别人也无法贴切地理解你的想法和被这些担忧及消沉想法团团围住的痛苦滋味。或许你会去归因，寻找影响你情绪、想法和行为的源头，这确实非常困难。有时你以为一些不幸的遭遇或冲突是产生抑郁与焦虑的根源，但你还需理解这些不顺心的社会生活事件可能仅仅只是一根导火线，点燃了本就隐藏着的一个炸药包。当你把归因聚焦在导火线时，你很难理顺和想通产生抑郁和焦虑的源头到底是怎么回事。你一定也很想把深藏的炸药包清除，却在纠结的想法、负面的情绪、无序的行为和疲劳的身躯之间不停地绕圈，找不到走出这种怪圈的出口。本书是一本心理导航指南，能让你跟着指引逐渐离开怪圈，端走炸药包，真正做到摆脱抑郁和焦虑的困扰。

本周自助小结

你已经开始全身心地投入摆脱抑郁障碍和焦虑障碍的自助过程。通过读书，你才理解重性抑郁障碍并非自己得的抑郁障碍已经十分严重，无药可救，其实也就是一个名称，一种心理障碍的"学名"。你也了解了焦虑障碍有多种类型，广泛性焦虑障碍、社交焦虑障碍及场所恐惧症非常适合通过自助方式达到有效调整。

你学到了一个新的知识点，这就是"共病现象"。原来抑郁和焦虑是一对共病，当有了抑郁或焦虑，这两者就很难剥离。当然这两者之间并非没有侧重，所以你在自我调整中有自己的重点，但也应兼顾共病的联动调整。

你认真地完成了 5 个心理自评量表的测评，你定量地了解到自己在本周中抑郁和焦虑的实际情况。你开始了对自己情绪、行为的自我监察，你会保持这种监察状态，动态地观察自己的各方面变化。

你初步地整理了自己抑郁和焦虑的来龙去脉，实际上是在理顺自己的思路。你以前从来没有按这条线索来思考自己的心理困扰，现在开始有点明白自己所遇到的那些不顺心的人和事。那些让你耿耿于怀的生活事件只是你抑郁和焦虑的导火线，它引燃了你心中原来就隐藏着的炸药包，这是你成长过程中逐步形成的负性信念，这才是你心理问题的根本所在。你需要进行心理调整，浅表的问题需要调整，深层的问题更需要调整，这就是"标本兼治"的要领。

这一周你过得很充实，花在读书和操作方面的时间也挺多。你的自我调整才只是刚刚起步，后面还有很多内容需要去努力。根据本书的指导，跟着节奏，用功地学习，专注地操练，用不断努力的姿态进入第二周的自我调整。

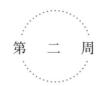

收集记录负性自动想法及
日常行为

现在，你开始进入心理自我调整的第二周。在这一周中，我们将指导你学习识别、收集和记录负性自动想法及日常行为。

常言道，思路决定出路。认知行为治疗的创始人阿伦·贝克在 20 世纪 80 年代就有过经典阐述："认知是情绪和行为的中介，不良情绪和不适应行为可以从认知中找到原因，当认知中的不合理成分被调整，正确合理地再认识，不良情绪和不适应行为也就能随之得到改善。"

认知，是指人们获得知识或应用知识的过程，是信息加工的过程，这是人最基本的心理过程。它包括感觉、知觉、记忆、思维、想象和语言等。大量的临床研究和实践表明，人们从调整认知着手摆脱抑郁和焦虑的困扰是一个行之有效的好方法。

一、了解什么是自动想法

你是否有这样的体会，处在抑郁和焦虑的状态中，脑子里会冒出许许多多的想法，尤其是在遇到有压力的情境时，想法便会不由自主地不断往外涌出，这种想法称作"自动想法"。这是你对自己、别人及环境评价的一闪而过的念头，所以又可以称作"一闪念"。

自动想法是自发涌现的、快捷的、简洁的，并非经过深思熟虑的一种反应信息。自动想法产生于大脑的边缘系统，而边缘系统正是大脑对外界情境做出快速评估反应的生理结构。想要堵住这些想法的流出并非一件容易的事情。自动想法是人体大脑应对自身处境及外来刺激具有一定维护性功能的反应。

自动想法有以下特征：

1. 自动想法可能引发功能失调

通常，每个人在一定的情境下出现一些自动想法属正常现象，因为这些想法不至于给你带来不良的影响。但是，患有抑郁与焦虑的人所冒出的自动想法中存在曲解的、负性的成分，可能引发情绪、行为及身体等功能失调的后果。

2. 自动想法容易被疏漏

自动想法是自发涌现、即时冒出的想法，既无深思熟虑，又无自我反省。虽然这是在意识层面的思维形式，但是很容易被忽视、疏漏，甚至没有被觉察。只有接受了指导和训练，你才能够学会去发现、捕捉和收集自动想法。

3. 自动想法抢先冒出

自动想法的出现在大部分情况下先于情绪和行为。当自动想法一闪而过时，它会很快影响你的情绪和行为反应。你往往会产生一种错觉，似乎在遇到有心理压力的情境时，自己首先清晰感受到的是不良的情绪及反应性行为，但实际上自动想法的出现先于情绪和行为。

4. 自动想法形式简洁

自动想法最常见的形式是"词汇""短句"，内容十分简洁，意思十分通畅。由于"一闪念"出现的时间极短,你会在不知不觉中疏漏已经出现的这个过程,还以为自己的情绪、行为反应没有受到思维的影响。

5. 自动想法的隐含式表达

自动想法还有一些其他的表达形式,有"疑问句式",如"我能行吗",但实际表达的意思是"我不行";还有"隐含句式",例如"我觉得自己好像行尸走肉",但实际的意思是"我自身毫无价值"。

6. 自动想法受信念支撑

尽管自动想法是自发涌现的大脑反应,但它受到认知深层次信念系统的影响和支撑。你的信念系统中可能存在负性的成分,这是功能失调的自动想法的来源根底。

二、自动想法如何影响情绪和行为

为什么你需要关注自动想法,因为自动想法的出现会影响你的情绪和行为,有可能还会影响你的躯体反应。当你遇到有压力的社会生活事件时,冒出自动想法的现象特别明显,频度和强度都会很高,即使你随它去,它对情绪和行为的影响也不会随着你不在乎的意愿而消失。这种影响如同一个循环,不断地运作,不断地增强,呈现两种双向的循环模式,即认知—情绪—行为影响模式和认知—行为—情绪影响模式。

1. 认知—情绪—行为影响模式

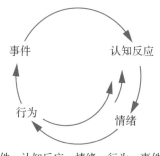

事件—认知反应—情绪—行为—事件

当你遇到有压力的社会生活事件时,首先启动的是你的认知评估系统,引发对事件的想法和看法。如果在这些想法和看法中存在着某些曲解、失真、逻辑错误等功能失调的成分，就会影响你机体的情绪系统，产生负性的不良情绪，同时又带动你的情绪性行为，这些行为又会对已经发生的社会生活事件构成影响。同时你的负性情绪和应对性行为又一次强化了你对事件曲解的想法和看法。

例如，你有社交焦虑问题。当你身处某个特定的社交情境下，即使对其他人来说是很平常的环境，你也会曲解地认为此情境对你十分尴尬，别人可能会发现你的不自在或失控状态，可能会用异样的眼光或贬低的神态来审视你，于是便激起了你的强烈担忧和害怕情绪。这些负面的情绪又使你产生了回避或逃避行为，你可能以为用这样的行为方式来应对社交的压力情境会减轻负担，感到比较安全。一般情况下，你总是觉得自己的判断、预估和行为措施都是合情合理的，但是你从未对自己曲解的想法加以反思。

2. 认知—行为—情绪影响模式

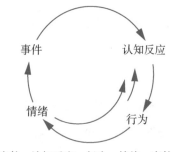

事件—认知反应—行为—情绪—事件

当你面临有压力的社会生活事件时，会产生一些想法，随后这些想法便形成动机，这就是"动机性行为"，你会通过行为来达到动机的满足。如果你的认知中存在一些曲解的成分，你随之出现的行为就进入一种失调的状态。如果行为不能满足想法和动机，你就会出现焦虑、沮丧等情绪。有时行为虽然是不妥的，但是能给你带来满足的情绪状态，于是产生不适应行为的曲解想法由此得到强化。

例如，某人总是认为自家房屋发生意外的可能性很大，于是就产生了防患于未然的强烈动机，随后反复地检查家中水、电、煤等开关。久而久之，这类行为便成了一种习惯。他以这样的行为来满足自己的动机，每当在反复检查之后，便获得了一时放心、轻松、踏实的情绪。若他的行为频度少到难以满足自己规定的底线，他就会感到十分焦虑，焦虑的情绪又会驱动他增加反复检查的行为。他把自家房屋没有发生意外的结果归功于他反复检查的行为效果，这样又一次强化了他最初认为只有反复检查才能预防自家房屋不发生意外这种功能失调的想法。

三、学会收集负性自动想法

接下来我们进入学习收集负性自动想法的环节。所谓负性自动想法，简而言之，就是在一定的情境下，你大脑中即刻冒出的给你带来不良情绪、不适应行为和不舒服躯体反应的自动想法。有关负性自动想法的类型，在后面的篇章中会逐一细述，这里暂且略过。我们先把注意力集中到学会如何识别及收集负性自动想法这个操作。

由于收集即刻的自动想法对于一个初学者来说会有些难度，因此我们先从收集回忆中的自动想法开始操练。你可以回忆一个对你来说难以忘怀的生活事件，发生在家庭、学校、职场、特殊环境等都可以。比如，一位学生在一场重要考试后自认为考砸了，尽管并不知晓成绩结果，但心情已经十分懊丧，开始出现腹部隐痛，感到浑身瘫软。他觉得自己的状态很不好，便放弃了下午的另一场考试。就在这位学生出现沮丧情绪、腹部隐痛、放弃后一场考试的行为之前的一瞬间，他的脑海中出现过负性自动想法，也就是这个想法引出了他的不良情绪、躯体反应及行为应对。他所冒出的负性自动想法，或称"一闪念"是什么内容呢？或许是"我太笨了""我又失败了""我毕不了业了""我肯定找不到工作了""我的一生注定是倒霉的一生"……他确切的负性自动想法到底是什么，只有他自己才清楚。但是可以肯定，负性自动想法确实已经闪过，并且很快影响他的情绪、行为及躯体反应。

你可以按照这个例子，尝试回忆曾经发生在你身上，让你抑郁或焦虑的某个事件。你把自己带入当时的情境，沉浸在有压力的处境中，体会你当时的不良情绪、不适当的行为反应，或许也伴有某些躯体反应。你需要去寻找一个瞬间，就在你出现情绪行为变化前的那么一个片刻，正是自动想法冒出来的时刻。你能否尽力地回忆一下那时冒出来的想法是什么？因为这个想法给你带来了负面的情绪、行为或躯体反应，所以这就是你的负性自动想法。

在收集回忆负性自动想法的操作中需要掌握以下几个要点：

● 自动想法是一个来得快、去得快的念头，并非你主动的思考，其形式简洁，往往是一个词语、一句短语，很少是一句长句子。自动想法不可能是一连串的话语或一整段的描述。你需要捕捉的是想法，而不是思考。这种想法就像大脑中发出的一个信号，往往你并没有在进行完整的思考，但信号已经发了出来。

● 在回忆自动想法时很容易把情绪和自动想法相混淆。情绪是与需要的满足相联系的心理反应，是被自动想法引发的心理现象。而自动想法仅仅是想法（thought），是"一闪念"，不是思索或思考，如果用"思维"（thinking）一词来表达，这是词不达意。

● 回忆是指过去经历的事物不在面前，人们在头脑中把它重新呈现出来的过程。所以这种呈现可能会出现一些误差，尤其是当你回忆时过境迁的生活事件时，一般很难做到完全的复原。这并不影响自动想法收集这一环节，能够基本回忆起当时自动涌出的想法，就已经很不容易了，我们允许有一点小小的还原误差存在。

● 如果你的回忆中有几件不同类型的生活事件，你在收集自动想法时发现一些自动想法有其共性，想法趋于雷同，你会为此感到疑惑。其实，这是可以理解的现象。存在抑郁和焦虑的人虽然处在不同的场合、不同的情境，但是引发负面情绪的想法可能就是那么几种，这种趋同现象倒是一件好事，这有助于自我调整中对自动想法的识别及聚焦。

收集负性自动想法是自我心理调节必不可少的步骤，尤其是开始启动阶段，每天都要花足够的时间进行收集。只有坚持收集，收集足够数量的负性自动想法，才能为下一步整理自动想法打好基础。

这是一张"负性自动想法记录表"，你可以根据这张表的格式，填写每一栏的内容。这张表初看似乎比较简单，但是要严格地填写好此表也是一件费心又费时的作业。

负性自动想法记录表

日期：

情境 引起不良情绪、不适应行为和不舒服躯体反应的事件或情境	情绪 （1）不良情绪 （2）不良情绪的程度（1~100）	负性自动想法 （1）引发情绪、行为、躯体反应的负性自动想法 （2）对负性自动想法的相信程度（0~100%）

下面逐一指导你如何填写每日"负性自动想法记录表"。

日期处按照常规应该填写当天的日期或者有事件发生的日期。在刚刚开始练习收集和记录负性自动想法时，你可能对于捕捉当下有压力的事件情境下所冒出的自动想法有困难，你可以暂时把记录内容的重点推向过去，回忆在你的记忆中印象最深刻、内容最典型的事件所发生的时间。具体的年月、日期可能会有点误差，这关系不大，因为能准确地追溯原本的事件及由此引发的自动想法和情绪才是最需要的。

情境这一栏，要求记录的是引起你不良情绪、不适应行为和不舒服躯体反应的社会生活事件及相关的情境。关于生活事件，不应理解为无法抗拒的、异乎寻常的、灾难性的大事件。当然这些大事件也会引发抑郁、焦虑情绪，但是在日常生活中引发你抑郁、焦虑情绪反应的往往是一些琐碎的小事，如挫折、失误、冲突、纠纷、误会、损失、误解、冒犯、赌气等。就是这些看上去不起眼的麻烦事会影响你的情绪、行为和躯体反应。有时你会忽略发生在生活中的各种事件或情境，直到你体会到情绪已经发生改变时才意识到事件或情境已经发生的背景。

情绪这一栏的填写可能也会有点难度。说其有难度，并非指你对情绪体验的感受，而是在于情绪的表达，这也是大多数人的一个弱项。有些人想确切、细腻、全面地表达自己的抑郁和焦虑情绪时，往往会感到词穷，即使叙述了一番话，但还是感到没有表达完整。许多抑郁、焦虑的患者常常只是用一些最为简单的词汇来描述自己的情绪，如"我不开心""我没兴趣""我紧张""我一直在担心"。像这样的表达虽然意思不错，但是没能全面精确地表达自己情绪感受的内容及体验程度。

如何表达自己的情绪也是一门学问，需要认真地学习。表达好自己的不良情绪对于自我监测、自我调整及自我反馈都有着非常重要的价值。寻求其他类型的心理帮助，也需要具备这种表达情绪的能力。

首先，你可以应用词汇来表达。表达自己的抑郁、焦虑情绪，需要学会使用一些常用的描述情绪的相关词汇。例如，抑郁、沮丧、苦闷、悲痛、内疚、羞愧、悲哀、失望、消沉、郁闷、沉重、懊丧、后悔、踌躇、犹豫、消极、烦躁、受挫、憎恶、紧张、担忧、害怕、紧绷、慌乱、恐惧、绝望等。

其次，你可以通过形容来表达。有些情绪感受用词汇表达会有些局限，若多加一些形容，自身情绪的表达就更清晰一点。例如，"我没有哭，但有一种哭后的抽泣感""我想哭也哭不出来""我几乎丧失了原有的兴趣和爱好，电视也不想看""我焦急得坐立不安""我几乎天天心神不宁""我全身不适，魂不附体"，等等。

再次，你可以采用比喻的方式来表达。比喻是一种非常形象的表达，既生动又容易领会，这样的表达所传送的信息有时比形容表达还要贴切。例如，"我看待一切都觉得毫无意义和价值，自己仿佛是行尸走肉""我一天中的情绪变化很有规律，整个上午就像瘟鸡一样没精打采，但到了晚上吃过晚饭以后就像活过来一样，变得有点精神了""我像被魔鬼缠身，人不像人，鬼不像鬼，说不清楚自己活着干什么"，等等。

总之，抑郁、焦虑情绪的表达不必生搬硬套固定的书面词语，需要通过最有效的方式准确真切地表达你的情绪和感受。另外，我们还应当把情绪和情感加以区分。情绪是指与人的生理性需要满足相联系的初级心理体验，而情感是指与社会性需要满足相联系的较高层面的心理体验。我们也要把情绪和心境区别表达。心境是一种比较持久的影响人整个心理状态和精神活动的情绪状态。抑郁、焦虑状态的表达也包含着不少学问，你只有学会了情绪的表达，才能把自己的情绪体验精确地填写到记录表中。

情绪这一栏中还有关于不良情绪量化的内容。1 分指的是差的情绪，100 分指的是好的情绪。这里可以使用第一周中阐述的"心理状态评分"方法，对自己的情绪进行评分。原理和方法都相同，你给自己的抑郁或焦虑情绪打上一个分值。

填写负性自动想法这一栏，对于很多人来说是一个难点。你只要掌握要领，坚持填写，坚持练习，就完全能够收集到有价值的负性自动想法。

你在填写负性自动想法时需要注意以下要点：

● 一定要明白，记录的负性自动想法不是思考，不是主动性思维。这只是大脑中冒出的想法，就像是一种信号，所以不可能是长篇赘述、左思右想，也不会是逻辑推理、因果关系等。

● 由于自动想法在大脑中显现的时间很短，一闪而过，因此需要用心去捕捉。你可以细细琢磨在出现不良情绪、不适应行为、不舒服躯体反应之前片刻脑子中涌出的念头，形式很简洁。

● 自动想法往往停留在脑中的时间极短，为了尽快地记录即刻冒出的想法，你可以利用手机中的备忘录或语音录音等功能，先把想法及时、快速地记录下来，在有时间或方便的时候再把这些内容分别填写到记录表的相应栏目中。

● 对于负性自动想法，我们还要进行相信程度的评估。一般情况下你以为自己当然会百分之百地相信脑子中闪出的想法，其实并非如此。由于这些自动想法中存在曲解的成分，同时又会激发情绪、行为、躯体反应的功能失调，因此你对这种想法也会抱有潜在的排斥，你可能无法完全接受这种想法的合理性。虽然你也难以一下子辨别出其中的非理性成分，但当你认真评判时就能确定自己对这种自动想法的相信程度。由于情况千变万化，你只能凭你的主观体验来对想法的相信程度确定一个等级，从 0～100％之间选择一个数值。虽然这是主观评定，百分数由你自己确定，但完全可以相信，你的评估误差不会很大，不会很离谱，因为这是你深思熟虑后的定位。

四、日常生活的行为记录

如果你从自我调整的第一周就开始填写"每日活动记录表"，你便会发现自己的作息时间能暴露出抑郁与焦虑的特征性状态。如果你是抑郁为主，你的生活节奏会变得缓慢，内容会变得单调，作息会变得懒散；如果你是焦虑为主，你的生活节奏会变得匆忙，内容会变得松散，作息会变得杂乱。

尽管"每日活动记录表"的填写比较简单，但它能使你一目了然地正视当下每一天度过的痕迹。在记录生活内容中一日三餐、工作、学习、业余生活以外，抑郁与焦虑的患者还会出现一些通常不好理解的行为现象。这里提供一些抑郁与焦虑的特殊病理状况供你参考。你不必生搬硬套，无端比较，毕竟每个人的生活都有自己独特的内容与节奏。如果你有以下类似情况，你每日活动记录的内容会繁多而复杂。

1. 反常饮食

绝大多数抑郁障碍患者的食欲低下，经常不思进食，消化不良。有些抑郁障碍患者却是胃口大增，反常贪食。

人们对于低落的心绪具有一定的自身调节能力，轻微的抑郁情绪能够通过自身的调节机制来平衡。但由于个体的差异，这种调节机制和效果会有很大的差异，特别是行为方面的自我调适就会出现一些特征性的现象，多食就是其中的一种。部分抑郁患者有此亲身的体验，处在抑郁状态的时候多吃些东西能减轻抑郁的症状，使状态改善一些。他们对于所吃的东西一般没有特殊的限定，以零食或甜食为主。进食的量及时间也没有特别的规律，多随情绪的波动而起伏。患者能在进食过程中体会到一种特殊的心理满足感，让低落的情绪变得轻松，心理压力明显减小。

多食能抗抑郁，一般是在无意中被患者自行发现，而低落情绪的缓解无形中成为一种"奖励物"，强化了患者的多食行为。经过一段时间，多食的行为就会被塑造和固定，成为部分抑郁患者的一种特殊行为模式。

抑郁患者的多食与贪食症具有本质的区别，这是两种性质的问题，前者只是抑郁患者的一种自身调节性行为模式，而后者则是进食障碍中的贪食症。抑郁患者的多食行为需要调整，因为这种行为不可能真正成为抗抑郁的有效方法，无法从根本上治疗抑郁障碍，这是一种不健康的行为方式，需要患者在努力抗抑郁治疗的同时调整和重塑多食行为。

2. 偏好购物

有一些抑郁患者变得喜好购物，这是患者的又一种特殊行为倾向。他们在情绪低落的时候喜欢逛商店，很想买些东西，在购物的过程中内心会油然升起一种微微冲动的愉悦感，感到十分满足，似乎顿时就驱赶了抑郁情绪的阴霾。

抑郁患者的购物行为有以下特征：

● 购物重在挑选：挑选物品是抑郁患者的重头戏，他们会不顾路途遥远，不嫌过程繁复，陶醉在商品的挑选中。他们会觉得很难找到中意的物品，但深信很快会寻觅到自己满意的东西，似乎在反复的挑选过程中享受着某种津津乐道的体验。

● 物品重在喜欢：每个患者对于挑选物品的种类各有喜好，有的昂贵，有的便宜，有的装饰，有的实用，但最重要的是喜欢。这种喜欢与一般人的购物想法有些不同，他们会显得十分贪婪，重复多买，不管是否真的需要，是否浪费，他们会为自己的购物选择找出种种借口。

● 愉悦重在花钱：患者通过购物确实使抑郁的情绪得到了舒缓。一般人不容易理解这种感受，患者能在付钱取物的瞬间获得一种特别的愉悦和满足，感到轻松和爽快。患者花钱数目的多少，一般根据自己现实的经济情况而定，很少透支。但是对于一些还没有自主独立的年轻人，他们在支付金额方面很少考虑其父母的经济负担。

● 满足重在过程：抑郁患者从购物过程中能够得到一种满足，但满足后不久就失去了新鲜感而冷漠处置。对于所购物品，他们拿回家后往往是搁在一边，既不关注欣赏，又不热衷使用，甚至物品的包装也懒得打开。有的患者会把放久的或多余的物品送给别人或随意处理。家人对于患者的购物行为难以理解，对患者的任性感到无奈，有的家庭成员之间则会为这种非理性的购物行为发生争执、闹矛盾，家庭气氛变得很不和谐。

大多数抑郁患者并不伴有购物行为，因为购物能缓解抑郁的效应也不是所有患者都能体会到的。这种特殊的购物行为方式发生在抑郁患者身上，患者自身及亲属都应该为此引起注意，在治疗抑郁障碍的同时也须调整他们的随意购物行为。

3. 内射损伤

有些抑郁、焦虑障碍的患者除了在情绪上有特征性的表现以外，在行为方面也有一种很特殊的表现，这就是自伤或自残。

每个有自伤自残行为的患者都有一个目的，它就是通过这种行为来达成自我的情绪宣泄。但是他们的做法和操作也有他们各自的特点，以下是临床中较为常见的表现形式：

● 用刀割自己的手臂或其他部位：最为多见的是患者用刀片（美工刀）割自己的前臂内侧。割的深度以见血为限，一般只是割一道，但也有少数患者一次连割多道。由于反复割手臂，前臂会留下很多创口和瘢痕。有的患者被割的手臂从单侧发展到双侧，也有患者把刀割的部位从前臂发展到大腿和脚踝的皮肤。因使用的刀片锐度及患者用力的不一，每次刀割部位的创口大小、深浅都有差异，严重的需要到医院外科挂急诊，接受清创缝合。患者常会向医生坦言，是自己所为。很多患者都有一个相同的体验，只有割到见血，此时内心的紧绷才能够松懈，压抑的情绪才能释放。

● 咬或剥手指头的皮：许多患者双手指头的皮肤被自己咬剥得斑斑驳驳，指甲都已经抠在肉中。很多人都以为这只是一种不卫生的习惯，其实这正是自伤的行为。他们的内心有一股对自己狠毒的力量，似乎把手指摧残得越厉害，心理就会产生一种莫名其妙的爽快感。

● 掐或抠自己身体的皮肤：一些抑郁患者以掐或抠自己身体的皮肤来宣泄自罪自责的情绪。他们用自己的手指甲抠掐自己身上不同部位的皮肤，用力猛得能把皮肤掐出很深的凹陷，甚至抠出鲜血或皮下血肿。每个患者所选择抠掐自身皮肤的部位不同，但他们这样行为方式的意图是一致的，是对自己的一种惩罚，又带有压抑情绪的释放。

● 暴食和呕吐：不少抑郁患者伴有暴饮暴食，每一餐都会吃得很多，餐间又会进食很多零食，狼吞虎咽。这样的饮食与他们的饥饿状态不一致，即使已经进食很多，也要继续硬撑，把更多的食物硬塞入胃中。他们可以暴食到腹部明显向前膨出，食物可以满溢到喉咙口，方才罢休。其实此时的他们已被食物撑得极为难过，几乎无法动弹。这种痛苦的感觉却成为他们进食满足的标准，不达到这种受不了的程度，他们就无法获得心理的满足，情绪也无法平缓下来。他们又考虑到多食后会发胖，于是就用自我催吐的方式来抵消暴食。他们通常使用手指抠自己的喉咙来引发恶心呕吐的反射，随后把撑得饱饱的胃来一个大清空。他们似乎自认为达到了一个平衡，其实很多有这种感受的患者也认为他们从呕吐中获得特殊的满足，因为强烈呕吐所带来的痛苦也是对自己的一种变相摧残与惩罚。

● 过度锻炼：有一些抑郁患者自残自伤的方式很特殊，他们用过度锻炼的方式来缓解其抑郁和焦虑的情绪。他们采用的都是高强度、高消耗的运动项目，如长跑、举重、高抬跳等，有的患者每次长跑的距离竟达到20～30千米。他们也会承认这样的运动量实在过分，不利于自身的健康，但是他们以这种强度和消耗为指标和要求，非得搞到自己精疲力竭不罢休，似乎到达了这样的极限才能满足。他们的这种运动方式带有自残性目的，把自己的身体当成攻击的靶子进行摧残。他们在达到情绪宣泄满足时，一点都不顾自己身体的功能受到了极大的损伤。

总之，抑郁、焦虑患者为了达到宣泄自己压抑情绪的目的，不计成本地进行自伤和自残。这是一种非理性、带有恶意的自我攻击性行为。

4. 五更泄泻

"五更泄泻"是中医描述的一种病症，指的是每天清晨五更时分（4～6点）人被大便急醒，又急又痛，难以忍熬，只能匆匆起床，上厕所排便。排出的大便呈稀糊状，不成形。时常泻后仍有腹痛和肠鸣音亢进。

西医对于"五更泄泻"的解释通常是"慢性结肠炎"。因为患者接受结肠镜检查后，医生一般都能发现结肠有充血现象。尽管检查报告写着"结肠轻度充血"，但很少有人去思考这样一个因果关系问题：是肠道炎症充血后引起的腹泻，还是长久的腹泻引起的肠道充血。其实两者互为因果循环，难以清晰分辨。而实质在于西医对慢性结肠炎的治疗效果不尽人意，虽然医生已尽力而为，但是患者仍感痛楚。这里不能否认诊治慢性结肠炎的客观难度，但是有一种心因性的疾病常常被忽视，这就是"躯体形式自主神经紊乱中的低位性肠道功能紊乱"，简明地说就是心理因素所致的肠道功能紊乱。抑郁和焦虑在众多心理因素中最常见。

实际上患有"五更泄泻"的人大多数患的是"心因性腹泻""心因性肠易激综合征"。这些患者的肠道消化功能十分紊乱，肠道就像直通的阴沟，稍微吃了一点食物就拉个不停，而且是吃啥拉啥，几乎未经消化吸收。所以这样的患者总是面黄肌瘦，疲乏无力，脉数气短，精神萎靡，学习、工作效率低下，身体十分虚弱。饮食和腹泻已成为他们严重的心理负担，这些心理负担又成为加重心理因素的刺激源，如此往复便可形成恶性循环。

5. 慢性疼痛

疼痛是患者自己主观的、高度个体化的体验，不能被他人验证，也无法用仪器测量，所以让疼痛患者向别人表达和描述自己疼痛的感受是一件十分困难的事情。通常慢性疼痛是指持续 3 个月以上的各种疼痛。

疼痛与抑郁、焦虑情绪有着十分密切的关系。国内外临床报告，抑郁障碍可伴有头痛、颈痛、胸痛、腹痛、背痛、关节痛、肢端痛等许多躯体部位的疼痛，其中最为多见的是头、胸、背、腹等部位，比例可高达 $40\% \sim 60\%$。

抑郁、焦虑伴有的慢性疼痛有以下特点：

● 这种疼痛可出现于躯体的任何部位，有时是多部位多发性的疼痛。性质可以是钝痛和锐痛，也有刺痛和胀痛现象，但往往含糊不清、变化无常。

● 这些躯体持续的疼痛很难以躯体器质性疾病来解释，因为疼痛的部位与身体的神经解剖部位不一致。有的患者说自己疼痛的部位在皮肤下，有的说疼痛已透入骨髓。虽然听起来患者的表达似乎有些失真或者夸大，但事实上他们的感受是真实的，痛苦是难忍的。其他人，包括家人都难以相信和理解这种折磨和痛苦。

● 抑郁伴随的疼痛常常是某些生活应激事件激活所致，疼痛或许能表达他们内心的冲突和痛苦，同时又能使他们回避某些对自己不利或是有威胁的事情和情境。此外，疼痛也可能使患者获得某些社会支持、家庭关怀、经济补偿，或是一些特殊的心理行为方面的满足。

当一个人处在慢性疼痛时会心神不宁、辗转不安，所以一整天生活的内容和节奏也会随着疼痛的困扰而变得杂乱无章。

6. 过度上网

互联网的发展给社会的形态和人们的生活带来了巨大而深入的影响。研究发现，网民中出现的心理问题越来越多，尤其是网络成瘾的人，大部分伴有抑郁的不良情绪。长时间的连续上网与抑郁及焦虑构成联系有以下因素：

● 抑郁与焦虑的人热衷于上网：当他们处于抑郁与焦虑状态或是出现心理压力时，没有选择合理的渠道来解决自己的心理困扰，缺乏与亲朋好友的沟通、倾诉，而是通过逃避现实生活的方式来封闭自己。他们把自己的精力和时间聚集到了网络上，用网络的虚拟世界去替代现实生活。虽然上网能起到暂时缓解抑郁与焦虑的作用，但毕竟"抽刀断水水更流，上网消愁愁更愁"。上网只是以一种虚幻的方式达到回避现实的意图，其实这种应对方式并没有解决构成抑郁的心理基础。相反，上网解郁消虑的一时"功效"会成为自我奖励的强化物，使网迷状态越陷越深。

● 上网过度会引起抑郁与焦虑：出现抑郁与焦虑也可以是过度上网所致。如果一个人整天泡在网上，如痴如醉，不能自拔，处在虚拟世界中迷茫的自我与现实生活中困扰的自我之间的内在冲突会日益加重，反映到心理压力方面的情绪表现是抑郁，行为表现是退缩，认知表现是曲解，机体表现是虚弱。长时间的上网会使得他们经常出现头痛头胀、消化不良、便秘腹泻、腰酸背痛等躯体反应，饮食紊乱和睡眠障碍也十分普遍。他们的生活节律完全紊乱，这样日复一日的持续状态很难使身心的疲劳和社会功能的缺损恢复。

综上所述，对于患上抑郁、焦虑的你，有很多因素会烦扰你整天的生活。因此认真填写"每日活动记录表"能够详细精准地记录下你的生活内容、规律以及各种特殊的状态及特点，这有助于你展现自己当下生活失调的情况，为你着手进行行为方面的调整打好基础。

此外，当"每日活动记录表"积累到一定数量后，你会整理发现，有一些行为内容比较突出明显，需要对某些行为的出现频度做更详细的记录。你可以参考"特殊行为频度记录表"进行记录，精确填写各栏的具体内容，坚持记录，你就能清晰了解自己行为的特点及相应的感受。早期记录结果的价值重在发现，随着自我调整的继续，这些行为记录就能反映出你在行为方面的变化，同时也显现出经过你的努力在行为调整方面的收效。

特殊行为频度记录表

日期	行为内容	行为频度	心身感受	备注

本周自助小结

在这一周中你了解了什么是自动想法以及它的特点。自动想法是脑子里冒出来的一闪而过的念头，并非自己主动思考的内容，它就像一个信号或开关，开启并激活了全身情绪、行为、机体等各方面的心身反应。

你还搞清楚了负性自动想法是如何影响你的情绪、行为以及躯体反应的。这是一种循环式的影响，周而复始，绕进这个恶性循环的旋涡就不容易解脱。你往往不由自主地进入了这种循环，也没有清醒地意识到这样糟糕的处境。有时你也会有解脱束缚的愿望，但是一直找不到一个明显的出口。通过这次学习，你才了解到要想自助成功，一定要按照本书的指导，按部就班地操作，这才是通向成功的选择。

你开始学习并操作识别、收集和记录负性自动想法。你细细地体会"负性自动想法记录表"中每一栏目内容的要求细节，虽然初看比较简单，但是实际上真的要填写得详尽和精确不是一件容易的事情。对情绪的表达可能一直是你的一个弱项，你不善于使用细腻的词汇和方式来表述自我的情绪及感受，通过学习你有了突破和提升，能尝试表达你内心的各种活动和体验。能抓住一闪而过的自动想法对于你是一个挑战，以往你容易忽略自己有这个瞬间的过程，没有想到这个想法能给你自身带来那么糟糕的影响。

在本周中，你的另一个重点是记录日常生活的行为。"每日活动记录表"好像是一份过日子的"流水账"，但没有想到落笔时发现，还有那么多自身抑郁与焦虑的其他行为特点充塞在自己生活的每时每刻。你了解了抑郁与焦虑所伴随的一些特殊行为，你已经认真详细地记录了这些行为的表现以及出现的频度，因而也发现了在自己身上存在着不少行为方面的问题。

此时的你开始恍然大悟，你怎么会处于如此糟糕的生活状态中。这是你需要接受的现实，但也是急需改变的现实。你需要跟着书本的节奏，努力学习和操作，进入自我心理调整的下一周。

合理替代负性自动想法

　　你的心理自我调整开始进入第三周，本周的重点是合理替代负性自动想法。这是一项有难度的操作，但也是认知行为调整的关键步骤。这是一扇需要打开的门，门开了才容易进入情绪、行为及躯体反应调整的通道。考虑到多数患者在操作这一步中的困难，我们为此设计了一个循序渐进的"小步提进方法"，把一个大跨度的改变过程细化分解为多个小步推进的过程，只要你能跟上这个节奏，你便能够顺利地理解和操作如何进行合理想法的替代。

　　为了便于你按部就班，有条有理地进入负性自动想法的合理替代操作，这里先列出一张"合理想法替代负性自动想法记录表"作为基本框架，让你有一个整体的印象。在操作这张表之前先做一些预备练习，随后再正式进入合理替代的实质环节。我们会把你同步地带入一层又一层递进式的思考过程，不会让你产生认知调整急转弯的眩晕感，所以你需要以耐心和求实的状态跟随我们指导的节奏循序渐进。

合理想法替代负性自动想法记录表

日期：

情境 引起不良情绪的事件、境遇及情况	情绪 （1）不良情绪 （2）不良情绪的程度（1~100）	负性自动想法 （1）激发不良情绪的功能失调性自动想法 （2）对功能失调性自动想法的相信程度（0~100%）
合理想法替代 （1）写出合理替代想法 （2）对合理替代想法的相信程度（0~100%）	结果 （1）再评估对原先功能失调性自动想法的相信程度（0~100%） （2）再评估不良情绪的程度（1~100）	行为的应对

　　这张表也可看作"负性自动想法记录表"的续表。因为表的前半部分，日期、情境、情绪、负性自动想法等内容是相同的，而表的后半部分就是记录合理想法替代的新内容。

　　本周自我调整的重点就是用合理想法替代负性自动想法的学习和练习。

一、定位合理想法的基本标准

很多人对于合理想法的理解是从道理、逻辑、社会认同等角度来定性其合理性。当然，道理分明、逻辑通顺、社会认同是合理性的部分内容，但是在认知行为干预中所谓的"合理"有其独特的视角。这里的合理想法主要以自身的情绪、行为和躯体反应作为评定标准。如果你的想法能使自己的情绪变得平静和愉悦，行为能适应当下的社会环境及周边的人际交往，在身体方面也没有不适或痛苦的反应，此时你的想法就可以定性为合理想法。可能你会质疑，难道想法的合理性与社会评价标准的体系没有联系吗？其实不然，因为每个个体都是社会的一员，都生活在现实生活中，所以行为适应的要求就已经包含了个体与社会互动的过程，也体现了个人和社会和谐的关系，以及在社会生活中充分展现自我、实现自我的相融状态。

二、合理想法与负性自动想法的区别

你在进行合理想法替代操作之前，应该先搞清楚合理想法与负性自动想法之间的区别。在指导你收集自动想法时已经向你讲述了负性自动想法的概念与特性，自动想法是大脑中冒出来的想法，是自然流露的思绪，是一闪而过的念头，这就像大脑中发出的一个信号，开启了你的情绪、行为及躯体反应。如果自动想法中有偏颇或曲解的成分，那么你的情绪会大幅波动，行为会无序干扰，躯体会紊乱不适，这种给你带来负面效应的自动想法就是负性自动想法。

但是，合理想法并不是出自你大脑的自主性信号，而是在你的努力下重新构建的一种想法。这种想法是你的探索和创意，是你以情绪、行为及躯体反应的感受为评估指标而建立的新的想法，所以你需要一定的时间来琢磨、接受、适应、内化这些想法。合理想法对自己的影响力在建立初期可能弱于负性自动想法，因为自动想法是一种不需花力气、自发冒出来的认知信号，合理想法却要通过你不断操练才能得到认可、巩固和强化。尽管合理想法的收益超过自动想法所带来的负面效应，但还是一个不容易的替代过程。

三、识别常见的负性自动想法

作为抑郁与焦虑障碍的患者，你需要明白一个重要的原理，你的不良情绪、不适应行为及不舒服的躯体反应都可以从你的认知中找到原因。认知的调整是心理调整的关键所在，想法变了，看法变了，其他方面也会随之得到改善。

你是否思考过，当你遇到某些有压力的社会生活事件时所冒出来的自动想法是有问题的。这里谈不上对与错的区别，而是以自己的身心功能作为评估标准的一种直观判断。

你的认知中可能存在曲解的成分或称作"非理性内容"，这些正是你抑郁和焦虑的来源。要调整这些负性想法并不容易，不是一蹴而就那么简单。这是一个逐渐更替覆盖的过程，也是一个需要一段时间的操练过程，为此我们还得分步进行。接下来向你介绍有心理问题者最为常见的负性自动想法。考虑到你在理解上的方便，在讲述中增加了个案、比喻、隐喻、典故、类比等多种形式。你先着重理解这些曲解的内容，不必与自己的情况生搬硬套，若你的现状与所讲的内容有相同或类似之处，你可以做个记号，在以后的操作中这就是你需关注的重点。

1. 瞎猜心思

瞎猜心思指没有客观依据，随意负面地猜测揣摩别人的想法和反应。瞎猜心思在人们的日常生活中是一种很普通的习惯性思维，遇到事情后产生想法十分自然，但是想法是否正确，看法是否合理，想的内容和实际情况是否相符就不一定了。猜心思就是一种很容易出错的想法，因为它是单向性的猜疑，想的又是别人的心思，若没能充分地沟通，内容无法核实，也难以确认。《吕氏春秋》中有一个典故，能帮助你拆穿瞎猜心思的误解面具。

从前，有个人丢了一把斧子。他怀疑是邻居家的孩子偷的，于是就暗暗地注意那个孩子。他看那个孩子走路的姿势，像是偷了斧子的样子；他观察那个孩子的神色，也是鬼鬼祟祟的；他听那个孩子说话的语气，更像是因为偷了他的斧子而不敢面对他的样子。总之，在他的眼中，那个孩子的一举一动都表明孩子是偷了他斧子的人。然而不久之后，他在自家院中刨土的时候意外地找到了那把斧子，原来是他自己遗忘在土坑里了。从此以后，他再看邻居家那个孩子的一举一动，再没有了原先的感受。

故事中这个人内心的左思右想，在认知曲解中称为瞎猜心思，也就是在没有客观依据的情况下随意负面地猜测别人的想法和反应。有这种想法的人一般自认为有很多迹象能证明自己的判断是可靠的，他们坚信自己的猜测无可非议。

然而这种想法会潜移默化地给这些人的生活带来许多负面影响。他们往往思虑过多，一直处在分心的状态，总想去证实所猜测内容的真实性。他们也会不可避免地出现情绪波动，因为太多的猜测让人变得十分纠结、敏感和焦虑，而又无处宣泄。同时，瞎猜心思也会造成人际关系的紧张和误解。

如果你也有类似的经历，想改变这种随意揣摩的内心活动，不妨先来思考一下自己因猜心思所付出的心理、生理和社会成本。如果你能够意识到瞎猜心思给你带来的各方面成本有多大，你就会逐渐放弃这种单向的、无依据的、不合理的想法，从而转到相信用事实结果说话的正确思维及行动上来。

2. 任意推断

任意推断是指缺乏严密的逻辑思考，对事物随意做出推论。

有一位青年，在某年的 7 月 7 日不慎丢失了 700 元钱，对此他十分沮丧，难过了好几天。在沉闷了一阵后，他似乎找到了一个定数，默默地认定"7"是自己最倒霉的数字。于是，他给自己设定了一些特别的规则，想方设法地避开"7"这个数字。只要遇到含有数字"7"的事物就要避开，例如 17 路电车不乘，57 路公共汽车不乘，地铁 7 号线不乘；价钱带"7"的东西不买，7 元的蛋糕不买，7 角钱的找零拒收；每逢一个月的 7 日、17 日、27 日，起居、外出都十分谨慎，生怕出差错；在家里看电视，7 频道的节目拒看，甚至在看书报杂志时第 7 页、第 17 页、第 27 页……都跳过去不看。总之，他的生活被"7"这个数字搞得乱七八糟，整天焦虑担忧，避这避那，防不胜防。对他来说，生活充满了艰辛，更谈不上有什么生活质量。他的情绪急剧低沉，变得十分担忧焦躁，甚至出现了抑郁状态。起居也处处为难，说是为了避开倒霉，实际上每天都在受苦受累之中。不知情的人都不知道他在做什么，知情的家人又难以规劝他放弃这个怪异的"避开7的规则"。

请你对这位青年的心理和行为做一个归因的判断，你认为他出现问题的根源是丢失 700 元的事件呢，还是缺乏严密逻辑的思考而对事物随意地做出了推论。他这种功能失调的想法称为任意推断。他所推断出的结论是谬误的，设定的行为规则是离奇的，他的生活质量也随着他的一系列怪异行为而急剧下降。如果你能够识别出他想法中存在的曲解之处，这正是你认知合理的一种体现。

3. 过度引申

过度引申就是将生活中曾经发生的特殊事件引申为以后一直会发生的普遍现象。

你是否听说过守株待兔的民间故事？很久以前，宋国有个农民，他的田地中有一截树桩。一天，一只跑得飞快的野兔撞在了树桩上，扭断了脖子死了，他便拿回了家。以后，农民便放下他的农具，日日夜夜守在树桩子旁边，希望能再轻而易举地得到兔子。然而他是不可能再次得到野兔的，他自己还被后人所耻笑。

你可能也会觉得这个农民的做法有点好笑，但是你有没有思索过他傻傻的做法是因为他不合理的想法。他想法的错误在于把以往生活中曾经发生的特殊事件引申为以后一直会发生的普遍现象，这种曲解的想法称为过度引申。这种想法把个别现象当作普遍现象来看待，所以一旦用这种想法来思考和应对问题，就会出现盲目的自信，会用自认为很可靠的方法去面对实际上并不一定会发生的事情。

你万万没有想到，在如今社会中还有人像宋国的农民一样因为有过度引申的想法而引发情绪和行为方面的问题。就像有人偶尔中了一张彩票，后来他花了很多钱买彩票，却再也没有中奖。有人在一次乘坐飞机的旅途中出现突发的全身难受，以后他就再也不敢乘飞机了，害怕在飞机上会再次遇到身体不适。有位学生因紧张而考试失利，以后他每次走向考场时就会害怕自己又会出现紧张和焦虑的情绪。如果在你的生活中也有类似的情况，你是否能够放弃过度引申的想法，换一种角度来思考：你最初遇到的事情是真的，但是不等于在相似的情境下肯定再次发生曾经发生过的现象。如果你能够想明白当初的情况和以后的情境之间并不存在必然联系，你就不会被带入曾经发生事件的情境之中。此时，你的情绪、行为和身体反应就能够摆脱再度受到负面影响的困扰，你就能合情合理地面对当下真实的事件和处境。

4. 完美主义

完美主义就是对自己的要求十分完美，苛求尽善尽美。

追求完美看上去是一种优秀的品格，但是在它的背后却隐含了一种构成抑郁与焦虑的潜在心理机制。过于追求完美的人很辛苦、很劳累，但往往事与愿违，达不到意向中的十全十美，从而使自己逐渐走向抑郁与焦虑。通常，完美主义的轨迹是这样的：

● 求不到：完美主义者的眼界很高，十分理想化，这样就会常常出现心有余而力不足的状态。其实，在很多方面他已经做得很好，也已经很优秀，但他对于现实的自我总是不满意，认为取得的成绩有欠缺，因为总是没有达到完美的境界和自己所设定的完美要求。

● 很自责：完美主义者追求十全十美并不容易，不能将达不到十全十美的原因归咎于目标"过于完美"，所以只能责怪自己的"无能"。每当办事达不到理想状态，自责便成了家常便饭。在他们的眼里，对他人的肯定和鼓励都不屑一顾，因为他们认为，别人对他们肯定和鼓励的内容距离他们达到十全十美的要求还有很大的距离。

● 会妒忌：完美主义者的心胸往往是狭隘的，当有别人超越他时，他会十分妒忌，会认为只有像他那样追求十全十美才能达到如此水平，因而他会为自己欠缺的发挥而感到难过，为他人的点点滴滴成绩而怀恨在心。

● 怨不平：完美主义者常常喜好与别人攀比，比较达到同样的目标所付出代价的多少。他们希望少付出，多得到，这才是一种完美的体现，体现自己的能耐和实力。为此，常常在比较中发现别人有很多幸运的机会构成了他们的成功和优势，为此就抱怨老天爷的"不公平"，心情就变得很不好。

● 自暴自弃：完美主义者在达不到自己设定的目标时，并不会去考虑目标过于理想化，而是责怪自己的能力有限，似乎是先天不足，后天难补。他们把自己完全看扁了，实在是一无是处，因此对自己自暴自弃，十分无望。

由此可见，追求完美主义的人会产生抑郁与焦虑的情绪，当现实中的自我始终达不到理想中的自我时，他就很难走出慢性心理困扰。

5. 贬低积极

贬低积极就是在看待自己、他人和环境中的积极方面时，都觉得没意义、无价值。

有这样一些人过得十分郁闷和焦躁，在别人的眼里有着他们自己的特点，也有优势和专长。然而他们在看待自己时都觉得一分不值，毫无价值，不足挂齿。他们总是喜欢贬低自己的积极方面，这是他们的风格，其实他们的内心深处并不快乐，他们的外部表现和内心需求是冲突的，却一直忽略这种冲突给自己带来的心理损伤。

这些人有他们的自评方式。

如果是学生，他们会说自己是学渣。

如果是白领，他们会说自己是底层人物。

如果是精英，他们会说自己是弱势群体。

他们是在显露谦虚品格，还是一无是处，其实都不是，他们是被贬低积极的功能失调想法支配了。他们从贬低自我中获得一种特殊的满足，似乎能够获得一种安全感，获得一种抵御外来压力的保护。

其实，在社会生活中一直处于贬低积极风格的人内心是矛盾的，情绪是压抑的。他们在长期的自我贬低中，久而久之会朝着实际的自卑方向发展，对自己的优势和成绩感到麻木和难以接受。

如果你也有贬低积极的倾向，你就需要进行认知方面的调整。这是一个比较艰难的调整过程，但只要努力坚持，你完全能够走出这种处事风格。

你的调整方向是：对待自己应如上宾，善待自己可以提升自己的价值，如实地评价自我，相信自己能够成为生活的赢家。

6. 非此即彼

非此即彼是一种极端性的想法，认为事物只有两种可能，不是"全"就是"无"，不是"黑"就是"白"，全然不考虑事物存在中间状态的可能性。在我们的日常生活中常常会被自己的想法打破平静，会陷入一种极端的思维形式中而难以自拔，这种想法就是非此即彼。平时一般觉察不到这样的想法隐藏在我们的思维中，只有在对某些事物、人物进行评价时才会显现出来。常见的表述方式是非黑即白，例如，不是善就是恶，不是美就是丑，不是真的就是假的，不是对的就是错的……对于这些判断和结论似乎没有什么可质疑的，但是万万没有想到的是，这种想法是一种典型的逻辑缺陷，它会陷入人为的"二者选一"困局之中，使人在这样的困境中自我消耗。

用非此即彼想法来评判事物时，人们一般不会觉察其中的问题所在。总认为每件事情都有其两面性，而且这种特性处于两个极端，阴阳分明。在为某些事物定性时不必过多考虑，不是这种情况，就是那种情况，于是就会很快地做出反应，无论是情绪反应还是行为反应，几乎都是一边靠。

事实上，所有的事物都是复杂的、多变的，尽管有明显的两极特性，但若进行细化，无论是事物还是人物，单用对立的两个特性来标注实在是过于绝对和粗糙。其实在两个端点特征之间还有许许多多的中间状态，正因为这些中间层次的存在，事物才能展现出它的丰富多彩和千变万化。

如果你也习惯于非此即彼的思考模式，你应该从这种想法中调整过来。你应该理解非黑即白的想法过于绝对，它会让你草率地进行判断和做出反应，从而引出偏颇的结果。你可以练习从两种极端的定性之间看到存在很多不同层次的内容和情况，你不必在否定一种情况的同时就立马选择完全对立的另一种情况。你可以让自己定定神，缓和一下局促的状态，你可以冷静地进行思索，在两个极端现象之间寻找中间状态，然后再给予适合的定性，并根据确切的情况给予合情合理的反应。摆脱非此即彼想法的约束，让自己的思维多一些层次，多一些可能性。这样有助于你对事物的精确判断，避免你用带有偏激的情绪做出极端的错误反应而后悔莫及。

7. 后悔莫及

后悔莫及指的是为自己已成定局的往事深感懊悔。

人们常说，世界上买不到"后悔药"，这会使人联想到后悔莫及这个成语。它出自南宋时期《后汉书·光武帝纪上》所记载的一句话："反水不收，后悔无及。"意思就是水已经泼出去了，不能再收回，事后的懊悔也就没有意义了。尽管大家似乎都知道这个道理，但是在日常生活中还是有不少人总是处在后悔莫及的状态，因而把自己的心态搞得很乱。

有一位中年人一早骑自行车赶去上班，出门便习惯性地按照平时出行的路线行走。因遇到路边一辆货车正在卸货，于是便绕到了另一条路。不巧的是没骑多少路就被一辆打算下客的出租车撞倒，导致左小腿骨折。尽管出租车负全责赔偿，但他躺在医院的病床上迟迟无法释怀。种种"后悔"的想法充塞了他的大脑，他后悔那天骑自行车上班，应该改乘公交；他后悔匆忙绕道，应该坚持按平时习惯的路线走；他后悔对出租车要下客的误判，应该加速往前赶……总之，那天只要任何一个环节稍有改变，就完全能够避免这场车祸。他的种种假设没完没了，他的情绪十分低落，无法静心养伤。他既抱怨别人，又抱怨当时的情境，更多的是抱怨自己，没有做出可以做的任何改变。

当你在同情这位中年男子骨折病痛的同时，也会共情他心理上的痛苦。但是，你需要明白的是他后悔莫及的想法并不可取，这属于一种负性自动想法。这种想法会把一个人的思绪拉回过去，回到已经发生而又无法改变的事实中去。或许很多假设能让你获得虚拟补偿的满足，似乎变换当时的某种因素就能够避免眼下所发生的糟糕情况。但是客观的现实告诉你，这些可能性都是想象的、虚幻的，而眼前的事实却是真实的。

后悔莫及的想法会浪费你许多遐想的时间，增加你许多负性的情绪，减弱你应有的社会功能，你的投入会很大，受益却寥寥无几。如果你一直沉浸在后悔中，只会让自己的心身状态越变越坏。当你理解了这个想法功能失调的机制，你就不会再活在过去，你会理性地回到当下，细细琢磨如何应对已经发生的一切，把该做的事做好，把当下的日子活好。

8. 委曲求全

委曲求全是指让自己饱受委屈，来成全讨好别人。

委曲求全出典于《汉书·严彭祖传》，意思是勉强迁就，以求保全，也指为了顾全大局而让步。一般人都以为委曲求全是一种姿态，是一种境界，然而你不曾知道在认知治疗学中这属于一种负性的想法。

如果你也曾经有过委曲求全的经历或体验，你一定感受过勉强迁就的滋味。其实这是一种内心的冲突，为了顾全大局，你勉强地承受委屈，此时你的心情是压抑的，你的态度是沉闷的，你的反应是克制的，你的应对是约束的。你满以为你的心理行为付出是合理的，因为你得到了大局给你的正向评价反馈。但是如果委曲求全逐渐地成了你应对事物的思维模式和行为模式，你就会在面对各种事件或情境时都用这种方式习惯性地承受勉强迁就的压抑、沉闷、退缩等心理压力。其实你也很难保证你的迁就和勉强都能获得顾全大局的满意效果，一旦没有很好地顾全大局，大局给你的反馈并不满意，甚至认为你的姿态还不够高，你还得付出更多时，你就会在充满勉强迁就的内心压力上再叠加一层沉重的压力。原以为勉强迁就会得到大局的肯定，但实际上迟迟达不到委曲求全的稳定效果，构成了委曲难以求全的结果。

调整委曲求全的认知和行为模式的方法并非否认在特定的环境下，在个人处境和大局需要的特殊冲突下，可以对自己采取迁就的应对策略。更加合理的做法是把自身和大局相融合，让自己成为大局的一个组成部分，这样就可避免自身和大局的对立及冲突。另外如果确实出现难以保持个体和大局一致的情况，应该把顾全大局作为一种应对策略，不能让勉强迁就作为你日常的想法和行为模式，应该让自己始终保持在一种正向的状态、开放的状态、平和的状态、和谐的状态。

9. 灾难当头

灾难当头指的是把已经发生的一般负性事件，看作无法接受和无法应对的重大灾难。

《吕氏春秋》中有这样一段记载，因为有人吃饭噎死了，所以就提出天下的人都不能吃饭，这就是成语因噎废食的由来。直到今天，我们还能见到与此类似的情况。有一位女青年，在她的食谱中是没有鱼的，无论哪种鱼，她都拒绝吃。大家都好奇地问她这是怎么一回事，她的回答很肯定，我不喜欢吃鱼。其实她不吃鱼的背后隐藏着一段经历。在小学一年级那年，她在吃鱼时被鱼刺扎进了喉咙，咽不下，又吐不出，十分痛苦，还吐出了不少血。经过一番自家的折腾，还是无能为力，最后只能送到医院急诊，医生用喉镜才取出那根扎得很深的鱼刺。从此，那位女青年见鱼就怕，害怕再次发生鱼刺哽喉的情况，逐渐地就形成了她不吃鱼的行为习惯。

现在，你可以思考一下因噎废食的故事和女青年不吃鱼的习惯。他们的行为出了什么问题，是怎样的想法支配着这些适应不良的行为？其实这些想法都有共同的特点，那就是灾难当头，把面临的一件小事看成了一场灾难，并在所谓的灾难面前恐惧退缩，甚至不再作为。

在你的生活经历中是否也有灾难当头的倾向，把一件区区小事放大成了一场可怕的灾难。如果你意识到了灾难当头的想法会压垮你对自己应对问题或困难的信心和勇气，形成一种长期逃避的行为模式，你就应该调整这种负性的想法，从而挑战和转变你虚弱的应对策略。

10. 选择关注

选择关注指的是在关注复杂事物时选择性地注意某些负性方面，而忽视事物的其他方面。

在日常生活中你是否发觉有这样一种情况，当你关注一些现象时，这种现象似乎显得特别的多见。例如，当你穿着一件刚买了不久的新外套时，你便发现路上也有不少人穿着与你差不多款式的上装。当你做了整容手术后，你会发现周围有很多人已经接受过各种类型的整容。当你患上了"鬼剃头"的皮肤病并戴上假发掩饰时，你会发现路上戴假发的行人也不少。无形中你会被这种现象逐渐影响，构成了你的一种特殊视野。你觉得你关注的现象很真、很多、很准，你就会花费不少时间和精力去搜寻类似现象，猎取更多的实例来证实自己观察力的敏锐性。

然而，倘若你观察和关注的现象是负面的内容，是你不喜欢或排除的内容，那么这些现象似乎经常发生在你的身边，你所讨厌的情景就会充塞你的眼帘。于是你的不良情绪被激活，如讨厌、嫌弃、排斥、愤怒等。你会觉得自己的情绪反应是正常的、合理的，因为你几乎被那些负面的现象包围，无论是人还是环境，都是你所厌恶的，而且你又不可能改变他们。这些负性情绪的积累和叠加，会引发你采取一些行为方式来应对这些情况，回避或逃避可能是最常用的方法。你会远离一些看不惯的场景，你会回避与一些你所讨厌的人接触和交往，你会拒绝参加一些你认为无意义的活动。别人很难理解你的这些态度和表现，你也很难向别人表达这些心情，但有一个事实客观存在，你和别人及环境已经处于难以相容的状态。

如果你很想走出这种糟糕的局面和尴尬的处境，有一个关键的改变点就是改变你选择关注的功能失调想法。你需要了解你是如何被选择关注的想法引入不良情绪和不适应行为的，你需要改变长期形成的选择关注的认知模式。当你清晰地明白你所关注的各种现象中有些属于你的选择性关注，当你把关注外界的视野尽量地放宽，你就会发现你所关注的现象只是经过你选择加工后的结果，而真实的世界其实比你所关注的现象更丰富和精彩。

11. 管中窥豹

管中窥豹是指只看到事物的一部分，满足于所见的不全面或略有所获。

东晋时期著名书法家王羲之的儿子王献之从小就很聪明，长大后也成为一位著名的书法家。有一天，他看到几位门生正在玩一种名为樗蒲的游戏，其实王献之对这种游戏并不精通，却站在一旁对其中的一位门生指手画脚地说："你要输了。"那个人很不高兴地瞥了他一眼说："你就像从竹管筒里看豹子，见到的只是豹子身上的一块花斑，根本就没看到豹子的全身。"王献之听到门生的评论，深以为耻，后悔不该如此随便插话，便拂袖而去。这就是成语管中窥豹的由来。

许多人都知道管中窥豹的含意，却很少去思考王献之被门生耻笑的深层次原因。其实王献之的想法是错的，正像那位门生所说，这是从竹管筒里看豹子，见到的只是豹子身上的一块花斑，根本就没看到豹子的全身。管中窥豹属于一种功能失调的自动想法，它会引发人们的负性情绪和不合适的行为反应。

在日常的社会生活中，有些人常常会在不知不觉中对自己看到的一些负面现象信以为真，自认为看到的是确凿的情况，于是就出现了不良的情绪，例如焦虑担心、恐惧害怕、抑郁消沉、嫌弃排斥、愤怒亢奋。行为方面也会出现反应性表现，如退缩回避、敷衍推诿、拖延怠慢、我行我素、抵触对立等。其实这些反应都来自想法、看法的偏颇及局限。

你可以自我觉察一下，是否也有管中窥豹的想法。如果你有这种想法，又想调整这种想法，建议你可以按照以下的方法操作。首先，要意识到这是一种功能失调的想法，它会影响你正常的社会功能。其次，要主动摆脱你眼界的局限性，应该改变并放大你的视野范围，从一个竹筒看景色，扩展到用你所有的感官去认知整个世界。这样才能望到得更多，见到得更真，知道得更全，才能不做井底之蛙，拘泥在井底，抬头望着小小的一片天空，还在自以为是，自得其乐。

12. 理所当然

理所当然是指用"应该""必须"来强行设定自己的动机和行为目标。在抑郁与焦虑患者的认知特征中，习惯使用"应该""必须"等理所当然的想法，这些想法不仅导致自己的情绪低落，而且阻碍和影响了大家相互间的交流沟通及人际关系。

理所当然出自隋朝时期王通所写的《文中子·魏相篇》，文中写道："非辩也，理当然耳。"意思是应当如此，理该这样。理所当然这个想法难道是一个偏误的想法吗？你可以从以下的故事中获取一点感悟。

有一个乞丐到一人家里去乞讨，那个人给了两元钱。第二天乞丐又去了那家，那个人又给了乞丐两元钱。就这样隔三岔五，乞丐总是去向那个男子要钱，每次都能讨到两元钱。一年、两年过去了，这个乞丐又来到了那家乞讨，这次男子只给了他一元钱。乞丐想不通，忍不住问，以前你一直都给我两元钱，怎么现在只给一元钱。男子说因为我结婚了，要养家糊口。乞丐顿时大怒，狠狠地骂了这位男子："你怎么搞的，竟然拿我的钱去养你老婆？"

听了这个故事，大家都会为这个男子叫怨，对乞丐行善那么久，还遭到乞丐的谩骂。其实更为糟糕的是那个乞丐，他的言行很有问题，是理所当然的想法导致了他的一反常态。

平时，如果你也有"应该""必须""理当"等想法让你执着于固有的行为指向，你可要警惕呀，不要因这些功能失调的想法而导致你不切实际的追求以及与周围人不和谐的相处。

13. 预测命运

预测命运是指喜好预测自己的未来会越变越坏，或者未来总有不祥的危险会来临。

在日常生活中，有些人总是会心神不宁，给自己添加心理负担，心理压力的来源并非来自外界的因素，而是被自己的一种特殊自动想法所困扰，这种想法就是预测命运。他们对这种想法有点青睐，喜欢绕着整个内容左思右想，为自己预测未来，想掌控命运，总是焦虑地等待着自己预测的结果。他们暗暗地在这种思维模式中运作，似乎在给他们带来一种期盼，其实更多的却是一团糟的烦恼和郁郁寡欢的低落情绪。

喜好预测自己命运的人也有着他们的理由，认为很多事情迟早都会发生，为何不做一些趋吉避凶的努力呢。他们也懂得因必有果的道理，所以从内心十分提防不好结果的发生，于是就想方设法对自己未来尚未发生的事情进行预测。他们对将来可能发生的点点滴滴想得很多，也想得很细。他们喜欢向前推演，满脑子想的是"如果……那么……""一旦发生……我就行动……"。他们想穷尽各种可能性，又在想如何用最佳的方法应对这些可能发生的情况。他们似乎会想得很周到，考虑得很周密，对于往后可能发生的事件都有了似乎是满意的预案。

如果你正是这种喜欢预测命运的人，你需要细细考虑一下你这种总是活在将来，总是活在思维的行动模式，你的时间、精力、体能几乎都消耗在这些还没有到来，又处在变化中的未来。虽然也不能完全排斥你的预测能力和成功的概率，但是你有没有思索过你这种想法所付出的成本和获取的收益到底哪个大，你需要厘清思路，着手进行思维模式的调整，不能陷在一种处处防范、重重焦虑和优柔寡断的生活状态之中。

14. 情绪推理

情绪推理是指听任自己负面情绪的引导对客观现实做出随意的诠释和反应。

我国有一个成语叫意气用事，出自清代赵翼的《廿二史札记》，意思是在缺乏理智的情况下，只凭一时的想法和情绪去推断事情的进程。这属于一种功能失调的想法，称为情绪推理。人们在日常生活中很容易冒出这种想法，并被这种想法干扰。"我有这种感觉，所以一定就是这样的，错不了。"情绪推理就是单纯地以自己的感觉为推理的基础和理由，对待一些鲜明的事实，却被自己的负面情绪干扰而做出了错误的判断。

除了影响情绪之外，人们有时还会做出错误的行为反应。比如有人看到家里乱糟糟的，顿时心烦不已，觉得清理干净是不可能的了，因此拖拖拉拉，放任家中继续混乱下去。其实仔细想想，打扫房间并不是什么难事，也并没有想象中那么麻烦。还有人容易完全凭自己的喜好，完全不考虑后果。比如有人看到别人买彩票中了大奖，就花了大把的积蓄去买彩票，但幸运一次都没有降临。还有人被不礼貌的人触犯了，便出手打了对方，结果两人都受伤惨重。这种意气用事的例子举不胜举。

而这种想法的出现，正是因为缺乏理性思考。在某一个突发的情境下，被一种特定的信息所刺激时，人很容易相信自己即刻的判断，而忽略需要理性思考的过程。于是起伏的情绪被激活，人很容易被这些缺乏理性思维支撑的情绪控制，直接做出行为反应。而事实上，这些行为反应通常是非理性的、随意的、鲁莽的，甚至会有点失控。

如果在你的生活中也有类似的情况，不妨尝试换一种角度来思考：在遇到需要应对的突发事件时，不要任由过激情绪左右我们的行为和反应，控制一下自己，把情绪调整得平缓一些，让自己的行为反应稍稍迟缓一点，不需要焦躁，但也不能随心所欲，不要跟随爆发性的情绪让自己变得盲目。

你需要花一点时间进行理性的思考，想一想怎样的行为反应才是合适的，如何行动才能合理地应对当下发生的事件，而不造成严重的损伤性后果。

15. 错怪自我

错怪自我是指把外界多种因素所致的负面结果都归咎于自己在犯错。

一支排球队在联赛中失利，被淘汰出局。其中一位队员尤为沮丧、自责、痛苦，认为比赛没有赢是因为他一个人没有发挥好的缘故。大家都劝他不必这样伤心，打球是靠大家共同的发挥，赛事的输赢是所有队员都应该承担的责任。然而这位队员却拒绝接受队友的劝说，执意责怪自己而无法自拔。

这名运动员把这次联赛的失利归咎于自己，同时也愿意承担整体失利的责任，看起来彰显了担当与胸怀，但在他内心的深处依然是冲突与烦扰的。他将所有的压力指向自己，而自身的实际承受能力却不足以维持内心的平衡。当这种自责积累到一定的程度，一定会把他压垮。

这种曲解的想法称为错怪自我。这是一种典型的功能失调想法，这种失调的实质是错误的归因构成对自身损伤的攻击。例如，有些人升职加薪没有成功，就认定是自己的能力问题，但事实上，造成没有升职加薪的原因有太多的可能性。当你不去考虑这些其他的可能性时，就很容易得出自己不够好，不够优秀，都是自己的问题等诸如此类的推测。通常有错怪自我想法的人都坚信自己因果判断的逻辑，他们认为任何结果都有其原因，因此他们会很习惯地根据自己的因果判断模式来确定引起事物产生这个负性结果的原因，并且最终都会将这个原因指向自己。这种因果判断模式过于稳定和特殊，造成了他们永远无法摆脱这种因果推导的思维轨迹。如果在你的现实生活中也出现过这种错怪自我的思维模式，那么就需要赶紧调整过来，进行对各类负性结果的重新归因，从而改变原本的因果判断模式，得出合理的、理性的结论。

16. 胡乱指责

胡乱指责是指执意责怪别人和环境把自己搞得一团糟，排斥从自身寻找原因。

在伊索寓言中记录了这样一个故事。橡树责骂宙斯说："我们生存着毫无意义，因为所有的植物中我们被砍伐得最多。"宙斯回答："招来不幸的原因全在你们本身，假如你们不能被做成斧柄，对木匠和农夫也毫无用处，那么斧头也不会来砍你们了。"

接下来，请你思考一下这样几个问题。

橡树责骂宙斯的原因是什么？

为什么宙斯会认为，招来不幸的原因在他们自己身上？

橡树生存的意义到底是由谁决定的？

你也可以留意一下在你的身边是否碰见过这样的人，他们对所有的事情都不满意，一点点的小事可能都会引起他们的抱怨和指责，例如饭菜不够可口、伴侣不体贴、工作不顺利等。指责到最后，他们自己的心情也变得非常糟糕，整个人充满了负能量。

在认知行为治疗的理论中，将这种把自己本身所引起的不幸，毫无道理地归咎在别人身上，排斥从自身寻找原因的现象称为胡乱指责。通常胡乱指责会让人的内心涌出许多负面的词语和想法，造成心理上的负担。同时，也会把不良的情绪传递给别人，让别人的心理受到压力，严重的甚至会引起一些不必要的争执，导致人际关系的紧张或冲突。

如果你也曾出现过胡乱指责这种自动想法，那么你需要注意，不要把别人当成你情绪宣泄的垃圾桶。在日常生活中平和地看待人和事，仔细思索这些想法和情绪所产生的真正原因。只要你保持临在状态，就有能力打破糟糕的局面，并找到新的选择、新的出口。

17. 固执己见

固执己见是指拒绝任何可以驳斥负性想法的依据和理由，执迷不悟。

公元221年，即三国时期的蜀汉章武元年，刘备为报失去荆州、关羽被杀之仇，不顾诸葛亮等人的劝告，盲目坚持率大军攻吴。吴将陆逊为避其锋，坚守不战，双方成对峙之势。蜀军远征，补给困难，又不能速战速决，加上入夏以后天气炎热，以致锐气渐失，士气低落，后因遭到吴军的火攻而导致刘备蜀军全面溃败。不难发现，刘备失败的主要原因在于他糟糕的、固执己见的思维方式。所谓固执己见，顾名思义就是顽固坚持自己的意见，不肯去改变。虽然固执己见有时可以呈现正性的一面，比如在坚持自己主见的情况下办成一些事情，但它又有负性的一面，比如由于思维的局限性和对事物的错误判断而执迷不悟，可能直至失败后才会意识到自己的主张和意见是错误的，而此时后悔已经太晚了。

现在，你可以自我觉察一下，想一想自己是否有"固执己见"的思维方式和处事习惯。你是否曾经在应对某些应激性事件时被固执己见的负性功能影响，造成不可挽回的损失或失败。你千万不要被它的正向效果迷惑，以为这是你成功的品格。其实并非如此，你需要多加重视固执己见的负性功能，这是一种容易让你被迷惑的不合理想法，这种想法让你自以为是，甚至目中无人。一旦你遭受了挫折和失败，你的情绪就会变得十分沮丧，原有的自信会一落千丈。只有当你充分认识到固执己见的功能失调时，你才会接纳合理的思维模式以及他人对你的意见和建议。

18. 失衡对比

失衡对比是指用不切实际的标准对不同事物进行不合理的比较。

春节是一个美好、团圆的节日，本应该开开心心过年的小伙子小李却忧心忡忡。起因是正月初一那天，家里来了一拨客人，都是和小李年纪相仿的堂兄弟。大家在不经意间说起自己的收入状况，令小李没想到的是，其中一位堂兄弟的年终奖竟然比自己一年的收入还要多。小李当下只是笑笑，并没有说什么，但在他们离开后，小李默默地待在自己的房间里，还暗自流泪。父母问起，小李只是说自己没用，在那之后就经常把自己关在房间里，怎么也不愿意出门。

听了这个故事，想必很多人都能体会到小李崩溃的内心，对一些心态不好的人来说，收入的差距确实会造成情绪的低落，甚至可能萎靡不振。但是为什么会出现这样的问题呢？

从认知行为疗法的角度去分析，是小李失衡对比的想法导致了他的反常状态。首先，小李要了解的是，各行各业的收入情况不同，收入有高低是很正常的。其次，要对自己有一个正确的判断，明白自己只是初出茅庐的新人，收入偏低只是一时的情况，日后升职加薪还有很大的空间。如果一直沉浸在这种消极的自责当中，我们的心智便会被这种模式主宰，尽管家人朋友劝我们要振作，也无法振作起来。

如果在你的日常生活中，也出现过这种将现实的感觉与期望的感觉进行比较而产生的失衡对比，进而引发抑郁、焦虑的情绪，那么你就需要赶紧调整过来。每个人都有自己的生活轨迹，都有一片属于自己的天空，你不一定要和别人活得一样，自己过得轻松、愉快就是最宝贵的人生经历。同时对自己也不能过于苛求。有些人总是喜欢把目标定得很高，一旦出现了能力所限或者其他内在、外在的状况而无法实现目标时，势必会带来失望甚至万念俱灰的想法。因此，我们需要避免这种盲目的、不合适的比较。

19. 以偏概全

以偏概全指的是用片面的观点来看待整体事物。

从前，有四个盲人很想知道大象是什么样子，可他们看不见，只好用手摸。胖盲人先摸到了大象的牙齿。他就说："我知道了，大象就像一个又大、又粗、又光滑的大萝卜。"高个子盲人摸着大象的耳朵，大叫起来："不对，不对，大象明明是一把大蒲扇嘛。"矮个子盲人摸到了大象的腿，纠正道："你们净瞎说，大象只是根大柱子。"而那位年老的盲人摸着大象的尾巴，嘟囔着说："唉，大象哪有那么大，它只不过是一根草绳。"四个盲人争吵不休，都说自己摸到的才是大象真正的样子。而实际上呢？他们一个也没说对。

从认知的角度来分析，这四个人都出现了同一个功能失调的自动想法，这就是以偏概全，都是用片面的观点来看待整体事物。其实在如今的社会生活中仍有不少人经常冒出这种想法，例如，遇到一点挫折就认为自己的人生很失败，看到别人有一些缺点，就认为他的人品十分糟糕，听到传言的一些负面消息，就认为这是整个社会的大趋势。

如果你时常也会冒出以偏概全的自动想法，一定要注意它会给你的情绪和行为带来负面影响，因为你只掌握了局部的信息，却误以为这是整体的情况，所以你会以过度的情绪和过分的行为来应对正在或者即将面临的各种情况。然而，实际上你的这些反应是过于强烈的、多余的，这对于你是一种心身消耗，给你带来的是无形的伤害。而想要调整以偏概全的自动想法，最为简单有效的方法是自我审视一下你对事物只言片语的判断依据是否足以对整个事物做出结论。如果依据和结论并不对称，那么你的情绪和行为反应就没有必要放得很大，也没有必要反应得那么匆忙。

20. 乱贴标签

乱贴标签是指不顾是否符合实际情况，给自己、他人及环境贴上固定的标签。

有一个男人失业之后生活过得十分艰难，而后陷入了一种自我怀疑的状态中，他认为此刻的自己太过于贫穷，一无所有，甚至找不到活下去的动力。走投无路的他，来到了心理咨询中心。在听完他的故事后，咨询师给了他一个清单，上面写着：

如果早上醒来，你发现你还能呼吸，那么你就比这一周已经离开人世的那些人更有福气。

如果你的一日三餐都有充足的食物，有家可以为你遮风挡雨、有衣物保暖，那么你已经比这个世界上超过 50% 的人生活条件更为优越。

如果你从未经历过战争的危险、被囚禁被折磨的痛苦和忍饥挨饿的难受，那么你就比这个世界上好几亿人更幸运了。

如果你能够抬起头，带着笑容，内心充满感恩的心情，那么你是真的幸福。因为世界上大部分的人都可以这样做，但是他们却没有。

看完这些，这个男人静静思考了一会说，我还在呼吸，还有生命。虽然下岗了，但从未经历战争，拥有自由的生活。虽然不够富有，但有可以遮风避雨的住所和稳定的一日三餐。

从认知行为的角度来看，故事中的这个男人在遇到问题时，因为没有找到合理的参照物而出现了乱贴标签这个典型功能失调的自动想法。他没有经过合理的思考就认定自己一无是处，贫困潦倒。虽然有房屋栖身、安稳的一日三餐，但参照了别人的豪华别墅和奢靡酒宴。如果在你的日常生活中也出现过这种随意给自己或他人乱贴标签的想法或做法，那么你就需要赶紧调整过来。这个世界是多元的，你的所思所想是你的世界，同时也是你的境界。然而胡乱给自己或他人贴上标签只会带来局限和偏见，只会让自己陷入臆想中的狭小世界而无法自拔。与此同时，当面对他人对你胡乱贴标签的行为时，你仍然需要时刻保持独立思考的能力。

四、对常见负性自动想法的反思练习

考虑到你对各种类型负性自动想法的识别可能还存在一些困难，下面安排一个练习，再一次提升你对负性自动想法类型的熟悉及鉴别能力。由于个体的想法是千变万化的，而对于负性自动想法的分类却是人为归纳的，因此在归类方面也会出现一些重叠或交叉的现象，对于同一个想法既可以这样解释，又可以有另外的理解。你在自我心理调整中不必过于纠结，分类的目的是让你聚焦自动想法的功能失调，便于在操作合理想法的替代中做到有的放矢。

下面是一张"负性自动想法类型识别练习表"，请你根据表中负性自动想法的内容在"自动想法类型"这一栏中填写相应的类型（后面附有参考答案）。

负性自动想法类型识别练习表

编号	负性自动想法内容	自动想法类型
1	这次我失误了，以后我肯定会一直犯同样的错误。	
2	自从我得了抑郁之后，发现周围许多人都处在抑郁状态。	
3	如果我没有考上重点学校，我就是一个学渣。	
4	别人夸我多才多艺，这没有什么可以夸的，大部分人都能做到。	
5	刚才我讲话有点不自然，一定给别人留下了不好的印象。	
6	看来我的一辈子不会有什么出息。	
7	我感到胸闷，我会猝死吗？	
8	这次团体比赛失利都怪我没有发挥好。	
9	我的情绪低落，工作早晚会被辞退。	
10	穿着不整齐的人人品也不会好到哪里去。	
11	我对他那么好，他一定得感恩。	

编号	负性自动想法内容	自动想法类型
12	周边无所事事的人日子也挺好过的。	
13	当初我若不转专业，现在的工作环境会好很多。	
14	我的长相一般，我的社交优势也好不到哪里去。	
15	多吃绿豆，能提高记忆力。	
16	我明知道理在我这一边，但是我也不想去争个明白。	
17	如果我的个子长得比他们高，我也不会被边缘化。	
18	和我合作的几个人都不行，与他们在一起真是倒霉。	
19	如果没能把事情完成得极致，我绝不会罢休。	
20	不管别人怎么看，我的担心是不会放下的。	
21	洗完澡，不把冲淋房擦干净我会很不舒服。	
22	别人见到我的眼神，他们自己也会变得心神不宁。	
23	如果我的睡眠好了，我也会做出一番事业。	
24	在这个主管手下工作，肯定没有出头的日子。	
25	他的过错算在我的头上我也忍了。	
26	举止比较生硬的女性多生男孩，我相信这点。	
27	单亲家庭的孩子心理都不健康。	
28	染黄头发的人肯定是一个不正派的人。	
29	当初我不应该贪小失大。	
30	我学习在混日子，周边像我一样混的同学也不少。	
31	我毕业于名校，当然应该找到体面的工作。	
32	我把火发了出来，问题就容易解决。	
33	我若不反复洗手就给孩子喂饭，他准会得大病。	
34	我们老夫妻年迈多病，以后一定会成为孩子的累赘。	
35	我生病时间长了，家人一定会嫌弃我。	
36	主管对我称赞，我觉得没有什么值得夸的。	
37	穿上次考试发挥好的那一件上衣，这次我肯定也能考好。	
38	自从我戴了假发后，发现周边戴假发的人有很多。	
39	如果她对我冷淡，我就没有必要对她热情。	
40	他感冒了是因为我对他的关心不够。	

1. 过度引申	2. 选择关注	3. 非此即彼	4. 贬低积极	5. 瞎猜心思
6. 预测命运	7. 灾难当头	8. 错怪自我	9. 情绪推理	10. 乱贴标签
11. 理所当然	12. 管中窥豹	13. 后悔莫及	14. 以偏概全	15. 任意推断
16. 委曲求全	17. 失衡对比	18. 胡乱指责	19. 完美主义	20. 固执己见
21. 完美主义	22. 固执己见	23. 失衡对比	24. 胡乱指责	25. 委曲求全
26. 任意推断	27. 以偏概全	28. 乱贴标签	29. 后悔莫及	30. 管中窥豹
31. 理所当然	32. 情绪推理	33. 灾难当头	34. 预测命运	35. 瞎猜心思
36. 贬低积极	37. 过度引申	38. 选择关注	39. 非此即彼	40. 错怪自我

五、合理想法替代负性自动想法的操作示范

下面将列出一些较为典型的负性自动想法的合理替代操作示范，让你进一步了解合理想法替代中每一个环节的细节。由于每一项内容都收集于不同来访者的家庭作业记录，相互之间并不存在关联，因此这只是一个操作的展示，为你的实操做一些预习准备。

示范1

情境	在省际高速公路上，因前面有车祸，我们的小车被堵在路上已经一个多小时了，感到胸口有一点闷。
情绪	极度紧张、焦虑、恐惧。（10）
负性自动想法	我此时心脏病发作，一定没法抢救。（80%）
合理想法替代	我只是感到有点胸闷，我没有心脏病基础疾病，我马上需要抢救有点夸张。（70%）
结果	（1）对原来想法的相信程度：50%。 （2）再评估情绪：60。
行为的应对	继续安静地坐在车上，打开车窗。

点评：

来访者在感受到一点胸闷时就认为自己的生命有危险，由于所处的情境比较特殊，所以对自己冒出的想法自然会觉得有其合理性。此负性自动想法属于灾难当头。由于来访者觉得处境的危险性很大，因此引发了极度

紧张、恐惧的情绪。成功地使用替代想法的关键是把困扰的问题局限到自己的感觉上。由于自己并没有心血管疾病的既往史，因此把感到的躯体不适放大到需要抢救和可能猝死的严重程度是没有依据的。虽然不能绝对排除自己出现突发性疾病的可能性，而且是在堵车的高速公路上，但是平稳当下的情绪仍是实际应对的首要方面。经过合理想法替代后，对于原来自动想法的相信程度依然有些保留，这仍属于可取的一种选择。当情绪得到了一定的改善，继续观察躯体症状变化的趋势，才不会被极度的焦虑与恐惧打乱了采取理性应对的状态与节奏。在行为方面，平稳地继续待在车上休息是合情合理的当前处置方式。

示范 2

情境	我们这个项目组没有按时完成任务，被主管问责。
情绪	抑郁、自责。（10）
负性自动想法	是我拖了大家的后腿。（75%）
合理想法替代	我有自己的责任，大家也都需要总结问题所在。（70%）
结果	（1）对原来想法的相信程度：50%。 （2）再评估情绪：50。
行为的应对	我在小结会上谈论自己的不足。

点评：

来访者在面对一个多人参与、未按时完成的事实时所冒出的自动想法是把责任归咎于自己，其实这谈不上是一种姿态，而是一种错怪自我的负性自动想法。这种想法激活了自己的抑郁和自责情绪。由于这只是一种个人的内心活动，是否符合客观事实也无人知晓，但是情绪已经被影响了，而且有可能被持续放大。合理想法的替代并非否认自己存在问题并需承担责任，而是考虑到这是一个多人参与的项目。来访者对合理想法的相信程度与对自动想法的相信程度的评分稍有改善，由于在情绪方面能达到有所改善，因此这样的替代想法还是属于可以使用的、有功能的一种想法。

示范 3

情境	这次投资重大失利。
情绪	抑郁、懊恼、后悔。（10）
负性自动想法	我后悔没有听高手的指点。（85%）
合理想法替代	投资本身有风险，以后要注意兼听则明。（70%）
结果	（1）对原来想法的相信程度：45%。 （2）再评估情绪：50。
行为的应对	仔细分析和总结投资失败的原因。

点评：

经历投资失败的心情是可以理解的，此来访者的情绪是抑郁、懊恼、后悔，激活这些情绪反应的自动想法是后悔莫及。做此类合理想法替代的过程会有一定的难度，问题在于遭受损失已经是不争的事实，所以想法的转变不能陷入对失败的总结，对失利经过的再度分析，否则会越想越纠结，越想越后悔。合理想法的替代需要更换一个角度，需要对于当下事实的接受和认可，同时应对自己与这个事件的关系有一个新的认识。你正参与一件本质上是有风险的事情，你的行动过程就是一个充满风险的过程，虽然可以尽量做到规避风险，但是自己确实是在经历投资的风险。总结经验教训是需要的，但是不能因为既成事实而影响了自己的情绪及往后的应对行为。

示范 4

情境	这次晋升没有成功。
情绪	抑郁、焦虑、自责。（10）
负性自动想法	我失去了一次良机，以后晋升会更加困难。（80%）
合理想法替代	这次我已经尽力了，应该继续努力。（75%）
结果	（1）对原来想法的相信程度：60%。 （2）再评估情绪：40。
行为的应对	做一个继续努力的计划，再加油。

点评：

来访者遇到挫败而产生不良情绪完全可以理解，眼前的问题是如何不被抑郁、焦虑、自责的情绪所困扰。脑子中冒出自动想法也在情理之中，这种想法属于预测命运。一般很难质疑预测命运的想法是想多了还是想糟了，因为命运中也有倒霉的可能。合理想法的替代不是为了解决将来的问题，也没有办法去除已经发生的事实，当下的现实是用调整想法来调整情绪。对于想法合理性的要求就是改善情绪，既不能用"阿Q精神"来麻醉自己的情绪反应，又不能用虚拟的假设来安慰自己。因此合理的想法一定要以改善情绪作为标准，想法要切合实际，而且自己要能够接受。可以多备几个想法，从中选择一个最管用的作为首选。

示范5

情境	我要去面试了。
情绪	紧张、担忧。（10）
负性自动想法	如果没有发挥好，我的职业生涯就完了。（85%）
合理想法替代	我肯定要接受面试的，努力应对这次面试。（80%）
结果	（1）对原来想法的相信程度：60%。 （2）再评估情绪：60。
行为的应对	做好当前的准备。

点评：

在日常生活中有很多人都遇到过类似的情境，然而要抵御负性自动想法的冲击和干扰却不是一件容易的事情。来访者的负性自动想法是过度引申，或许你也可以从另一个角度或类型去归类，这并不要紧，因为关键在于你能否意识到自己的自动想法是曲解的，能否做到用合理想法替代后把紧张、担忧的情绪去除或者减轻。"今天没有发挥好"，这可能会引出一个不如意的结果，但是如果定论为自己职业生涯从此完了，这肯定是不妥当的结论。然而，很多人都是这样想的，这就是所谓的"一失足成千古恨"。自己总认为冒出来的自动想法内容是对的，随之带出的不良情绪也是符合情理的现象，其实这种思考方式正是合理想法替代的阻力。因此，要操作合理想法的替代，就要先排除这些干扰的想法。同时以调整情绪为要点，想得简单一点、现实一点，如果只是想到自己应该尽力应对当前的面试，就不必把结果随意地引申到彻底无望的境地，进而严重地影响当前的情绪状态。

示范 6

情境	我要去医院接受妇科手术。
情绪	焦虑、抑郁、恐惧。（10）
负性自动想法	是否会影响以后的夫妻感情？（85%）
合理想法替代	做手术是为了健康，我丈夫一直很在乎我的身体健康。（85%）
结果	（1）对原来想法的相信程度：40%。 （2）再评估情绪：55。
行为的应对	保持夫妻深厚的感情。

点评：

焦虑、抑郁、恐惧的情绪已经被自动想法激活，说明这个自动想法的功能是有问题的。来访者冒出的想法是夫妻感情不和，其缘由是自己要接受一次妇科手术。情绪的来源初看是对手术的焦虑和恐惧，但是来访者深层的想法是对夫妻关系的预估而给情绪带来的更大压力。由于这是自动想法，是自然而然冒出的想法，因此其他人无法知晓，包括丈夫也不可能了解来访者会有这样的担忧。但是情绪以及受情绪影响的行为表现都会隐隐约约地显现出来，即使周边的人都有所感知，也不可能体验到来访者的真切感受。来访者的自动想法是负性的，这是一种任意推断的形式，缺乏严密的逻辑思考，对事物随意做出推论。来访者自己一般不会轻易质疑自己想法的逻辑错误，因为自动想法的出现也有其潜在的根底。所以合理想法替代的重点是聚焦到现实的情境、现实的关系、现实的反应，这才是可行的替代。

情境	我对自己的长相不满意。
情绪	抑郁、焦虑。（20）
负性自动想法	我一定要去做下颌整形手术，不成功就不活了。（90%）
合理想法替代	我先做口腔正畸，看了效果后再说。（80%）
结果	（1）对原来想法的相信程度：50%。 （2）再评估情绪：60。
行为的应对	我应该尊重口腔科医生的治疗方案。

点评：

对于这类心理问题的来访者，合理想法替代的难度会相对大一些，因为来访者的个性特点中有固执的成分。来访者的自动想法类型是完美主义、固执己见，还是非此即彼，这些似乎都有点像。在负性自动想法的类型确定中常会遇到这样的情形，由于你是做自我心理调整，因此可以暂时忽略这种"精准定位"，把自己努力的重点放到合理想法的替代上。切记，合理想法替代的直接功能是调整情绪，当然也会影响行为及躯体反应。对于来访者，这里的想法替代含有行为替代的内容，暂且不做下颌的手术而是以牙齿整齐作为首选方案。她能接受医生的治疗方案并降低了焦虑与抑郁的严重程度，这已经显示出心理行为调整的效果。由于自动想法会不断地冒出来，因此合理想法的替代也是一个需要持续操作的过程。只有坚持进行替代练习，才能不断地弱化负性自动想法对情绪的不良影响，才能逐渐削弱负性自动想法的功能失调。

示范 8

情境	每晚我洗澡后都要把冲淋房里的水渍擦洗干净，花费的时间比洗澡还要多，一般我都要花上几个小时。
情绪	焦虑、抑郁。（20）
负性自动想法	周边都是沐浴露的水渍，若没擦干净，我心里不舒服。（90%）
合理想法替代	为了心里舒服，我太累了，可以试着少用一点时间。（70%）

结果	（1）对原来想法的相信程度：80%。 （2）再评估情绪：75。
行为的应对	少擦半小时。

点评：

这是一个典型固执己见的负性自动想法。合理想法的替代过程并非轻而易举，因为来访者的想法十分顽固。为了获得合理想法来源的动力，除了考虑情绪改善之外还可以进行行为和躯体方面的成本—效益评估。在有些来访者的自评体系中尽管情绪是一个重要的部分，但是他们会自行忽略这个要素，所以对于这样的来访者，在操作合理想法替代的过程中，对情绪缓解的尺度就不能有过高的期望值。但是也存在一个突破口，那就是行为和躯体的成本付出。如果来访者能够把这两点作为一个基准来衡量替代想法的合理性，这就给来访者多了一个可接受的标准。在构建一个新的想法时，让来访者从行为和躯体的付出代价为成本来考虑，他们会理解自己实际投入的成本很高。为了自己的心理满足，他们会十分忙碌，身心疲劳，生活质量下降。如果新想法的建立能够改善一点自己无价值的付出，多一点心身的松解，这样的想法就符合了"合理"的要求。

示范9

情境	遇到一位谈不拢的同事。
情绪	抑郁、焦虑。（15）
负性自动想法	我上次得罪过他，他一定会报复我。（90%）
合理想法替代	我只是说了不同观点，他是否认为我不怀好意并不清楚。（85%）
结果	（1）对原来想法的相信程度：60%。 （2）再评估情绪：50。
行为的应对	没有必要与他对立。

点评：

在人际关系的相处中常常会出现一些无法直面澄清的情况，这就很容易在一定的场合冒出瞎猜心思的自动想法。这种猜心思的过程十分消耗情绪能量，既焦虑又抑郁。这是一种单向的思维，是一种无法去核对的猜测。这种想法很容易激活负面情绪，也会带出一些不妥当的行为反应。其实，对方只要在信息叠加的情况下，迟早会发觉你的情绪状态及行为反应。但是他也很难搞清楚你瞎猜心思的内容，对方也有可能以瞎猜心思的负性自动想法给予反馈，这样两个人之间的误解就可能构成人际关系的裂痕。合理想法的替代不可能用澄清事实的方法来操作，因为这几乎难以做到。替代的想法不能用"再瞎猜"，而是应该以强化情境的真实感作为指标。去除猜疑的内容，还原到简单的实际状态，所有的可能性只有在完全暴露以后才去定论和应对，这才是可取的思维方式。

示范 10

情境	在工作中我又一次谦让和照顾他。
情绪	抑郁。（10）
负性自动想法	我对他如此照顾，他怎么一点都不领情。（90%）
合理想法替代	这是我的姿态，他能领情最好。（85%）
结果	（1）对原来想法的相信程度：60%。 （2）再评估情绪：50。
行为的应对	维持对他的照顾。

点评：

在很多情况下，当自己对他人做出付出时，都希望对方有所回应，这是人之常情。然而在现实生活中也不是所有人都懂得知恩图报。有人虽然也懂得这个道理，但是有想法、没有行动，有人不善于表达，于是就自己删除了这个环节。问题是在一定的情境中，你会冒出理所当然的自动想法。这个想法并没有过分，但是它引出了你的抑郁、焦虑情绪。这种抑郁隐藏得很深，似乎自己也没有指望别人一定要报恩的念头，但内心还是觉得很不爽。自己对别人的付出，理应对自己有一个正向的反馈。这种想法实际上反映了自己有一种"等待回报"的需求，也是一种"等待感恩"的期待。实际情况却是事与愿违，理所当然的想法成了一场落空，于是抑郁、焦虑的情绪被激活。使用合理想法替代的有效做法是把想法还原到自己善良的初衷。帮助照顾别人是自己的本色，是自己为人的准则，用这种风格的想法来替换理所当然的诉求，自己就会平静很多。

六、合理想法替代负性自动想法的实操

通过以上示范，你了解了合理想法的构建及替代过程。下面你将进入实操环节。由于每个人的情况不同，这里指导你的是实操中的基本过程及要点，有助于你在实施中更有整体结构感。

1. 回想情境

在日常生活中有抑郁和焦虑的人最容易感受到的似乎就是情绪，其实就在出现情绪的此时此刻，你正处在某一个情境中，这正是给你带来心身压力的情境。当你出现抑郁或焦虑情绪的时候，你必须关注自己的情境所在，体会自己的情绪是在怎样的情境中发生的。你不要以为情境就一定是重大生活事件，在每天的生活中遇到重大生活事件的可能性毕竟很小，在大多数的情况下遇到的事情都是琐碎的小事，当然也有可能是一些冲突、矛盾、选择、沟通等问题。

在记录生活事件时，要注意 3 个角度，即自己、别人与环境。有了这 3 个要素，情况就会清晰一点。如果有的事件少 1～2 个要素，那么对于事件的描述就会不全面，或者成了一种缺损的状态。在记录中尽可能有自己如何面对的内容，即使面对仅仅是一个即刻反应，也很有价值，这正是你出现情绪、行为反应的背景。当你记录的资料积累多了，你便可以着手开始进行归纳，也许你能发现最容易激发你情绪的场合有其共性，这也是你需要调整想法、情绪和行为的主要机会。对情境的记录尽可能只是一种较为客观的纪实，不要带入自己主观色彩的评判，否则会对当时的情境添加修饰的成分，难以做到对当时情境的还原，内容难免失真。

2. 评定情绪

按照"合理想法替代负性自动想法记录表"的格式顺序，在记录情境之后评定情绪。很多实施过认知行为自我调整的实践者有一个共同的体会，那就是在操作顺序上先评定自己的情绪比先记录负性自动想法容易。在情绪的评估方面，首先考虑的是情绪定性，是抑郁还是焦虑，还是两者兼有。虽然能表述抑郁与焦虑的词汇很多，但是在填表中还是需要突出最主要的情绪特点，描写情绪的内容尽可能准确、简洁。由于在合理想法的替代后还需要再次评定自己情绪的变化状态，因此表达情绪做到精确对于再做一次评估会容易一些。情绪评估其次要考虑的就是定量，从 1～100 分进行程度的量化。1 和 100 分是"很不好"和"良好"的两个端点，50 分是中间状态，25 分和 75 分是较差和较好的两个标点。你将根据这个大体的划分要求度量你自己的情绪。你在情绪记录完成后需要把记录的内容及分值记忆一下，印在脑中。这一步很重要，避免匆匆而过，因为在合理想法的替代中还需要再一次评定你的情绪，如果你对前一次的情绪评定记忆很清晰，那么在后一次的评定中就能做到区分定位准确，即使前后对比的差别不是十分明显，你也能明智地对后一次的评估打出一个正确合理的评分。后一次的评分是对合理想法是否确有功能的一个显示，如果后一次的情绪评分改善不大，说明这个合理想法没有达到期望的有效结果，你需要重新思考一个更能产生作用的想法。

3. 记录想法

记录负性自动想法是记录的第三步。切记，记录的自动想法实际上是在情绪产生之前一瞬间冒出的想法，是想法激发了情绪，然后再引起行为反应及躯体反应。所以在记录自动想法时需要有一个回忆的过程，回忆什么想法是在遇到特定的情境时大脑中自然而然冒出的一闪念。记录自动想法的内容要求简明、直白、还原，不要加以修饰。你需要做到记录想法，而不是记录思考的内容和过程。有些来访者很容易把"想法"与"思考"混淆，也有人把这个内容说成是"思绪""思维""思想"等。其实"想法"才是最贴切的专业表达，因为这是人的大脑中下丘脑部位所发出的一种信号，而不是主动意义上的一种大脑思考活动过程。由于这种想法所引出的情绪、行为及躯体反应是有问题的，其功能是失调的，因此这样的自动想法被称为负性自动想法，或功能失调自动想法，也有学者称之为"曲解的自动想法"。

在填写记录想法时，你可以参阅自己的记录本、手机中的备忘录，或者自己即刻的语音录音等。记录只要真实还原，一定会很有价值。你会发现想法来得是那么快，启动情绪是那么迅速，你对于想法的相信程度一般都会很高，但也不是百分之百。你会觉得想法很真，似乎有很多理由在支撑，你也不会一下子因想法存在曲解而产生疑惑，更谈不上已经意识到它的功能失调。负性自动想法的记录需要坚持，要多记、勤记，这样才能收集到足够的材料，才有可能去整理这些素材，从中发现一些规律性的东西。

4. 合理替代

在操作合理想法替代这一步骤中，你将进入一个十分有挑战性的自我探索过程。前面我们已经提过所谓的"合理想法"就是根据你自己对情绪、行为及躯体反应的感受而建立的新想法。因此你需要针对自己的负性自动想法重设一个新的想法，新的想法是一个构建的过程、尝试的过程、检验的过程。当设立一个想法时，体会一下自己的情绪是否有变化，是否有改善。关注重点放在情绪上，这样更容易感受变化。情绪的变化会带动行为和躯体反应的变化，这个联系你应该是清楚的。有时想出一个新的想法，但是体会不出情绪改变的效果，那么这个想法就无法被采纳，只能放弃。你需要继续思考、琢磨，当一个想法确实能够让你的情绪有所改善时，你可以暂且录用这个想法，或许以后还有更有效果的想法，那么你完全可以更新你合理想法。

在构建一个合理想法时，还需要注意以下几个要点：

● 想法要真：合理想法的评价标准以自身的体验和表现为准绳，所以它一定是一个真实的想法，这种真实能让自己信服，没有虚拟的成分，哪怕在建立的初期，自己对合理想法的相信程度不一定能达到100%。它应该有两个显著的效果，一个是让自己的情绪状态得到改善，在对抑郁或焦虑的自评分中能够反映出好转的变化；另一个是对自己负性自动想法的相信程度有所下降，虽然下降的幅度是越大越好，但是在实际操作中不是每个想法的替代都能做到幅度很大的改变。

● 想法免假：有的自助者在构建合理想法时想法的内容有点"假"，缺乏真实可靠性。尽管似乎也有道理，符合人之常情，但是你会觉得对你来说是"假话"。例如，用"我是一个很强大的人"来替代"我觉得自己什么都不行"这一负性自动想法。其实你对这种想法的相信度极低，替代的想法起不到有效的功能，所以以假乱真的做法不可取。

● 想法要正：要注意合理想法的构建是正向的，这一点很重要。有的自助者在这个环节中会采用一些谬误的内容作为替代的想法。例如，用"反正抑郁障碍是一个终生疾病，想多了也没用"来替代"我担心抑郁症治不好了"的自动想法。有时带有谬误的想法也会产生一时的情绪释放和痛快感，但是毕竟内含谬误的成分，难以产生持久的正面效果。所以合理想法替代不能只顾及满足暂时的效果，需要坚持运用正性的内容，使其具有持续性功能。

● 想法免反：有些自助者以为自动想法的"反向"方式可作为替代想法使用，这种方法不是可取的策略。你应该想明白，负性自动想法的反向表达，不一定就是合理的想法。例如，负性的自动想法是"我这一辈子肯定没戏了"，取而代之的想法是"我的一辈子肯定十分精彩"，这样的替代想法是反向的，但并不是合理有效的想法。因为这里采用的替代策略是用一种假设来替代另一种假设，两种假设都是一种推断，"坏"与"好"都是一种不确定的因素，所以无法产生预期的效果。因此，你在进行替代操作中应避免使用这种反向形式的错误方法。

5. 再评情绪

当进入再次评定自己情绪的环节时，你必须保持与之前情绪评估一致的标准，这样才能显示出客观的现状。成功的合理想法替代应该在情绪改善方面有显著的体现，这是合理想法的一个标准，也是合理想法的实际功能。如果情绪没有变化，只能说明你所采用的想法替代是失败的，需要重新构建。当然，我们对于情绪变化的幅度没有特别苛刻的要求，从效果角度当然希望情绪的改变越明显越好，但是没有一个刻意的幅度。有的自助者能够做到改善 30%～50%，有的甚至更高，那是一个很好的效果。如果实现的效果仅仅达到改善了 10%～20%，也不能说这就是不成功的想法替代。你应该在合理想法替代方面多下功夫，尽心探索，朝提升大幅度的情绪改善方向努力。

6. 行为应对

合理想法替代负性自动想法的最后一步是行为应对。当想法改变了，情绪改善了，行为也会随之得到调整，这主要体现在行为的应对方面。其实，适应的行为正是认知调整的目标之一。抑郁与焦虑患者都会在行为方面有其特殊的表现，好多人在进行心理自我调整时往往偏重于对情绪的关注，其实行为及躯体反应也是不可或缺的方面。行为应对的改变是"看得见、摸得着"的表现，所以不难对此进行评价。对于行为的进步，自己能够明白，他人也会有所觉察并给予评价和反馈。当你的想法在修订和调整时，周围的人能从行为和情绪中获得信息，感受到你的变化。大家会为你有了变化而高兴，这无非是看到了你的行为应对变化和情绪反应变化，至于你在认知中的改变，别人是看不到的，也很难去揣摩你是如何调整的。有一个十分明确的答案，这就是你的变化、改善、进步、适应能被大家知晓和认可，而真正受益的却是你自己。

本周自助小结

在本周，你调整的重点是合理想法替代负性自动想法。你了解了所谓的合理想法并不是从"道理""逻辑""社会认同"等角度来定性，而是以自身的情绪、行为和躯体反应作为评定的标准。你也搞清楚了合理想法与负性自动想法之间的区别。自动想法是大脑中冒出来的想法，是一闪而过的念头，这就像大脑中发出的一个信号，开启你的情绪、行为及躯体反应。如果自动想法中有偏颇或曲解的成分，那么你的情绪就会波动，行为会受到干扰，躯体会出现不适反应。这种给你带来负面效应的自动想法就是负性自动想法。同时，你又对20种常见的负性自动想法进行了反思练习，以冥想的方式跟随引导语对各种曲解自动想法进行了重新的思考，尝试对负性自动想法进行质疑和动摇，为合理想法的产生提供条件。在此基础上，你又做了各类负性自动想法的识别练习，提高了你对所出现自动想法的归纳能力。通过合理想法替代负性自动想法的10个案例操作示范，你已经清楚了合理想法替代的具体过程。在每个案例中，点评是很重要的提示，让你针对性地理解在各种情境下替代的特点和窍门。另外，你又接受了实操的指导，掌握了回想情境、评定情绪、记录想法、合理替代、再评情绪、行为应对等六大环节及注意要点。合理想法替代需要坚持操练，逐步把合理想法的反应内化成为一种自然的自我意识过程。

在本周中需要掌握的知识点较多，练习和实操都会有一些难度，所以你需要投入更多的精力和时间。即使出现一些困难，这也是可以理解的现象。你应保持对自己调整的信心，扎实地学习和练习，顺利地进入下一周的自我调整。

第 四 周

调整负性假设、规则和核心信念

经过了上一周的合理想法替代负性自动想法调整后，这一周的自我调整重点将进入一个新的阶段，这就是调整负性假设、规则和核心信念。在这个环节，我们分两步操作，先调整负性假设和规则，再调整负性核心信念。

在日常生活中产生抑郁与焦虑的来源除负性自动想法之外还有失调的假设与规则。所谓假设是指没有充分依据的设定。假设常见的表达形式有"如果……那么……""倘若……就会……""万一……就……""即使……也会……""或许……就……"等。有抑郁与焦虑的人经常采用自己的假设来看待自我、他人及环境。假设能使个体对愿望目标所产生的压力起到一种缓冲作用，也能从对不确定性事件进行预估的心理需求中获得某种满足感。尤其是焦虑的人，假设使他们总是处在预估虚拟结果的逻辑推导之中，他们会忽略这些假设的不确定性而对此信以为真，于是自己就受到了假设引发的情绪、行为、躯体反应等多重影响，所以这样的假设便是一种功能失调的假设。

规则是人们在成长发展过程中逐步被内化形成的规条和法则，是在社会生活中应对各种问题、困难和事件而形成的习惯及约定俗成所遵循的准则。人们在成长的早年，大部分行为规则是被塑造的、习得的，但是在长大成人以后，有的规则是由自己设定并执行的。当某些特殊的规则成为生活中的一个组成部分时，就会给自己带来不同程度的压力，导致生活中的困扰，这些规则就成了功能失调的规则。

一、整理自己日常生活中的负性假设和规则

抑郁与焦虑的人所承受的部分压力不是来源于外界环境，也不是出于别人的干扰，而是源于自己的假设和规则。你是否也想到过这种自身的因素，你会满脑子充塞着各种假设，担心各种可能性的发生。尽管可能性并非事实，但你就是认为即使可能性很小，哪怕发生的概率极低，也不能否认有发生可能性的存在，你认为要防微杜渐，于是就处在极其焦虑和心神不宁的状态中。如果你在防范这些假设的执行中不尽人意，你就会沮丧、郁闷和烦恼。

以下是一些假设的例子。

● 人际关系：如果我在公众场合讲话中出了差错，那么就会造成大家对我的不良印象。

● 旅行途中：万一我在飞机飞行途中突发心脏病，那么我就会因得不到及时抢救而死在飞机上。

● 小区散步：倘若我被别人家的狗咬了，这或许是一条疯狗，我得了狂犬病怎么办？

门诊看病：如果我坐在医院里的椅子上，那么我的衣裤就会粘上其他患者身上的细菌或病毒什么的，所以我只有站着才是安全的。

● 临睡之前：倘若今晚后半夜我又出现早醒，一直等天亮，那么明天我就会一整天萎靡不振。

● 考试之中：如果我在考试中发挥不好，那么我之前的所有努力就前功尽弃了。

● 产婴之后：如果我没有能力养育好孩子，今后这孩子一定会受苦受难。

● 商场购物：如果我到了商场五楼，那么我突发心脏病时被抢救的难度就会增加很多，所以还是在底层逛逛比较稳妥。

● 厨房洗菜：如果我不把蔬菜表面的农药残余清洗干净，那么全家人吃了就会发生慢性中毒。

● 出门之前：如果我没有仔细检查一遍家里的水龙头和燃气灶开关，万一我出门后漏水漏气，家里就会一片狼藉。

除了假设之外，你难以想到，在你的生活中使你感到抑郁与焦虑的另一个来源就是一些规则。你不会注意到这些日常生活中的规则，习以为常，因为这已经成为你生活中的一种模式，你每天都遵循着这些规则在生活、工作和学习。但是，这些规则让你的生活多了一些无形的负担，使你变得抑郁和焦虑。你能体会到自己情绪、行为的变化，但不会想到这些负性情绪的来源是你自己诸多的特殊规则。

以下是一些特殊"规则"的例子。

● 家中晾衣：选晾衣架的颜色尽可能与衣裤的颜色相搭配。

● 刚回到家：要赶紧把门钥匙、钱包和手机放在自己的书桌上，这样在离开家时带走这些东西就不会丢三落四。

● 每天服药：需饭后半小时吃药，所以饭后我一直在等待这半个小时过去，生怕过早或过迟。

● 乘坐地铁：每次我都要乘坐第一节车厢，觉得这样自己的一整天才会过得顺利和安稳。

● 女生穿着：穿裙子会浑身不自在，觉得不安全，懂事后就没穿过裙子。

● 下班之前：离开前反复检查自己办公桌的抽屉是否锁好，检查必须超过三遍。

● 朋友交往：每年好朋友生日我都会给她送上礼物，今年却忘了，心里一直感到歉意和内疚。

● 乘坐小车：我绝对不坐副驾驶座位，这是遇到车祸最不安全的座位。

● 衣着颜色：所有衣服的颜色都选黑色基调，这才是最合适自己的风格，其他颜色一概不买也不穿。

● 日常吃饭：嘴里的牙齿有分工，右边咀嚼荤菜，左边咀嚼蔬菜，所以我吃饭都比别人慢。

当你阅读这些假设和规则的例子时，你是否发现自己也有一套又一套特殊的假设与规则。如果这些假设与规则给你带来了抑郁与焦虑，你就需要做一些整理，检查自己在日常生活中的各种假设与规则。假设和规则也是一种内心的想法和规条，但比自动想法要显得更深一个层面。你在出现抑郁与焦虑时，常常伴随着一些特殊的行为。可能在你看来是最平常不过的习惯动作，但是其背后确有你假设和规则的内涵。你可以冷静地思考一番，把自己的假设和规则记录下来。这些整理和归纳很重要，只有当你把这些内容都呈现出来后，你才会体会到它们的存在，感受到它们对你情绪、行为和生活的影响。这些正是你需要投入精力去调整的内容。

二、追溯负性假设和规则的来源

如果你已经思索并整理出自己的假设和规则，或许你会对这些特别的、与众不同的假设和规则的来源感到好奇。其实，这些都源于你自己的成长过程或者是生活中所经历过的某些事件的沉淀，让你卷入深信不疑的旋涡之中。

先谈谈假设的由来。在日常生活中假设是一种平常的思维形式，可以是"因"对"果"的推断，也可以是"果"对"因"的预估。只要在逻辑思考上顺理成章，无论是"因"还是"果"，即使出了点误差也并无大碍。有时候你对因果推理所导出负性后果的担心或焦虑也并无道理。在你的成长过程中，曾有过因果判断的成功例子。也许你曾经对事物做出假设后，采取了一些趋吉避凶的应对，从而让事件达到了圆满的结果。由于你有了"如果……那么……""倘若……就会……"等假设性的思考，因此你在应对和处理一些事情中体现出你细致周全的风格及准确的预判。也许你因为有了这种因果判断或预估的思路，多了一些准备，少走了一些弯路，也得到了大家的认可及赞赏。有些人会认为你很聪明、很有智慧，从而使你在众人之中显露头角。你也会因自己有这种"假设"的思路而自我肯定，并且逐渐地反复使用，也获得过一些成效。久而久之，这种假设便逐渐成了你思维形式的一个组成部分。

其实，"假设"的使用程度是一个关键，在一定的范围内，它的功能对日常生活和自身的成长发展具有一定的正性作用。但是，如果使用的对象出现了偏颇，使用的程度被不断地放大，就有可能出现负性效应。各种假设会在不知不觉中趋向"小概率化"，也就是说，你会把概率很小的情况认为十分有可能发生，尤其是对自己不利的情况，发生的可能性放大到高概率的程度。你会振振有词地说，可能性再小，毕竟是有可能性的，绝对不能排除这种可能性。你会忽略已经有点过分的想法，相反，你会很欣赏自己的这种思维风格，认为这正是你获得"成功"的认知法宝。当你遇到一个需要面对的问题时，你的想法开始变得十分复杂、十分纠结，所用的"假设"使你的思绪钻到了有可能出现各种可能性的细节中。你的想法越来越多，问题的不确定性越来越大，可能觉得自己遇到的风险也越来越严重。这时你已经进入一种"多重可能性"的谜团中，你需要周全地想到有很多种可能性，你又必须为任何一种可能性想出应对策略和方法。就在你思索的同时，内心又会涌出一股力量，使你不满足于已经想到的可能性，你会再一次提出更细节的假设，更深一步地去设想如何应对，似乎只有这样才能缓解内心的不满足感。其实，即使你已经用尽了浑身解数，你还是觉得有很多可能性你没有想周全。你力不从心，你已经十分焦虑、烦躁、抑郁、疲惫，处于一种消耗状态，不仅仅是精神方面的消耗，躯体方面也在跟着消耗。你的全身会十分绷紧，食欲会大打折扣，会入睡困难或易醒。你的整个生活状态是心神不宁的，你工作、学习及办事的效率会明显降低。

再谈谈个人规则的形成。个人规则的来源有两种，一种是输入性的，另一种是自己建立的。输入性的规则来源于外界，有的来自家庭、长辈，有的来自学校、老师、同学及朋友，也有的来源于社会的其他途径。总体上，规则都会有一定的社会功能，使人们的言行构成正性的效应。但是，有些规则成了抑郁与焦虑的来源。在日常生活中，人们常常会出现"必须""应该""一定要"等要求，有的是要求自己，有的是要求别人，也有的是要求周边环境。如果这些要求在正常范围之内，合情合理，大家都能接受，则并不会对人构成心理困扰。但是有些"必须""应该"和"一定要"有点离谱，让人产生心理压力。在你的成长过程中，或许这些要求是你的动力，是你的标准，是你的追求。当这些处在头脑中的动机付诸行动后就会产生行为的结果，这些结果会给你的动机带来反馈。如果行为的反馈并不理想，你就会淡化这种要求的强力程度，甚至放弃这些要求。而良好的结果会对你的要求给予肯定和激励，于是你无意中也就认定了这些要求的合理性和积极性。当你在得到良好反馈时，对自己的"必须""应该"及"一定要"充满好感，认为正是有了这些要求，自己才获得了进取、成功及被赞赏。这些结果刺激了你对要求的进一步加码，使要求越来越高，越来越广泛，越来越苛刻。当"必须""应该"及"一定要"超出了自我及环境的现实所允许的界限时，你就很难再达到和实现自己和别人设定的要求，现实结果开始远离你的期望值，你的"必须""应该"及"一定要"成了一堆奢望。就在你固守自己的要求时，你便开始出现焦虑，你为自己的力不从心感到烦躁和紧张。你会一直处在急于求成的状态，你并没有发现你的目标早已经与你的要求脱轨，你迟迟达不到期望的结果。面对这些实现不了的结果，你开始变得抑郁、低沉、沮丧，你对自己的不满、对别人的抱怨及对环境的失望都影响了你的内动力，于是你开始感到又一阵的无助、乏力、低落、焦躁、自责、失望。

三、假设的自我调整

自我调整假设是一项有一定难度的操作，因为你的假设有你的来源，又有你建立假设的成功依据，而且稳定而持久，使用十分自如。但是你开始意识到你的假设已经成为你的心理负担，你的情绪、行为及躯体反应都被这些假设带到功能失调的歧途上，使你的生活状态负重，你的生命质量大打折扣，你的社会功能受到影响，与周边的人和社会环境出现了难以融入的状态。在这种情况下，你肯定需要调整这些有负面作用的假设，放弃这些假设，使你从自己的负性假设中解脱出来。这里向你重点介绍"逐级推导"和"合理替代假设"这两种能够靠自己的力量来进行调整的实用方法。

1. 逐级推导

逐级推导对于改变负性假设来说是一个很好的方法。这里有一句需要记住的关键用语："如果这个想法是对的，这将意味着什么？"这里举两个例子，给你做示范，让你了解逐级推导的基本操作过程。

范例 1：

有一位大学生非常担心在校园的路上遇到不与自己打招呼的熟悉同学或老师。他有一个自己的假设，如果遇到熟悉的人也不和自己打招呼，那说明自己是一个很差劲的人。现在要求这位同学按照逐级推导的关键用语自问自答，问和答层层推进，逐渐地进行推导，看最后会引出怎样的结果和结论。

这位大学生的自我推导过程如下。

情境：迎面碰到一人，我先打了招呼，他没有反应，也不看我一眼

假设：他蔑视我

自己问自己：如果他蔑视你是真的，这将意味着什么？

假设：**其他人也可能这样蔑视我**

自己问自己：如果其他人都蔑视你是真的，这将意味着什么？

假设：**我渺小，不受重视**

自己问自己：如果你渺小是真的，这将意味着什么？

假设：**我没有魅力，我被忽视**

自己问自己：如果你没有魅力是真的，这将意味着什么？

结论：**我很差劲**

★请再仔细反思因果推导成立的合理性：别人没有做出反应就是因为我很差劲？

逐级推导过程（范例1）

你从以上的案例中可以发现，这位学生从"别人没有做出反应"推导出了"我很差劲"的结果。你认为这样的因果推导是否合理，推导出来的结果是否真的符合实际情况？这样的推导操作可以从一个"如果"的前提，演绎出最后的结论，而且是一个荒谬的、自己不愿意接受的结论。

范例2：

有一位中年女士，因对所从事的工作不满意，打算换一个更适合自己的工作岗位，于是投出了许多求职信，等了很久，终于收到了一个单位同意面试的回信。她感到十分焦虑和沮丧，认为如果这家单位没有录用她，那么她的一生都很倒霉。

这位女士的自我推导过程如下。

情境：打算换工作，收到了一封通知面试的回信

假设：**他们没有录用我**

自己问自己：如果他们没有录用我是真的，这将意味着什么？

假设：**我不符合他们用人的要求**

自己问自己：如果我不符合他们用人的要求是真的，这将意味着什么？

假设：我自身的条件很差

自己问自己：如果我自身的条件很差是真的，这将意味着什么？

假设：其他单位也不会录用我

自己问自己：如果其他单位也不会录用我是真的，这将意味着什么？

假设：我在不满意的岗位上工作一辈子

自己问自己：如果我在不满意的岗位上工作一辈子，这将意味着什么？

结论：我的一生都很倒霉

★请再仔细反思因果推导成立的合理性：打算换工作，收到了一封通知面试的回信，如果他们没有录用我，那么我的一生都很倒霉？

逐级推导过程（范例2）

　　从以上两个范例中你可以了解"假设"被分解后，其中的因果关系存在逻辑破绽。当你把最初以为合理的解释通过逐级推导的方法进行细化时，你会从中领悟出自己假设中所存在的问题。

　　你可以模仿以上的推导过程，对平时让自己觉得担忧的假设也来一个逐级推导。你会发现你的最后结论正是你曲解的想法，你误解了自己，伤害了自己，还对得出的负性结论耿耿于怀、鸣冤叫屈。这样的逐级推导能够让你再次明确自己假设的负面效应，同时也增加了你淡化或放弃这种假设的动机和决心。

　　还需要向你说明的是，逐级推导技术运用的是一种反向思维的调整方法，把你原来假设的直接因果关系分解成多级逐一推导的小步骤，让你按照多步的推导程式，从原来的"因"导出了一个与常理违背的"果"，当你推导到最后时，你会忽然发现自己的结论与原本自己的思路有了一种颠覆性的差别，是对原来自己结论的一种动摇或否定。由此你开始产生一些感悟，你会从自己逐级推导的结果中厘清自己原来的假设中存在着某些偏误。

　　下面是一张空白的逐级推导练习表，请你根据表上的提示填写生活中让你产生抑郁或焦虑的假设。把你最典型的假设进行逐级推导，试看你最后的结果有何情况？

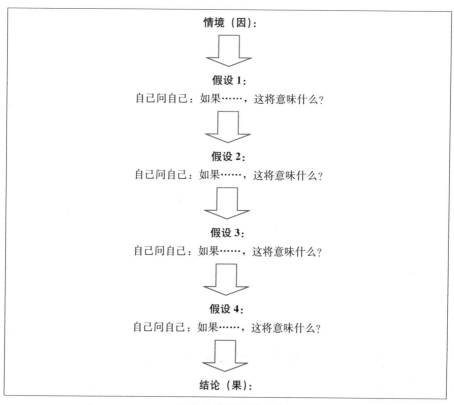

情境（因）：

假设 1：
自己问自己：如果……，这将意味什么？

假设 2：
自己问自己：如果……，这将意味什么？

假设 3：
自己问自己：如果……，这将意味什么？

假设 4：
自己问自己：如果……，这将意味什么？

结论（果）：

逐级推导过程练习

　　这个练习需要多做。当自己遇到一些生活事件而激起你的焦虑情绪时，不妨回顾一下自己此时此刻头脑中出现的假设，你可以随时记录自己假设的"因"与"果"，然后做一遍逐级推导练习，根据练习结果反思自己结论形成的中间过程。你需要最终做到放弃原有的习惯性负性假设，但是你更需要的是清晰地懂得自己构成假设的中间过程，因为这些过程是你从"因"推导至"果"的阶梯，而这些阶梯的每一个台阶都能成为阻断或弱化你负性假设的一个调节点。

2. 合理替代假设

假设是负性自动想法的一种支撑，也带动了情绪和行为的功能失调。假设的合理替代技术能够开拓视野，更新陈旧的模式，探究运用新的合理解释来启动对负性自动想法以及负性情绪的调整。

合理替代假设可通过填写"假设的合理替代练习表"的形式来操作。在表格的左边一栏填写原来习惯的假设，在右边一栏填写合理替代假设。所谓的合理，其标准是以能引出理性的自动想法、良好的情绪状态、适应的行为表现为指标。

合理替代过程是你的自助过程，根据"合理"的要求，你尝试用新的假设来替代以往习惯的假设。这种尝试并非一挥而就，需要反复斟酌，反复尝试。不要以为换一种假设就能达到效果，你对于新的合理假设需要一个实证和认同的过程。尽管在填写中，在文字上能做到以新代旧，但真正做到内化新的合理假设，还需要你的不断操练，这样才能获得强化和巩固的效果。

假设的合理替代练习表

原来习惯的假设	新的合理假设
参考范例	**参考范例**
（1）如果我没有做到最好，那么我就是一个彻底的失败者。	（1）我在这件事上没有做到最好，我只是在这件事上失败。
（2）如果我的紧张表情被别人发现了，那么我的面子会被丢尽。	（2）我的紧张表情被别人发现，他只是看到了我的紧张表情而已。
（3）如果这次我没有晋升，那么我这一辈子就没有出息了。	（3）这次晋升我没有成功，我可以继续努力，争取下一次成功。
（4）如果不做出一些成绩，那么我就无法为我的大家庭光宗耀祖。	（4）我没有做出一些成绩，说明要做出一些成绩单靠现在的努力状态是不够的。
（5）如果他不理睬我，那么我就是一个惹人讨厌的人。	（5）他不理睬我，是因为有一定情况，但我还不清楚。
（6）如果这点小事也会出错，那么我怎么可能做出一番事业。	（6）我在这点小事上出错了，我以后可要多加注意，不能忽视小事情。
（7）如果我告诉别人我有困难，那么别人一定会认为我的能力极差。	（7）别人只有知道了我有困难，才会理解我的难处，给我一些帮助。

续　表

原来习惯的假设	新的合理假设
（8）如果我的情绪一直这样低落，日子这么煎熬，那么我活着还有什么意思。	（8）我的情绪一直这样低落，心理健康有了问题，我应该重视。
自我调整记录	自我调整记录

四、检查规则的成本和效益

在日常生活中即使你有许多功能失调的规则，一般情况下你还是会固守这些规则而很少去反思。你为了维持这些规则，会有很大的付出，不仅是在心智方面、情绪方面、行为方面，甚至在体力、时间、精力等很多方面都付出了很大的代价。但是，你的收获如何？你的成效是什么？或许你只有一个回答：我维持了自己的规则。

为了让你理性地思考这些规则的合理性，你可以尝试做一个成本—效益分析练习。由于每个人的情况不同，规则内容也不同，这里提供一例个案供你参考，指导你如何操作成本—效益分析。

有一个三口之家，女士是医院的药剂师，丈夫是中学教师，男孩在读高中。女士的生活规则特别多，自己做家务有一套程序。例如擦家具，对每间房间的每件家具都有一个心中的编号，每次擦家具都是从一号家具开始，顺着编号把整个房间的所有家具都擦一遍，到了另一个房间，又要依照那间房间家具的编号依次擦洗。她的理由是这样操作既不会遗漏又不会重复。她拖地板时也有套路，把每间房间的地板分成若干个方形区域，每次都要分区进行，既要顺着地板的木纹擦一遍，又要对着木纹竖着擦上一遍，这才算是满意的完工。她的规则不仅自己执行，还要求家人执行。比如进房门必须换上室内拖鞋，换下的鞋子一定要放在鞋柜规定的方位，不能随意放置，每人都有一格规定的置放层。进屋后全身的衣服也都要更换，换下的衣服也必须挂在女士分配好的挂衣钩上，每个人都不能随心所欲。另外，还有一个让家人难以接受的情况，家中只有一个卫生间，她对擦洗抽水马桶特别在意，每次都要花上一个多小时方能收工。为了不增加自己擦洗马桶的时间及体力付出，除了她自己可以用马桶以外，她要求丈夫和儿子去外面的公共厕所大便。其实他们家的规矩还有很多，如橱柜里放置杯子的位置要成一条直线，间隔距离等同，把柄方向必须保持一致等，真是举不胜举。

当这位女士因感到心理行为压力很重而求助于治疗师时，治疗师要求她做一个成本—效益分析的练习，填写"成本—效益分析表"。该女士根据治疗师的要求完成了这张表。当鲜明的结果呈现在她面前时，她才恍然大悟，觉得自己家里的这套规则既付出了自己沉重的代价，又明显影响了家人的生活质量及家庭成员之间的和睦关系。她开悟了，开始愿意逐步修订原来的规则，目的是减轻全家人的心理及行为负担，提高生活质量。

成本—效益分析表

有利之处（效益）	不利之处（成本）
清洁	花费时间多
整齐	家人生活约束过重
免重复	家庭关系紧张
踏实和满足感	焦虑
	疲劳
	抱怨及发火

点评：这位女士由于她的规则搞得自己和家人生活艰辛。她通过成本—效应分析的练习把早就体会到的不对称感受更明朗地呈现在表格中，一目了然。她开始质疑维护自己的规则所付出的沉重代价，也开始意识到调整这些规则的必要性。对照以上的个案，你也可以思考一下，你的抑郁

与焦虑是否与你的各种特殊规则有关，如果正是你的规则让你饱受抑郁和焦虑的痛苦，你需要考虑修正或放弃这些负性的规则。

在操作成本—效益分析时需要注意两个陷阱。

1. 对成本付出的忍耐

有些人对于为了坚守自己的规则所付出的沉重代价并不在乎，有一种忍耐的力量支撑自己对于规则的维持。他们也意识到维持自己设定的规则会给自己带来很大的负担，但是他们不在乎这些巨大的代价。有一种力量补偿了自己的付出，这就是心理满足。当他们按照自己的规则行事时，心里就感到舒坦，否则就感到别扭。为了获得心理上的满足感，再得不偿失的代价也愿意付出。你应该防范这个陷阱，一旦掉入这个陷阱就需要调动理性的自我意识，全面评定事实的代价与心理满足的关系，在两者失衡的情况下不能只顾心理满足而放弃对成本付出的认同。

2. 真实时间与错觉时间的混淆

有些人没有把维持规则所付出的时间计算到成本中，这是成本—效益分析中必须关注的成本之一。对于时间的觉察每个人有自己的特点，但是需要注意的是不能把真实时间与错觉时间混淆。有些人为了固守自己的规则，花费了很多时间，甚至于所花的时间超过了一般情况下的几倍至十几倍。但他们没有感知到真实时间的大量耗费，还以为只是用了片刻的短暂时间，其实这是对时间感知产生了错觉，把时间错觉误以为是真实时间。这也是一个陷阱，因为有这种错觉的人会将大量的时间投入自己规则的执行中，而并不感到时间的快速流逝。因此，当你在评估自己规则的成本时，一定要注意真实时间的成本，千万不能受到错觉时间的干扰和混淆。

五、尝试重构新规则

如果你也有这样或那样的各种规则，而且你开始意识到这些规则在功能方面有些问题，你被这些规则约束，你承受着规则的压力，那么你需要调整这些规则，你可以做"考察并挑战功能失调性规则练习"，这能帮助你有条理地识别你规则中的问题，尝试重构新的规则。

练习的步骤如下：

1. 对规则"必须""应该"及"一定要"的陈述

请你从体会自己焦虑与抑郁的情绪出发，思索在这些情绪的背后是否有规则在推波助澜。如果确实有你的规则，你便把这些规则写下来。陈述规则不仅需要记下内容，而且需要记录当时的场合及如何使用这些规则。如果你的规则有许多，你可以逐一记录，并给每条规则标上一个编号，便于在随后的练习中有针对性地对每一条规则进行调整。另外你需要对自己规则的相信程度打一个百分数（0～100％）。请你理性地思考一下，对自己规则的相信程度做一个评估，不要以为你对自己的规则都是百分之百地相信，很有可能你的理性思考会让你对规则的相信程度降低一些等级。

2. 给情绪评分

情绪与规则的实施及结果有着密切的关系，规则执行顺畅，情绪会好一些，若实施规则有难度或者结果与规则的要求有一些距离，你的情绪就会波动，甚至出现明显的焦虑或抑郁状态。你需要对此时的情绪状态进行评分（1～100），100 分是情绪很好，1 分是情绪十分糟糕，这与在调整负性自动想法练习中的方法是一致的。尽管对情绪的评分是主观的，但是你可以通过量化评估的过程了解自己的情绪现状。

3. 记录成本和收益

有规则就有成本，焦虑和抑郁的你可能在执行规则时的成本很高，但你往往不去细细思考，也会忽略不计。但现实中你所付出的成本是客观存在的，需要认真估量。这里所指的成本主要包括心理成本、身体成本和社会成本，还有其他相关的成本。你可以参考上面"成本—效益分析表"做记录及分析。你需要考虑到一个心理陷阱，这就是即使你付出的成本很高，你也对自己巨大的成本付出不屑一顾，你似乎乐意为一点点的心理满足而不惜代价。这是一种非理性认知占上风的现象，你应该还原自我，回到理性的状态中来。只要你知道这是认知上的错位，你就会有改变这种失调局面的动机。

4. 确定你建立规则的起点

每个人的规则都有自己的原点，你的原点在哪里只能靠你自己去探究与追溯。前面已经谈到过有关规则形成的一般机制，但是你还得回忆一下你的规则建立的源头。有的规则可能在当初建立时有其积极的功能，也可能是你在应对以往事件中的成功方式，但是它被固化以后便成了你常用的行为模式，于是这样的行为模式就会与以后变化多端的情况出现碰撞或冲突。你不一定意识到这些规则已经变得陈旧，你可能也没有思考这些规则在当下情境的合理性，但它已经影响了你正常功能的发挥，让你投入很大的成本来维护自己的"老规矩"。其实，这些规则已经对你造成了负担，如果你又要求其他人也必须执行这些规则，那么其他人也会因此而产生配合上的不协作，你与其他人的和谐关系也会受损。因此，如果你能找到自己规则的源头，再思索规则对于当下使用的合理性，你便能够开始松动你固守的规则，这也是你认知行为开始转变的转折点。

5. 尝试不用"必须""应该"及"一定要"来表达你对事物应对的要求

这个练习对你原来的规则是一个挑战。如果在你的想法中不再使用"必须"或者"应该"，那么在你的行为中也不能固守自己原来的一套"老规矩"。你的难度在于用怎样的表述及要求来进行替代。这不是一个"换词"的文字游戏，而是一种认知行为模式的更替。你可以尝试使用"偏好"来取代"必须"，用"可以"来取代"应该"，这样你就有可能产生对规则的松动，你可以允许非绝对状态的存在。若规则松动了，你的想法和行为也就有调整的可能，你的情绪及机体反应也会随之发生改变。由于每个人的情况都不一样，你可以尝试使用你的方法，在放弃"必须"或"应该"的规则方面摸索出自己的方法，以良好的状态为指标，改变行为，改变心身压力，改变焦虑与抑郁。

6. 小结调整的效果

经过上面五步过程的练习，现在你可以对自我调整的效果进行小结了。首先，你站在调整后的角度去审视以前的规则，你对此是否有所松动？你对过去规则的相信程度是否有了变化？如果有变化，现在你对以往规则的相信程度是多少？你可以用 $0 \sim 100\%$ 的等级对规则的相信程度进行评估。如果你的相信程度有了明显的降低，说明你已经对旧的规则有了新的认知，你可以逐步着手去建立新的规则来取代原来的规则。其实，逐步放弃功能失调的旧规则同样是一个进步，是一个突破。有时在评估中可能显示只降低了 10%～20%，但有这个变化也应该肯定自己的努力。心理行为的调整是渐进的过程，很难做到一步到位，所以在微小的进展中已经蕴含了走向成功的趋向，只要你坚持努力，就会达到更明显的效果。其次，你需要对自己的情绪打一个分值（1～100），这样也反映了你焦虑及抑郁的变化及改善。这是一个现实的目标，你情绪的转变也能反映出你在认知、行为及躯体反应方面同步出现的调整成果。

六、调整负性核心信念

一个人若有心理问题，从认知行为治疗理论的角度，其根底就是负性核心信念。它就像一棵树的树根，支撑和滋养着树干、树枝和树叶。如果树根有了病，那么树枝和树叶都会枯萎。心理调整也是同样的道理，负性自动想法的调整，负性假设和规则的调整，实际上最后需要解决的是负性核心信念的调整。正如我们所比喻的树一样，一棵树就是一个整体，茂盛的参天大树每个部位都应该健康生长，树根的健康至关重要，这是深层的结构，决定了土层上面树结构的长势。当然树叶和树枝的繁茂也对树根有着培植的作用。

要做好负性核心信念的调整，首先需要了解核心信念的概念、特点以及它的形成来源。信念是人们从童年开始逐步形成的对自我、他人及环境的自认为确信的看法。在这些看法中高度概括、根深蒂固的观念，就是所谓的核心信念。核心信念有以下一些特征。

1. 始于童年

核心信念的形成往往可以追溯到人们的童年，但并非都在童年时期已经完全形成。一个人的社会自我意识是对自己的智力、非智力因素以及相互关系的意识，包括对自己的人格特征、心理状态、心理过程及行为表现等方面的意识。社会自我意识的发展，对个体的认知构建具有重大的影响。随着个人的成长发展过程，核心信念也随之潜移默化地形成并且沉淀了下来。

2. 事出有因

核心信念的形成并非无中生有，它有产生的缘由，这就是个人成长经历中的各种社会生活事件。这些生活事件逐渐构成了个人对自己、他人及环境的想法、看法及应对方式。个人也从中获得了反馈和信息，成为自己核心信念的组成部分。社会生活事件有大有小，但对个人核心信念的形成都具有同样强大的影响力。有的生活事件对个人的刺激是强烈的，影响是深远的，所以会在个人的记忆中留下深刻的印象，而日常生活中的一般事件却容易被淡忘，无从追溯，然而这些大大小小的事件在形成个人的核心信念中起到同样至关重要的作用。

3. 信以为真

人们对自己已形成的核心信念都充满着自信，认为自己的核心信念是真实的、正确的、可信的、有价值的，所以在一般情况下都不会对此产生动摇和质疑。要自我动摇或否定已形成的核心信念会有较大的难度，这不是个性固执的问题，而是核心信念的本身所反映的特征。

4. 牢固稳定

核心信念一旦形成便十分牢固稳定。因为核心信念处在认知的主导地位，所以每个人都是从核心信念出发来看待、评价自己及其他各种外界事物。由于每个人都存在一种倾向性，容易选择性地关注和采纳与自己核心信念相容的信息，从这些信息中证实自己信念的合理性。久而久之，核心信念在无形中被不断地强化，成为自己稳定的认知模式。

5. 表达困难

由于核心信念是个人的核心观念，这些内容存在于深层面的认知结构中，因此个人在表达这些内容时会存在一定的难度。从性质而论，核心信念有正性和负性之分。正性的核心信念具有自我肯定、自我认同的积极功能，而负性的核心信念具有自我否定、自我排斥的消极功能。通常人们对那些正性或相对正性的核心信念的态度比较亲和，所以表达这些信念的内容就显得比较容易一些。而人们对于负性的核心信念却是予以排斥，因而无形中对这些内容予以否认或忽略，只有在心理处在十分困扰及痛苦的状态时，负性核心信念的内容才会浮现出来。因此有的人在涉及自己的负性核心信念时，就会出现自我表达的困难，不想提及这些内容，也不愿意承认有这些核心信念问题。

所谓负性核心信念就是个人对自我、他人及环境的非理性的、功能失调的核心信念。当负性核心信念在患者的思维中占主导地位时，患者在接纳和包容这些负性核心信念的同时会自然而然地排斥与其对立的、不相容的信息，使患者陷入对负性核心信念不断自我求证、不断自我认同、不断自我强化的误区之中。

负性核心信念通常可分为 3 种类型，即对自我、他人及环境评价的负性核心信念。

● 对自我评价的常见负性核心信念：根据对自我评价的核心信念主题内容，可归纳为"我无能"和"我不可爱"两种类型。

"我无能"又可分为"我无能"及"我无成就"两种。

"无能"的主要表达有：①我无能；②我无力；③我软弱；④我受欺；⑤我贫困；⑥我艰难；⑦我被动；⑧我退缩；⑨我被控；⑩我尴尬；⑪我窝囊；⑫我绝望。

"无成就"的主要表达有：①我不能胜任；②我不起作用；③我不被信任；④我不受尊重；⑤我缺陷很多；⑥我浑浑噩噩；⑦我自认失败；⑧我没有出息；⑨我亏欠他人；⑩我成为累赘。

"我不可爱"又可分为"我不可爱"及"我没价值"两种。

"不可爱"的主要表达有：①我不可爱；②我被嫌弃；③我无魅力；④我被忽视；⑤我属多余；⑥我真差劲；⑦我很倒霉；⑧我没品位。

"没价值"的主要表达有：①我没有价值；②我不如他人；③我缺点很多；④我惹人麻烦；⑤我浑身晦气；⑥我遭受拒绝；⑦我必被抛弃；⑧我纯属多余。

● 对他人评价的负性核心信念的主要表达有：①他人都毫无诚信；②他人都十分危险；③他人都难以捉摸；④他人都心怀鬼胎；⑤他人都不知好歹；⑥他人都没有良心。

● 对环境评价的负性核心信念的主要表达有：①这个环境杂乱无章；②这个环境很不安全；③这个环境腐败透顶；④这个环境荒谬可笑；⑤这个环境无药可救；⑥这个环境末日来临。

常见负性核心信念一览表

对自我评价的负性核心信念	我无能	
	（1）我无能：	我无能，我无力，我软弱， 我受欺，我贫困，我艰难， 我被动，我退缩，我被控， 我尴尬，我窝囊，我绝望。
	（2）我无成就：	我不能胜任，我不起作用， 我不被信任，我不受尊重， 我缺陷很多，我浑浑噩噩， 我自认失败，我没有出息， 我亏欠他人，我成为累赘。
	我不可爱	
	（1）我不可爱：	我不可爱，我被嫌弃， 我无魅力，我被忽视， 我属多余，我真差劲， 我很倒霉，我没品位。
	（2）我没价值：	我没有价值，我不如他人， 我缺点很多，我惹人麻烦， 我浑身晦气，我遭受拒绝， 我必被抛弃，我纯属多余。
对他人评价的负性核心信念	他人都毫无诚信， 他人都十分危险， 他人都难以捉摸， 他人都心怀鬼胎， 他人都不知好歹， 他人都没有良心。	
对环境评价的负性核心信念	这个环境杂乱无章， 这个环境很不安全， 这个环境腐败透顶， 这个环境荒谬可笑， 这个环境无药可救， 这个环境末日来临。	

在抑郁和焦虑的自我调整中，负性核心信念的调整是一个根本性的调

整内容，不是一般想象中能轻而易举改变的内容。因为这是心理调整的关键，其他方面的调整都能起到其范围内所能产生的功效，但是，各个层次的调整都是为达到改变负性核心信念的目的所增添的合力。虽然你在自我调整中还只是处于第四周，但是在此必须向你提示，负性核心信念的调整对于消除抑郁与焦虑至关重要。这不仅是自我调整中的一个步骤，也是整个操作中的合力焦点。后面几周继续介绍的调整内容、方法和技术也都是为这个焦点发力。

抑郁与焦虑的认知构架模式图能帮助你清晰地了解负性核心信念在整个心理障碍框架中的重要环节。

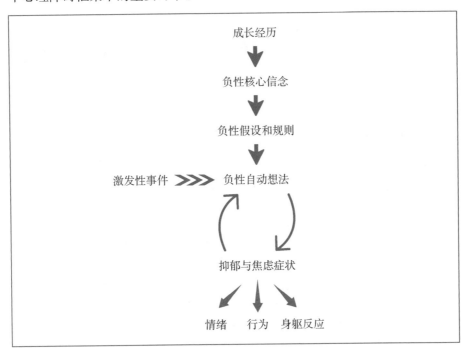

抑郁与焦虑的认知构架模式

建议你使用以下两个技术来配合负性核心信念的调整。

1. 重建早期记忆

你的负性核心信念的形成与自小的生活经历以及以后的成长发展史有着密切的关系。有的信念来自早年的记忆，在这些记忆的信息内容中或许夹带了一些错误的成分，以后这些曲解的记忆被无意地沉淀成为核心信念，并且沿用到往后的社会生活中，因而产生了不良的功能。有些记忆的内容本身无误，只是当这些记忆信息被内化成为你的核心信念后，却与往后变化发展的情况不再相互匹配，成了"过时的"信念，诚然在当前的背景下其功能便会出现失调。

因此，重建早期记忆是调整你负性核心信念的有效方法。你可以静下心来细细追溯负性核心信念的记忆源头，查找当初记忆的内容是否有误，或者已经不适时宜。然后自己进行记忆的重建，对于出错的记忆需要纠偏还原，对于过时的信念需要重构，成为适合当前情况的合理信念。

2. 构建合理核心信念

当你确认了自己存在的负性核心信念后，应该思考如何构建新的合理的核心信念。填写"构建合理核心信念表"可以帮助自己进行操练，对自我、他人及环境评价构建新的合理信念。尽管一开始你对构建的新信念相信程度不高，对旧的负性核心信念还存在一定的依赖。但只要你坚持用支持新信念的依据来理性地驳斥支持负性核心信念的依据，你就能逐步增加对新信念的相信程度，从而逐步降低对负性核心信念的相信程度。

构建合理核心信念表（举例）

负性核心信念	合理核心信念
我自认失败。	我有些失败，但不是彻底的失败者，我也有成功的方面。
我是别人的累赘。	我给别人添了麻烦，但不是别人的累赘。
他人都难以捉摸。	有些人难以捉摸，大部分人可以通过沟通了解。
他人都毫无诚信。	大部分人有诚信，没诚信的人是少数。

填写"构建合理核心信念作业表"可以帮助你不断操练对重建合理核心信念的巩固。你在调整过程中不能急于求成，因为负性核心信念有其惯性的特点，同时你也应理解认知调整不可能立竿见影，在接纳新的合理信念的过程中的确存在一定的难度。这是一个循序渐进的过程，匆匆地加快改变的速度，有时也会出现适得其反的结果，因此，还是应该根据你的实

际情况，一步一个脚印地推进，也允许自己在调整改变过程中所出现的迟缓或反复。因为核心信念的形成本身并非一朝一夕，所以要做到远离和放弃多年习惯的负性核心信念确实是一项艰难的挑战和更新。

构建合理核心信念作业表（举例）

负性核心信念：　我不如他人

当前你对负性核心信念的相信程度？（0～100%）　60%

本星期你相信的最大程度？（0～100%）　80%

本星期你相信的最小程度？（0～100%）　60%

新的合理核心信念：　我有自己的优势

当前你对合理核心信念的相信程度？（0～100%）　50%

驳斥负性核心信念，支持合理核心信念的依据	对支持负性核心信念的依据进行重新改版
我有些方面不如他人，每个人不可能都是十全十美的。 我有我自己的优势。很多人，包括父母、老师、同学都认可我的优势。只要我充分发挥自己的优势，就能够做出好的成绩。	我不如他人的方面可以调整，我不能自暴自弃，只要坚持努力，我的弱项能够得到一定的改善。
以下是自己的操练：	以下是自己的操练：

3. 新核心信念成效的检验

当新核心信念逐步构建后，你需要对其成效进行检验，这个检验过程将理顺从合理核心信念到合理假设、规则，再到合理自动想法，然后体现在情绪、行为、躯体反应的一系列正向现实过程。

在你对于自己、他人和环境有了新的合理核心信念后，你对眼前事物的看法会焕然一新，你会用正向的眼光和评价方式来对待自我、他人及环境，你的指责、抱怨、焦躁、鄙视、悲观、无奈等负性的信念已经被正性的信念取代。这样的正性信念将集聚在你的认知系统中，成为一种心理能量的储备，随时影响你的规则、假设，以及自动想法。

日常生活中出现的社会生活事件会成为一种激活因素，引起你自动想法的迸发，如果此时你的合理核心信念也已启动，这将会直接影响自动想法。或许你的自动想法中有负性的成分，那么合理的核心信念就能够产生遏制负性自动想法的强度，同时也会对你的合理自动想法起推波助澜的作用，合理的想法占据了上风，于是这样的想法就能有力地影响你的情绪、行为及躯体反应。此时即使有负性假设或规则的干扰，合理的核心信念同样能排除这些干扰，产生正向的作用。这一系列的作用和变化使你获得了心理的弹性，你抑郁和焦虑的情绪由此得到改善，同时你的行为和躯体反应也同步获得调整。此时你可以体验到自己整体状态的和谐和积极，你的动力、兴趣、专注力都会随之得到提升。所有的感受让你焕然一新，你已经走出了原来处境的阴霾，你会有一种真实的获得感，在整个认知系统获得调整后以崭新的面貌应对局面。抑郁和焦虑都在逐渐弱化和改善，心理调整的成功效果已经显现出来。

本周自助小结

　　你的自助心理调整已经进入第四周，在这一周中你开始把自我心理调整的重点转向对负性假设、规则及核心信念的调整。你整理了自己在日常生活中的假设、规则，你也逐渐意识到了自己抑郁和焦虑的背后有着假设与规则的潜在支撑。你又对形成自己假设和规则的来源进行了追溯，最初还以为这些都是对自己有益的规条，也曾运用这些规条成功地应对了当时的生活事件，然而如今却成了你的负担和困扰。你开始理解自己日常生活中的各种规则附带着沉重的成本，让你在不知不觉中入不敷出，你在慢性地消耗着自己。当你明白了这些机制以后，你便着手尝试重构新的假设与规则。在调整假设中，逐级推导的学习和练习对你很有帮助，通过推导所得出的结论让你诧异，使你从中悟出了一些你思维中的偏误，没有想到在日常生活中我已经被这些假设和规则损伤不浅。你也领悟到，负性假设及规则的合理替代不是一个简单的过程，因为习惯的假设和规则都有稳定顽固的特点。在尝试构建新规则中，你按照指导的 6 个步骤进行了操练。通过练习，你以往惯用的"必须""应该""一定要"规则开始有了松动，取而代之的是不那么绝对苛刻的定位。

　　在这一周中你的调整也涉及了心理问题根底的改变环节。对负性核心信念的调整是一个根本性的调整，对你的抑郁与焦虑可以达到标本兼治的效果，负性核心信念的改变带有决定性的意义。其后几周的调整操作也都是要把合力聚焦到负性核心信念的改变之中。你可以使用前面用过的抑郁自评量表和焦虑自评量表，对自己的自助调整进行中期测评，了解自己在抑郁与焦虑方面的变化及改善情况。在这些已经获得的成功基础上你将进入下一周新内容的调整环节。

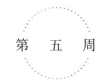

用好行为调整技术

你的心理自我调整已经进入第五周，在这一周中你要把重点放到行为的调整方面。认知的调整能够产生行为方面的效果，但还需在行为调整方面下功夫，这是抑郁与焦虑调整的重要方面。行为调整能够直接缓解抑郁与焦虑，同时也能促进认知的改变，使行为和认知的调整构成联动效应。

这里我们重点介绍一些行为调整的方法，供你学习和操练。由于认知和行为是一个整体，所以在行为调整中也会包含一定的认知调整内容。

一、用正念保持状态

1. 正念的定义

在认知治疗领域，正念是一种单纯的注意力形态，并非宗教、意识形态、信仰体系，也不是迷信和崇拜。美国正念减压练习的开创者乔·卡巴金（Jon Kabat-Zinn）博士在 1994 年对正念的定义做了通俗易懂的表述：正念是有意识地、不予评判地专注当下。卡巴金认为，正念是一种集中注意力的特殊方法，是通过自我观察、自我探索和相关行动的系统过程，实现更自觉、更清晰、更接纳地接触完整的当下的自己。

2. 思维的行动模式与思维的存在模式

一个人感到心理压力沉重与大脑中不断涌出的思维流有直接关系。他们会一直在思考，在想事情，整个思绪都沉浸在一种繁复的沉思之中，如打算、计划、准备、顾虑、评估、接受、排斥、对付、回忆、追溯、懊悔、展望、预测、反应，甚至自编故事，想象过去或许会出现的情况，预计将来可能会发生的事情。这些想法没完没了，但都只是想法，没有明确的结果或结论。这种思维形式有一个共同的特点，就是把自己放在考虑如何对付处境的位置上，思考的是用怎样的行动去解决不确定的难题。大脑中这些想法的模式被称为思维的行动模式。这种思维模式具有放大效应，诸多想法会愈演愈烈，想法越想越多，内容越想越复杂，结果越想越离谱，完全主宰了大脑的思考功能。这些停不下来的想法又会影响人的情绪、行为和躯体反应。这是一种消耗，既消耗时间，又消耗精力。这又是一种"自我伤害"，被自己思维的行动模式攻击，以致击垮自我，使自己丧失了应该具备的各种社会功能。

另一种思维模式被称为思维的存在模式，它可以让患者摆脱思维的行动模式所带来的困扰和负面效应。所谓思维的存在模式就是"当下即是"的模式。正念的观点认为，接纳此时此刻并不意味着对当下所发生的一切妥协，而是一种清醒的认知，意识到一切发生的事物正在发生。接纳并不是无所作为，所有的选择和应对都源于对当下的认知。保持正念的状态，能清醒地观察、感受自己的存在和自己的状态，不再陷入一团凌乱、混沌及不断涌出的思绪中。

3. 正念中的当下

在正念的定义中包含了对当下的专注。当下尽管很重要，但许多抑郁、焦虑患者却往往会忽视当下，热衷于过去和未来。他们认为过去和未来比当下更为重要，因为过去决定了现在的想法和行为，未来的目标决定了现在应该做好哪些准备。但是，他们都忽略了一个现象，事情的发生都是在即时即刻的当下，而不是发生在过去和未来。

过去发生的事情仅仅是一个记忆的痕迹，它以记忆的形式储存在人们的大脑中，这是已经过去的当下。当人们回忆起曾经发生的往事时，在记忆被激活的瞬间，人们所处的时刻却是在当下。未来是一个还未来临的当下，人们会对将来有一些展望，这是思维对将来的向往和投射，将来的每一天都是以当下的今天来度过的。你需要明白一个事实，昨天的明天就是今天，你真切度过的今天既不是在昨天，也不是在明天。

4. 正念的基本态度

正念具备以下一些基本态度，即不评判、耐心、谦逊、信任、淡定和放下。

● 不评判：人们在遇到各种社会生活事件时，大脑中很容易紧跟着出现各种自动想法，有些自动想法可能带有曲解的成分，尤其容易进入评判或指责，从而引出不良情绪和不适应行为，甚至还会出现躯体症状。正念的态度并不需要对所发生的事件匆匆给予评判，也不需要试图立即着手改变，而是应该用心进行观察。只有保持不评判的态度，才能让自己避免盲目烦琐的思绪，避免陷入认知、情绪、行为功能失调的陷阱。只有不加评判，不必立即对所发生的事件做出茫然的反应，才能有余地用崭新的视角来看待所发生的一切。

● 耐心：应保持耐心的状态，操之过急则欲速不达。正念的练习及培养需要耐心，因为正念是专注当下，所以此时此刻就显得尤为重要。过去的已经过去，将来还在变化之中，要活在当下，活好当下，这是正念的基本观点。正念不会对将来做出过于具体的预设，即使对将来有期望和目标，也得在过好当下的前提下，迎接将来每一天的到来。

● 谦逊：应怀有一颗初学者谦逊的心。已有的稳定观念、见解和专业知识很容易成为正念的障碍，会阻挡自我探索和自我发现。谦逊是一种态度，并非指一无所知，而是应该具备虚怀若谷的胸怀，不故步自封于自己所掌握的知识及经验。只有保持一颗好奇和探索的心，满怀新鲜感，才能激活出一种内动力，让自己关注当下，而不会被其他干扰性想法吸引，从而变得十分纠结。

● 信任：正念的基石是信任。即使每个人都信任自己的想法、意见和观念，但这些内容有可能存在偏颇，因为我们会误解事物，或者相信的只是事实的局部。哪怕我们不能过于信任自己的想法，我们对于自己"心"的信任可不能动摇。我们可以信任自己所经历的事实，或许有可能这个事实在某一天被颠覆，但我们依然保持着信任，这是对于过去的经历能重新认知的自我能力的信任。

我们的感官有时也会由于某些因素而出现错觉或偏差，但我们不应对自己感官的信任产生动摇。我们应该信任自己的身体，即使身体的局部可能会出现问题，但我们对整个机体必须保持充分信任的态度，因为机体是真实客观的存在。

● 淡定：所谓的淡定就是"身处此地，保持觉醒"的状态和态度。人们很容易在生活中茫然，手头干着一件事，心中却在想着另一件事，总是分心、分神，被杂念缠绕。如果能保持淡定的态度，就能够保持清醒的状态，意识到此时此刻对于过去而言就是未来。自己已经进入过去的未来，而且此刻又是走向未来的开端。当我们在回忆往事时，或向往未来时，不要忽略了真实而重要的当下。记忆只是发生在过去的当下，期待也正从当下开始着手努力。淡定是当下的稳定性，既不要淡化过去，也不要无视将来，需要真正用心的时刻是当下。以这样的姿态生活，就能够把握自己的生命，清醒明确地为自己的人生付诸努力。

● 放下：正念的基本态度还包括放下。所谓放下就是顺其自然。放下意味着不过于执着，也可以理解为反向的执着。人们很容易因执着而把能量投向自己厌恶的事物，脑子里一直会涌出"这怎么可能"或"这必须这样"等自我纠结的执念。如果自己做到了放下，让事物顺其自然，在那一刻，我们就已经不再被负性自动想法主宰。由于我们用顺其自然的态度来对待这些想法，认为这些想法只是想法而已，因此想法在冒出来时就被"搁浅"了，没有推进、扩展和渗透，没有继续影响情绪、行为和身体。此时我们会清醒地意识到，放下带来的是一种轻松的解脱，到此为止是一种合理健康的方式。放下得越快，放下得越多，带来的平和就越多，感受的愉悦感就越深。

二、正念操练

由于正念是一种注意力的单纯形态，是有意识地对当下的专注，因此这是需要训练来培养和塑造的特殊身心状态。下面逐一介绍几种基础的操练方法，由浅入深，逐步递进。操练的过程并不复杂，但是一定要做到沉浸式投入，把自己带入每一步的体验之中，琢磨过程中的每一个细节，充分发挥自己感官的功能，让自己在操练中悟出正念的真谛。

1. 吃葡萄干练习

吃葡萄干是正念的基础练习方法，通过这个过程让操练者进入一种平时不会进入的状态，如果能内化并使用这种状态来调整自己，便能让自己平静地接触和感受到存在的自己。

以下是吃葡萄干练习的具体步骤：

● 拿起。

用拇指和食指拿起一颗葡萄干，放在掌心上。

好奇地凝视它，好像以前从未见过这个东西。

● 观察。

认真地看着它，用全部的关注仔细地观察。

探索它外形的每一个细节，包括大小、形状、颜色、独特之处等。

● 触摸。

用手指拨动它，体会它的质地。也可以闭上眼睛，此时可能会增强触摸感。

● 嗅味。

把它放在自己的鼻子下方，随着呼吸，感受吸气时带入的气味。同时也细细地体会嗅到的气味给你的口腔和胃部带来的反应。

● 放置。

把葡萄干缓缓地送入口中，放置在舌的前部，注意进入口中的这一过程，不要咀嚼，用舌尖去探索它在你嘴里的感受。

● 品尝。

在准备轻轻咀嚼葡萄干时，注意它是如何被移动位置的。然后非常有意识地咬上一口，注意此后发生的情况。当继续咀嚼时，体会阵阵释放出来的滋味，注意此时嘴里的滋味和质感以及在每一个瞬间如何变化。

● 吞咽。

在准备好吞咽的时候，先有意识地觉察渐渐涌出的吞咽意图，然后再吞咽下葡萄干，同时体验吞咽动作的过程。

● 体会。

感受在吃葡萄干的整个过程中全身所伴随的各种反应及变化，体会正念进食练习后的感受。如果愿意，可以用另一颗葡萄干再做一次整套练习。

2. 正念呼吸练习

当你处在抑郁与焦虑时往往伴有一些躯体症状，常见的表现为胸闷、气急、心悸、腹痛等。这些伴随症状常常会作为一种恶性刺激影响人的整体情绪，使原本不佳的心理状态雪上加霜。运用正念呼吸是一种简单又有效的呼吸调节方法，通过理顺呼吸，平稳人的情绪，让抑郁与焦虑的状态也随之缓解。

以下是具体的操作步骤：

● 取一把直靠背的椅子坐下，不要把背部靠在椅子的靠背上，采用直立的、舒适的姿势。

● 把双脚平放在地板上，两腿不要交叉。坐稳后，慢慢闭上眼睛。或者让目光低垂，视线落在前方 1.5 米左右的地方。

● 把注意力集中到脚底与地板，或臀部与椅子的接触面上。用 1～2 分钟时间来探索接触和压力的感觉。

● 把注意力转移到自己的呼吸上。在吸气的时候，体会腹部舒展时轻微的伸展感，当呼气时，体会腹部下沉时轻微的收缩感。在吸气和呼气的过程中始终与交替的变化保持同步。也可以选择把注意力集中在呼吸过程中感觉最为敏感的一些部位，如鼻孔或鼻翼。

● 让身体自然地呼吸，无须添加任何刻意控制的成分。把自己融入对呼吸的感知体验中，以允许的态度依从于自己充分的体验。

● 在对呼吸的体验中很有可能出现思绪漂移的情况，这是常见现象。当自己意识到了"走神"时，及时把注意力拉回对呼吸的体验中来，即使反复发生也无须质疑，只要尽自己所能，多加练习，这种情况会逐渐消退。这样的呼吸练习可以持续 10 分钟，也可根据自己的意愿多练一些时间。评价正念呼吸效果的方法简单而又明确，就是在做完练习后体验自己的情绪是否有所平稳，头脑中的消极思绪是否有所消退或转移。

3. 身体扫描练习

身体扫描是含有冥想的一种正念练习。由于操练中有冥想的成分，因此练习会增加一些难度。冥想经常会挑战我们的思维行为模式，而正是这些思维行为模式导致了我们的心理烦扰。正念练习要求尽力做到觉察而不参与思考过程，消除对负面体验条件反射式的回避。身体扫描练习的目的是让我们关注自己身体的每一个部位，在静静的感受中放弃对干扰性思维的对抗。

具体操作过程如下：

● 让自己躺在一个温暖且不被打扰的地方，使身体放松，平躺在床上，慢慢地闭上眼睛。

● 静下心来，感知自己的呼吸和躯体。当自己准备好以后，就开始关注躯体的感觉，尤其是躯体和床的接触或身体的压感。然后放松自己，让身体慢慢地往下沉。

● 提醒自己这个练习的目的并不是获得不同的感受，也不是为了放松或者平静，这些感受可能发生也可能不发生。这个练习的意图在于，随着依次关注自己躯体的各个部位，尽最大可能让自己感知所发现的各种感觉。

● 现在将自己的注意力集中于下腹部的感觉上，在自己吸气和呼气的同时，觉知小腹部感觉的变化，随着自己的呼吸体会这些感受。

● 在感知了腹部之后，将感知的焦点移到自己的左腿，伸直左脚，依次关注左脚的每一个脚趾，逐步好奇地去体验自己察觉到的每一种感觉，可能自己就会发现脚趾之间的接触，麻麻的、暖暖的，或者没有什么特殊的感觉。

● 当自己准备好后，在吸气时感觉或想象一股气进入肺部，然后进入腹部，进入左腿，左脚，然后从左脚的脚趾出来。然后呼气时，感觉或想象气体反向折回来，从左脚进来，进入左腿，通过腹部、胸腔，然后从鼻腔出去。尽可能连续地多做几次这样的呼吸，呼吸从上至下到达脚趾，然后从脚趾回来。尽管这样的操作有些难度，但只要尽量去做，放松地做，充满好奇地做，就行了。

● 在呼气并感知脚趾的时候，把自己的意识移向左脚底部——温柔地、探索性地感知脚底、脚背和脚跟。

● 紧接着，让感知扩展到脚的其他部位，如脚踝、骨头和关节。然后，再进行一次更深度的呼吸，指引它往下进入整个左脚，随着呼气，完全放松左脚，让感知的焦点慢慢地移向左腿，转向小腿、皮肤和膝关节等部位。

● 继续依次引导自己把感知和好奇心向躯体的其他部位进行探索——左腿上部、右脚趾、右脚、右腿、骨盆、后背、腹部、胸部、手指、手臂、肩膀、脖子、头部和脸。在每个区域里，最好能让自己用同样精细水平的意识和好奇心来探索当前的躯体感觉。当你离开每一个主要区域时，在吸气时把气带入这个部位，在呼气时又把气从这个部位撤回。

● 当自己感知到躯体某个部位的紧张感时，用吸气的方法让气进入这个部位，然后感知这种感觉。在呼气时，让气从这个部位导回，让自己体会到一种释放感和轻松感。

● 内心会不可避免地从呼吸和躯体部位游移到其他地方，这是完全正常的现象。当自己注意到这种情况出现时，应该逐步把已经转移出去的注意力再转回到自己的躯体部位来。

● 以这样的方式对全身进行"扫描"后，花几分钟把躯体作为整体知觉一下，能够体验到自己的呼吸以及气到达躯体的各个部位，并从这一部位返回排出体外的整个过程。这个过程正是自我感知的过程。

● 在"扫描"的练习过程中，如果发现自己有点昏昏欲睡，可以用枕头把头部垫得高一些，张开自己的眼睛或者坐起来练习，这样就会稍稍清醒一点。

4. 正念行走练习

正念行走也是正念练习的一种形式。它可以在行走中调节机体，但更为重要的是可以在练习中调节负性思绪，让自己处在一个宽松、和谐、专注的状态中，厘清自己的负面想法和情绪，激活自己正向的内动力。具体的操作步骤如下：

● 选择一条可以来回走动的道路，既可以是在室外，也可以选在室内。道路的环境应该安全而又僻静，可以避开被别人关注的自我杂念和外界带来的各种干扰。

● 站在道路的一头，双脚平行，与身体同宽。膝盖不要僵直，可以略带一点弯曲。两手臂垂直于身体的两侧，或者在身前或身后轻握双手。目光随意地看着前方。

● 把注意力集中到脚底，感受双脚的脚底接触地面时，以及自身的重量通过下肢传递到地面时整个躯体的感觉。可以先微屈几次膝关节，有助于清晰地感觉大腿和小腿。

● 把左脚跟慢慢地从地面提起，此时注意小腿肌肉的感觉。接着轻轻地提起整个左脚，并把身体的重心移到右腿上。当慢慢地向前移动左脚，在脚跟接触地面时，把注意力集中到左腿和左脚的感觉上。当左脚接触地面时，右脚跟开始离开地面，此时细细感受身体重心向前移到左腿和左脚上的体验。

● 当身体的重心全部移到左脚时，把右脚的其他部分也提起来并慢慢地向前移动。在动作的交替过程中，把注意力集中到腿和脚的移动变化中。当右脚接触地面时，注意力也随之移到右脚跟上。当右脚轻轻地落到地面上时，体会身体重心移到整个右脚的过程。此时，左脚跟又一次地提了起来。

● 以这样的顺序和方式，慢慢地从道路的一头走到另一头。当脚底接触到地面时，把注意力集中到此时的落地感觉，腿向前迈动时，注意力转到对腿部肌肉收缩的感觉。也可以把注意力扩展到任何其他方面或各个细微的过程。

● 当走到道路的另一头时，可以稍作停顿，然后慢慢地转身，把注意力集中到身体转向的动作中，然后继续正念行走。

● 在行走的过程中努力保持高度的注意力，目光维持向前直视，安稳、平和。

● 在行走中可能出现注意力的漂移，此时可以尽力把注意力拉回正念行走。如果思绪又多又散，感到十分烦躁，此时可以暂停一会儿，站在原地，保持双脚与双肩同宽的姿势，略微调整一下呼吸，直到身心平稳后，再继续正念行走。

● 这样的行走可持续 10～15 分钟，也可以再长一些。

● 在刚开始练习时，正念行走的速度会比平时走路的速度慢。但是经过一段时间的练习和适应，正念行走的速度能与平时走路的速度相仿。如果在练习时出现烦恼，行走速度可以加快一点，此时的注意力会打一些折扣，但还得保持注意力。在情绪平缓后，注意力和行走速度仍能恢复到自然状态。

● 行走的跨步可以小一些，无须低头看着自己的脚步，凭借感觉把握好步伐、节奏、速度。

以上的正念练习需要坚持，可以在多种正念练习中重点选择 1～2 个。目的是让自己的心静下来，专注到心理的自我调整中，排除杂念的干扰，全神贯注地投入抑郁与焦虑的系统调整。

三、行为实验

对于负性的规则，行为实验是一个能够自我实施的有效方法。对于一些规则你可能已经习以为常，但是它给你带来了很多日常生活的小麻烦，同时也由此使你产生心理压力和心理困扰。譬如，乘坐地铁时每次都要挤入第一节车厢，觉得这样做了，自己的一整天就会过得顺利安稳。对于这样的规则调整有一个前提，就是你能够感知到这个规则给你带来了心理压力，使你产生了焦虑和抑郁，你有了降低或消除心理压力的需要及动机。如果你想启动规则调整计划，不妨从以下的步骤尝试实施，这里以乘地铁的规则为例：

1. 聚焦需要调整的规则

适合用行为实验方法调整的规则或假设，倾向于有明显的行为表现，而且行为规则的指向比较明确，有自己的意向，但又有沉重的付出、心理压力及焦虑抑郁。这些规则自己心中有数，但周边旁人却无从知晓。需改变的规则在调整的操作方面应该容易实施，并能够检测到变化的结果。

2. 设计行为实验的过程

你需要发挥自己的想象力来构建一套行为实验的操作过程。你要跳出原来规则的束缚，就得挑战和改变原来的规则，但是原来的规则可能十分稳定，不易动摇，所以你可以设计一个小步调整行为的方案。比如，尝试乘坐第二节车厢，观察一天自己的境遇及状态。也可以随机进入地铁的任何一节车厢，体验换了车厢后自己一天的情况与乘坐第一节车厢之间的差别。应该安排一个日程表，并根据日程安排来执行。同时准备好评定及记录自己情绪状态等级的形式及方法。

3. 实施行为改变的操作

从实验设计到实验的实施是一个跨越，从想法到行动是一个考验。设计再好的实验也只有在实施中才能获得效果。刚开始用行动实验时确实需要有点胆魄，因为自我的改变会被自己认知及行为的定势所阻挠，成为一种反作用的阻抗。所以你需要克服这种阻力，抵御退缩，迈出调整和改变的步伐。以乘地铁为例，可以尝试进入其他的车厢，接受进入车厢以后自己的想法和情绪，甚至躯体方面的变化。此时此刻可能会有一点莫名其妙的不适应，这正是需要熬过难关的时刻。或许你会想得很多，会冒出许多假设，但是你还得坚持，因为这样的行为结果才能让你有依据来证实实验之后的效果。乘坐其他车厢是行为改变的一个环节，最终的目标是调整功能失调的规则及假设，去除焦虑、抑郁的情绪，让自己的心身得到调适。

4. 检测行为调整的结果

操作这一步一定要客观而不能固执，因为尊重实际的结果是心理行为调整的标杆。仍以乘坐地铁车厢为例，乘坐其他几节车厢后，需要仔细观察和评估当天的情况，此时的态度应该理性和客观，排除偏见及盲目。当乘坐其他车厢与乘坐第一节车厢没有区别时，应该认可这个现实的结果。然而也会出现一些情况符合了原来的规则，这很容易作为一种"伪证"来动摇你的行为改变。其实，坚持实验是抵御这种动摇的好方法。如果乘坐其他车厢在多数情况下一天的生活也是平静顺利的，就应该肯定这些结果。通过观察和体验大多数结果，证实了必须乘坐第一节车厢的规则是没有特殊功能的，于是便可以舍去这项规则。

5. 确定有效减压的规则

在建立新的规则来取代原来规则的操作上需要根据每个人的实际情况而定。有的是创建一个新的规则，有的是取消原来的规则，也有的可以是弱化原来的规则，这些做法都可以尝试使用。再用乘坐地铁第一节车厢的规则为例，改变为乘坐列车任何一节车厢都没有心理负担，已经是很成功的行为改变了。只要能够让自己的心情平静，降低了焦虑及抑郁，这样的结果就是一个进步。在尝试应用新的规则时需要跟进一个定位，即确定有效的减压规则。经过多次尝试，反复对照，就能筛选出一种有明显效果的方法来去除或弱化原来功能失调的规则。这是一种新的方法，也可以说这是一种"新规则"。总之，新的行为方式改变了使你产生心理负担的规则，你的心理压力减轻了，焦虑、抑郁消除了，心理状态变得有了弹性，生活质量得到了改善，这正是你在心理调整方面的成功。

四、问题解决

由于抑郁与焦虑往往都因社会生活中遇到了问题而引发，因此如何应对和解决问题便成了自己提升方法和能力的要务。掌握"问题解决技术"也是一种行为技术，当然其中也融入了认知技术的成分，学习和实施这一技术对走出抑郁与焦虑会很有帮助。问题解决技术旨在增进人们的社会能力，改善人际关系，应对社会问题，所以此技术应用的范围较广，同时对于行为问题的预防也有着积极的意义。

问题解决是指从认知、情绪、行为等方面进行改变的过程，通过这些改变，你能发现一些有效的适应方法来应对每天遇到的各种心理负担及困扰，尤其是处理人际关系方面的问题。在应对过程中，最重要的是培养独立应对问题的能力，而并非依赖外力的援助，在不断的实践中独立保持和巩固这些有效的应对能力。

所谓"问题"，指的是需要通过有效的反应及措施才能应对和解决的情况。在许多场合中，"应该的情况"和"实际的情况"之间总是存在着不对称的状态，而你的努力又难以得到两者统一的效果，这种现象就是冲突。冲突既不能只归因于个人因素，又不能单归因于客观因素，实际上这是个人因素和环境因素交互作用的结果。但是"问题"毕竟是客观存在的问题，它会给人带来压力和情绪反应，在承受解决问题的压力中又必须顾及现实的情况。

所谓"解决"，是指你需要通过有效的措施应对客观现实的问题。应对包括两个方面，既有有效的应对措施，处理问题的客观情况，又需要改变个人对问题的态度、看法及观念。这两种都不可偏移，需要相互结合，双管齐下。问题解决技术的具体实施可按以下 7 个步骤进行：

1. 基础安排

基础安排的要求就是你需要思考一个总体目标。一般总体目标的设定应围绕两个主题，一个是增进应对社会活动的基本能力，另一个是减少和控制你在解决社会行为问题时所形成的压力。你对干预方法应有一个整体的了解，这有助于你在操作中不至于迷失方向。

2. 问题识别

　　问题解决技术对你而言可能是一个十分陌生的内容，所以还得思考和整理一下你习惯的应对问题的模式。你有成功的应对方式，这是正性的应对，应该保留和沿用，但也会有不当的处理方式，这是负性的应对，需要避免和改变。以下是抑郁与焦虑患者常见的负性应对模式：

　　● 自责自己处理问题不当，认为自己总是存在着许多弱点和缺点，如心态紊乱、愚笨无知、能力不强、反应性差、时运不济等。

　　● 过分关注问题的发生所带来的生理上、情绪上、社会上、经济上等多方面的损失。一味夸大化地认定问题在不能得到解决时可能引发的灾难，为之心神不宁，焦躁不安，从不考虑问题有解决的可能性以及问题解决后所带来的收益。

　　● 对通过自己的努力能够解决问题的信心极其不足，不抱多大希望，认为对此问题的解决毫无可能，所以对问题的解决总是采取回避和否认态度，甚至于置之不顾，听之任之。

　　● 对他人的才能评价很高，认为只要得到别人的帮助就能够轻易解决问题。感到自己能力差，没有必要参与和投入，还是要靠别人来帮助处理。

　　在负性应对的另一侧还存在着积极的、正性的应对模式。或许你会忽视自己的优势，对自己的长处熟视无睹，不屑一顾，于是基本上没有正性应对的概念和勇气。其实，每个人都有自己正性的潜能，在应对各种问题时，也蕴藏着自己积极健康应对问题的内动力。应该解释清楚何谓是积极的应对方式，以下4种积极的应对你是否具备？

　　● 把日常生活中所遇到的问题看成人生道路上正常的、普遍的、总会遇到的社会现象。对于问题成因的考虑不要过于绝对化，如果是外界客观因素所致，虽然难以改变，但还是需要直面应对。如果确实是个人的因素所致，就要分析是认识的偏误还是行为的不适当引起的。应该认同自己的不足，要懂得人非圣贤的道理，要通过解决问题来磨炼和提升自己。

　　● 把问题解决看作一种挑战过程，是一个锻炼心身能力的良机。当问题得到成功解决时，成功的结果能起到增进自信心的作用。若应对失败，也不要气馁，不要看作大难当头，应该为努力后的失败过程感到欣慰，因为这是一种挑战，是人生的宝贵财富。只有找出了失败的原因，才能吸取教训，有重新取得成功的可能。

● 应该相信问题总有应对的方法，虽然每个人的能力有限，但"尽我所能"是一条铁的原则，只要竭尽全力，问题的解决就会变得顺利一些。

● 应该振作精神，即使在问题的解决中会出现一些阻抗，仍必须坚持全力以赴，尽量避免一时冲动或随心所欲。此时你很可能被外界的情况冲昏头脑，失去理性思考，行为中出现与目标背道而驰的感情用事，你应该振作精神，在解决问题之前必须深思熟虑，拟定计划，按部就班，逐步推进。在社会现实中确实存在某些十分棘手的困难问题，既去除不了负面的外因，又无法通过竭尽努力达到解决问题的理想效果。此时，还是需要调整认知，不要指责，也不要自负，要接受客观事实的存在，在时空变化之中等待时机和转机，这才是积极的态度。

需要指出的是在上述 4 种积极应对方式中，负性情绪因素很容易成为绊脚石。良好的情绪控制有助于积极的问题应对，而消极的情绪、非理性情绪是成功应对的干扰，比如意气用事、目空一切、随意夸张、低迷退缩、畏惧逃避等。稳定的情绪能控制应对的正常状态，而稳定的情绪需要依靠调整认知得以实现。同时应该调整不合情理的行为目标，这样你就不会操之过急，也不会萎靡不振，就能以饱满的精神和平和的态度来应对问题。为了稳定情绪，你可以同步配合放松、沉思、音乐、运动等辅助训练方法。总之，良好、稳定的情绪有利于问题的积极应对。

3. 聚焦问题

摆在患者面前的问题往往有一大堆，而且错综复杂，因此聚焦问题是一个不可疏漏的重要步骤。你应该再一次复习"问题"的定义，即目前的实际情况与所要求的理想情况之间存在的差距及不平衡。解决问题就是要找出缩短差距及不平衡现象的途径和结果。因此，你需要完成一个关于设定目标的作业，内容包括两点要求：第一，写出具体而明确的总体目标；第二，不切合实际或无法达到的目标不能作为总目标。

当总目标确定以后，你需要在一大堆问题中根据总目标的要求找出最主要的问题。因为最主要的问题，是诸多问题的起源，会牵连和涉及其他诸多旁系的小问题。如果主要问题得以解决，其他的小问题就能够迎刃而解。

对于应对带来严重心理压力的大问题，你必须把握一个关键点，这就是你的精力应该集中投向哪个方向。是把精力直接投向解决问题，还是投向因问题而引发的情绪反应。如果是投向解决问题，则需要努力改变产生问题的客观因素，当负性的外界因素消除了，问题自然就得到了解决或缓解。但在这种情况中有时并非真正意义上的负性客观因素的彻底消除，而是通过认知调整降低了自己的需求，使主客观要求之间的距离发生了改变，缩短了差距，间接地调整了负性外界因素的阻力，问题也就随之得以解决。在通过人为的方法肯定无法改变客观因素的情况下，解决问题的精力就需要投向因问题而引出的情绪反应，这同样能够达到减轻或消除问题所致的巨大精神压力。你必须有一个清晰的估量，在现实社会中不可避免地存在一些特别棘手的问题，一味将精力投在改变外界客观因素，不仅纠缠难解，而且容易使你产生更严重的心理压力，这是得不偿失的策略，应该避让。你也许会提出是否能将这两种应对方法双管齐下地使用，虽然这不是绝对不可取，但在通常的实践中有条件实施此方法的情况并不多，你千万不要随意地高估自己的实际能力。

4. 寻找新的解决途径

为了有效地达到解决问题的目的，想方设法寻找新的解决途径是一个必要的步骤。其实寻找新的、可行的解决问题的途径并不简单。许多患者以为脑子中冒出的一个新方法就是好方法，或者换一种方法就是可行的方法，其实都不然，要找到一个有效的新途径绝非轻而易举，得花大力气才行。

在寻找新的解决途径时你需要把握 3 个原则，这就是面广量大、暂缓评价和推陈出新。

● **面广量大**：若想出的解决问题的途径及方法越多，能够获得可行的好方法的概率就越大。做到量越多越好，面越宽越好，质越新越好。不要受老的条条框框束缚，即使在你觉得实在想不出时，也并非绝对没有潜力可挖，休息一会，或许还能够想出一些新招。

● 暂缓评价：你在设想解决问题的方法和途径时，不要同时考虑这些方法是否可行，能否有效。这样既会分散你的注意力，又会约束你思维的展开。应该明确你当前所要做的就是充分发挥想象力，海阔天空地进行设想，有关对方法的评估需要暂缓进行。

● 推陈出新：即使你想出方法的种类很多，范围很广，也很容易习惯性地陷入老套路，想出的对策和方法都大同小异、含糊笼统，貌似经典，其实无从着手。因此在设想解决的方法和途径时，要有创造性、拓展性的思路，老的习惯方法不要放弃，新的创新思路也要大胆设想，这样想出的办法就能做到不拘一格、推陈出新。

5. 做出决定

接下来你需要对已想出的方法和途径进行归类、分析、比较、筛选、聚焦和定格。所谓最好的方法，有一个很实在的基本要求和标准，就是能够最大限度地解决问题，同时在精力和时间的代价付出方面要做到尽可能地降低。

要做出决定时，首先，你应把已经想出的各种方法和措施整体审视一遍，把显性和潜在危险性大、客观条件要求过高、超出个人现实能力的方法筛选排除。其次，你应预估每个解决途径可能产生的结果，预计可能获得的正性积极收益以及可能产生的负面消极损失。这些正反两方面的考虑既包括近期的，也包括长远的影响，既包括个人的，也包括社会关系的因素。你可以尝试用列表的方式把利弊进行分类列项，有利于一目了然地进行聚焦。

下一步就是要对每一个解决问题的方法及途径进行理性的评估。评估有以下 4 个标准：

● 问题解决的程度。

● 个人情绪的稳定性。

● 精力及时间方面所需付出的代价。

● 有关个人社会关系方面的得失。

在对这 4 个标准的操作中千万不能生搬硬套，还得对每一项标准进行仔细琢磨，万万不可粗枝大叶。对每一个方法有了整体的评估以后，你还得仔细想一想此方法究竟是否可行，在实施方法之前是否需要再收集一些补充信息，所实施的方法是单独采用还是和其他方法联合使用等。总之需要遵循一个基本原则，即尽可能地解决最大的问题，尽可能地付出最小的代价。

6. 问题解决的执行及鉴定

问题解决的执行过程可以分为 4 个步骤：

● 解决方法的实施：问题解决从想法到付诸行动是一个艰难的过程，因为在此过程中会遇到许多阻力和困难，其中包括患者个人能力和经验的缺乏、情绪方面的波动、动机及动力的动摇。因此，你在实施中应保持锲而不舍的精神，不要退缩气馁，不要灰心丧气，不要半途而废。只有坚持行动，才能够保证解决问题。

● 自我监察及评估：自我监察就是在解决问题的过程中观察自己的行为表现，观察问题解决的进程及效果，内省情绪波动及变化的情况。

评估的方法不能搞虚拟的大概印象，而是需要通过规范的定性或定量工具及指标进行客观的评估。有时还需要进行精细的分析，需要标准化的随机抽样，进行数理统计，通过科学的比较才能得出客观的结论。

● 自我激励：问题解决取得一定成效时，自我激励就十分重要。你应不断地自我肯定，自我赞赏。要鼓起勇气，再接再厉，保持实干精神，把问题解决得更加满意，使设定目标和实现目标的差距更加接近。

● 失败的返工：如果问题的解决并不满意，实际得到的效果和原先设定的目标差距太远，在这种情况下，中断问题解决，放弃问题解决都是不可取态度。相反，你必须查找出现问题的原因，进行返工。也就是说，应该再回到第一阶段，重新按照顺序再一次进行操作。如果能找出差错的原因，则进行调整和更正，想方设法提高问题解决的实效。即使出现节节败退的势态，你也要全力以赴地积极应对并寻找失败的原因。根据你当时的实际情况和状态，重新调整界定问题的范围，可以把大问题调整为小一点的问题，然后根据步骤实施解决。

7. 效果的巩固及拓展

当问题解决获得良好效果时，所获得的成果尚存在稳定性的问题。成功的效果需要巩固，需要拓展，这才是问题解决的终极结果。为此，你需坚持发挥良好的态度和勇气来稳定情绪和行为表现。客观评价你在对待问题方面的理性认知能力，激励自己保持这样的认知水平，在问题解决方面提升内在的功力。同时，你应把从问题解决的过程中所学到的知识、实践的体验、操作的经验拓展到对待日常生活中的一些普遍困难及问题，在人际关系问题、家庭问题及其他社会生活的各个领域都能举一反三地运用，使你的生活能力及生活质量都得到提高。

五、分级暴露

对于社交焦虑，分级暴露是很有实用价值的行为调整方法，此方法也可用于场所恐惧和一些特殊恐惧。分级暴露的具体操作可以分为以下步骤：

1. 设计分级暴露计划

你可以根据自己的实际情况设计一套完整的分级暴露计划。在设计计划时需要把握 3 个要点：

● 明确暴露的现实对象。暴露的对象无论是人物、场所还是特殊事物，都应聚焦到一个集中的范围。对象必须单一、具体、真实。

● 细分不同程度的焦虑等级。为自己建立一个"社交焦虑程度等级表"，这是根据你对人际交往中的主观焦虑程度，在 0～100 分范围之间评分。0 分相当于没有恐惧，而 100 分为极度恐惧。

下面举个例子，供你在划分焦虑等级的操作中参考：

在校大三学生董某，很少与别人交往，避免在公众场合与别人有目光对视，害怕在别人面前表现出尴尬、不自然、失控、出丑。平时在教学楼、食堂、会场、图书馆、学生公寓，他总是低着头走路，上课总是坐在教室最后一排的靠边座位。与同寝室同学的话语也很少，不少同学都觉得他的行为有些怪异，但也搞不懂其所以然。董某的内心有一些深层次原因，他认为自己眼角的余光有问题。他不敢正视别人，却总是用余光关注着别人的目光及脸部表情，害怕别人会发现自己用余光看人。一旦真的发现了别人也在注意自己的眼神，他就会立刻出现心悸、胸闷、脸部抽搐、表情失态、全身震颤、直冒冷汗等一系列反应。董某不仅害怕自己出现失控的状态，而且惧怕当自己在用余光观察别人时，别人又会受不了他的余光影响，引发别人不自然的表情。别人会感到莫名其妙，甚至快速离开。

董某在焦虑等级划分中，细分了 10 个等级。

社交焦虑程度等级表

编号	焦虑事件及情境	焦虑评分
1	一个人单独在教室里。	10
2	我坐在教室里，有几位同学进来。	20
3	我坐在教室里，有几位同学坐在周围。	30
4	我坐在教室里，有几位同学坐得很近。	40
5	我坐在教室里，有同学开始注意我。	60
6	我坐在教室里，有一位有点熟悉的同学坐到了我的旁边。	60
7	我坐在教室里，我的座位周围都有同学。	70
8	我坐在教室里，我的周围坐着许多同学。	80
9	我坐在教室里，有几位同学正在注意我。	90
10	我坐在教室里，有几位同学在注意我，其中有一位已经离开了座位。	100

● 为自己制订分级暴露的具体过程。明确具体实施分级暴露的步骤，要做到可操作、易执行、有效果、免反复。由于需暴露的对象不同，对暴露内容的焦虑等级分级需要根据自己的情绪承受度而确定。

2. 实施分级暴露

当你完成了焦虑程度分级表后，便进入了实施分级暴露的行为操作环节，你在实施中需要把握以下要点：

● 在操作暴露之前可以适当进行放松练习，让自己的情绪趋于平稳、松弛，这有利于减轻进入实景中的焦虑或恐惧。在实施暴露中你首先应选择自己焦虑或恐惧程度最低的情境，如果你感到自己的焦虑一下子提升到难以承受的状态，说明你配置的焦虑程度等级可能太大。你可以暂缓一下，考虑将等级的跨度做一定的调整，调整到自己能够承受的一定压力下。

● 当你暴露在恐惧事件及情境中，心理压力也会随之上升，此时你需要相信你有一定的承受力，并对自己能坚持暴露在一定等级的焦虑状态中予以肯定。适当的转移注意力是减轻这些压力的有效方法。你需要在一定等级的焦虑或恐惧中维持一些时间，以达到能够接受和适应这种焦虑或恐惧的状态。

● 当你能够适应较低等级的焦虑或恐惧情境时，你便可以进入高一等级的焦虑或恐惧情境。这对于你是一种挑战，你需要接受这样的挑战。尽管在挑战中你会感到不适应，但是这种不适应就是靠你的情境暴露来获得缓解和消除。维持暴露在一定等级的焦虑或恐惧中，是你的收获和成功。如果你能够适应这一关，也就意味着你已具备了再提升一个台阶的条件，可以考虑进入高一级的焦虑或恐惧情境。每一次对于焦虑程度增加的情境提升过程，应该顺畅，而不能勉强，更不能强求，只有在低一级焦虑或恐惧的暴露中得到充分稳定的效果后才能进入升级的过渡。你不能急于求成，也不能想当然地操作，每一级焦虑等级的划分是由你自己主观设定的，但是在实际的操作中你会发现，暴露在不同等级的焦虑情境，自己的适应时间并非平均或等同。你可能在某一个焦虑等级的暴露时间会长一些，这是允许的，是合情合理的，你努力坚持的态度和时间正是你能够跨越这道坎的基本条件。

● 分级暴露的整个过程是循序渐进的过程，是不断适应和习惯的过程，是坚持挑战自我，沉浸到不同程度焦虑或恐惧状态的过程。分级暴露的最终目标是你能够适应最为焦虑或恐惧的情境，而不再惧怕和回避。其实取得分级暴露成功很不容易，或许在分级暴露过程中会出现暂时的小幅度退步或挫败，你一定要挺住，要坚持完成整个暴露过程，哪怕需要多花一些时间。

在分级暴露的过程中，你必须注意要避免一些习以为常的"安全行为"。所谓的"安全行为"是指在长期应对焦虑或恐惧时，情不自禁采取的一些缓解焦虑和恐惧的行为。比如患者把手指放在嘴边，不停地弹手指，咀嚼口香糖，站立时重心移位或手里摸着手机等。这些行为能有意无意分散你的注意力，从而产生安心和平静的效果。在进行分级暴露的练习时，你应该避免这些不自觉的"安全行为"，因为这些小动作是降低你暴露效果的干扰因素，会直接影响分级暴露操作的效果。

六、意象技术

在对抑郁、焦虑者众多的非药物治疗及巩固疗效的康复方法中，有一种"意象技术"，也是被国内外认可的一种有效方法。

意象是人头脑中保持的关于外界事物的影像，又称心象或形象化，是外界事物刺激人体感官所产生的形象性记忆。意象是我们最基本的语言元素，我们所做的一切铭记过程都是通过图像形式转换而来的。当我们回忆往事时，都先是勾起图像和影像，而并不是通过说话的语言形式。图像不局限于视觉，也可以是声音、味道、气味或其他感觉。意象是心灵的语言，是人们头脑中孕育成形的，灌注了一定的思维及情感形象。它能够显示本质，但不是概念。它保留了具体可感的特点，但又不是表象，而是感性与理性、现象与本质、情感与认识相统一的形象。

在古今中外的文化中，意象一直被认为是一种具有治疗效果的方法。从古埃及人、希利尼人，到亚里士多德和希波克拉底，都认为大脑中的图像能释放一种精神力量来激发我们机体的各个部分。所以，如果我们能够学会引导和控制脑海中的图像，就可以帮助机体进行自我修复。

现代医学研究证实意象具有强大的心理和机体的减压作用。意象能使大脑释放化学物质，产生镇静、降低血压、平稳心率、消除焦虑等作用。大量研究发现，意象技术能使全身放松，可以治疗抑郁障碍、焦虑障碍，也可应用于治疗慢性疼痛、高血压和胃、结肠痉挛等躯体症状。一些学者在对意象的研究中发现，意象能够增强人们的免疫力。研究人员发现，当试验组对象想象他们的免疫系统变得十分有效，结果他们的自然杀伤细胞活性真的有所增加。而自然杀伤细胞是免疫系统的重要组成部分，它们可以识别异常细胞、肿瘤细胞和其他入侵的有害物质。抑郁、焦虑患者的免疫力往往明显下降，很容易患其他的疾病。研究发现，可以通过引导想象来提高白细胞中的中性粒细胞功能，更加有效地预防细菌和真菌感染。在另一项研究中，一群抑郁、焦虑患者使用意象练习一年后，机体的自然杀伤细胞活性和一些其他的免疫功能都获得了显著的改善，他们的沮丧、焦虑、疲劳和不适等症状都随之得到了改善，显著提高了这些患者的生活质量。

以上提及的都是意象技术对机体有益的一面。实际上，在我们的日常生活中大脑中会不自觉地浮现各种图像。据估计，一个人每天在脑海里会闪烁出一万个以上的图像，而且至少有一半都是负面的图像。因此，我们客观上有意无意地被负面的图像影响着。最常见的意象是担心，我们会出现许多担心的图像，这使得我们心神不宁。抑郁、焦虑患者更是如此，一些负面的图像使得患者每天都被无形的意念影响，使机体处在一种不良的状态之中。因此，抑郁和焦虑患者掌握和练习意念技术就显得更加有必要。主动以美好的、强有力的、积极的意念来覆盖负性的意念，这正是抑郁、焦虑患者需要努力去做的功课。

学习基本的意象技术并不困难，几乎每个人都能成功地使用意象技术，但是需要耐心和毅力，持之以恒，反复练习，这样才能奏效。

在意象练习中需要重点掌握以下要领：

1. 构建图像

图像很重要，因为在意象中需要活灵活现的图像。图像的构建最好与自己的心理状态相吻合。比如想象自己健康机体内的细胞时，细胞的形态是丰满的，边缘是清晰的，细胞内充满着细胞液，细胞核在其中间，形态十分完整。如果想象自己的情绪，可以想象自己处在一个十分悠闲、宁静、舒适的环境中享受大自然的美好，也可对自己向往的情景进行想象，似乎已经实现、已经成功，并正陶醉在胜利的喜悦之中。

你所构建的图像不必拘泥于机体的生理图片，可以根据自己喜好来设定图像的内容。有的患者会把抑郁、焦虑想象成一些小青虫，迎面飞来的一群小鸟很快地把这些小青虫都吃掉了。只要对于图像有熟悉感、真实感、确信感、亲和感，这些图像就能够作为意象的材料，用来进行想象操练。

2. 配合放松

在进行图像想象的同时，如果能联合一些放松技术，效果就会更好。当你的全身处在放松的状态时，思绪就变得更加随意和自如，就像白日做梦一样，不需要意识控制就能使自己进入一个身临其境的情境之中，让自己内在的力量迸发出来，以强大的心身状态来战胜病魔的桎梏。放松时需要解开紧绷的服装，脱下鞋子，静坐在躺椅或舒适的椅子上，可以闭上眼睛，也可以把屋内的光线调得黯淡一些，再平稳地做几次腹式呼吸，然后进入一种松弛的状态。此时便可试图把自己引入某一个场景，开始进行意象练习。一开始最好想象进入一个自己曾经有过美好体验的场景，可以是草坪、花园、海滩、山坡，也可以是自己设定的一个特殊的、安全的、没有任何干扰和伤害的平静境地。一般想象的最好是一个稳定的场景，不需要在多个场景中不时地进行切换。

3. 填色练习

当自身已经处于十分松弛的状态后，可以闭上眼睛，再用手掌遮盖眼睛，此时你能够体验到的是眼前的一片黑色。然后开始试图让色彩填充自己的整个视野，当选择一个情景时，此情景就会开始变得绚丽夺目，你能够从色彩中找到一份宁静，从情景中能够体验到光明和力量。此时再可试图呈现一些动态的画面，把自己战胜抑郁、焦虑的目标想象成一种动态画面的经历过程。临床实践证明，这些想象的效应能够转换成为现实的效果。

4. 掌握时间

在意象练习的时间方面，最初你每天做 15～20 分钟，以确保在学习和练习中做得准确和得当。当你已经完全掌握了意象的整个操练过程，使意象变得更加熟能生巧，舒适随意，意象练习可以改成一天一次，每次5分钟左右。这种简短的练习同样能够达到辅助治疗和心身康复的临床效果。

本周自助小结

本周的自助调整进入新的阶段，你需要操练和获得一种专注的状态，这就是正念。你学习了正念的概念，知道整个自助心理调整过程都需要沉浸在一种专注的状态之中。正念对你来说是一个很新的概念，它源于古代，应用于当下的行为调整，尤其是针对焦虑和抑郁的心理减压。通过学习你才明白，在很长一段时间里自己被思维的行动模式所困扰，你满脑子在想怎么对付各种事物，想得很累，也没有实效的行动，结果是身体和心智都负担很重，充满着焦虑和抑郁。现在你开始尝试用思维的存在模式来把控自己的思绪，从纠结在过去和未来中走出来，使自己进入临在状态。确立不评判、耐心、谦逊、信任、淡定和放下的正念基本态度对你来说会有一定的难度，但是这正是重新认识自我的一种策略。你根据指导练习正念，在练习中感悟到怎样让自己进入一种非常特殊的专注状态，无论是坐、站、躺、走路都可以获得这种状态，使你的全身松弛，心情平和，这种状态十分有利于你的心理调整。培育正念是一个需要花时间，练耐心以及坚持的过程。刚开始时获得正念体验的时间可能很短，这是初练者的常见现象。随着坚持练习，你的正念体验时间会延长、持久和真切。如果你能事先进入正念状态，然后启动自我心理调整操作，定会事半功倍，获得更为顺利的收益及进展。

行为实验是一种倾向挑战负性规则的行为调整。当你被负性规则束缚时，就会生活在焦虑之中，当你有限的时间和精力被负性规则消耗殆尽时，抑郁的情绪也随之被激活。通过行为实验方法，你能够被实验的真实结果折服，于是就不必固守那些条条框框及苛求的规则，让你轻松了很多。

你比较系统地学习了问题解决技术。以前你可能对"问题"和"解决"的含义都有些模糊，有自己的理解和解释。其实这是一种认知行为的调整技术，通过对 7 个步骤的学习，你对如何解决面临的各种难题有了处理的技术框架。这个技术需要反复操练才能熟能生巧，达到切实的效果。

分级暴露是这周学习的又一个重点。这是一个操作性特别强的行为调整方法。即使你对自己的焦虑列出了焦虑程度等级表，当你根据制订的等级进行行为暴露时，也会遇到层层困难，因为这是一种自我挑战，是一种决心、勇气和毅力的考验。每提升一级暴露，都是一个艰难的检测承受力的过程，当然，能成功闯过一个暴露关，就是一个阶段性成功。

你又开始尝试运用意象技术来调节自我的情绪状态。这个过程并不复杂，但是需要想象力，从意象入手，掌握构建图像、配合放松、填色练习等步骤进入一种特有的意象状态，从而帮助自己去除抑郁和焦虑。

行为调整的最终成功，都是在每一步成功上叠加而成的总体成果。行为调整是心理调整的组成部分，你需继续在行为调整方面下功夫，这同样也能促进认知的调整，消除抑郁与焦虑的效果正是在认知和行为调整交互实施中逐步得到显现。

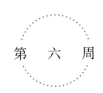

第 六 周

实施睡眠困扰的非药物自助

你的心理自我调整已经进入第六周,本周的重点是调整抑郁与焦虑导致的睡眠问题。从本周起,你会走出关于失眠的误区,开始实施睡眠困扰的非药物自助,把睡眠调整的操作与认知行为调整的内容结合起来。

一、了解睡眠困扰与抑郁和焦虑的关系

抑郁障碍最常见的睡眠困扰是睡眠维持困难及早醒，但是也有不少人表现为过度睡眠或嗜睡状态。虽然这两种睡眠状态看上去截然相反，但都是抑郁的重要症状，通常大家容易忽视后一种情况。其实抑郁的人群还有许多其他的睡眠障碍情况，如深睡眠减少、浅睡眠增加、做噩梦增多等。抑郁不仅会影响你的睡眠，而且会影响你的思考、行为和社交方式。由于处于抑郁状态，你会感到无助、绝望、丧失生活的乐趣。

焦虑障碍的人表现为持久、过度、不切实际并无法控制的担心、紧张和不安。在睡眠困扰中的突出表现是入睡困难，有睡意时却迟迟睡不着，需要好几个小时才能迷迷糊糊入睡。焦虑的人通常伴有各种躯体方面的反应，如脸部紧绷、眉头紧锁、眼皮抽搐、眼圈发黑、脸色萎黄、胸闷心悸、全身虚汗、口干舌燥、喉咙哽塞、呼吸短促、肌肉绷紧、胃部痉挛等。

抑郁与焦虑导致的睡眠问题并不是偶发的、暂时的，而是持续的、慢性的。因此，睡眠的困扰便成了加重抑郁与焦虑的强化因素，形成了一个恶性的循环圈。如果你已经处在这种循环状态之中，是否考虑要走出这一怪圈？怎样做才是调整和摆脱这种困境的好方法，这里给你一个清晰的答案，就是改变你对睡眠困扰相关的想法与行为。

二、了解睡眠紊乱的相关知识

为了了解睡眠的紊乱，这里先介绍一些关于睡眠生理的科普知识。人的一生约有三分之一的时间处于睡眠状态。睡眠是人类生命活动基本的生理需求，睡眠障碍会直接影响人们的身心健康。根据睡眠过程中脑电图、肌电图和眼电图的变化特征，可将睡眠分为"非快速眼动睡眠"和"快速眼动睡眠"两个过程。非快速眼动睡眠又分为四期，在这个睡眠过程中，人体的内脏神经活动占优势，机体的心率减慢，血压降低，胃肠蠕动增加，基础代谢降低，大脑总的血流量较觉醒时减少。在快速眼动睡眠过程中人体全身的肌肉张力进一步下降，肌肉完全松弛，机体进入更为深沉的睡眠状态。在此期间若被唤醒，有80％的人会报告正在做梦。

成人在入睡以后首先进入非快速眼动睡眠，然后再转入快速眼动睡眠，形成一个睡眠周期，这个周期的时间为 90～120 分钟。通常成人每夜有 4～6 个周期，两种睡眠状态相互连接，周而复始。一般情况下，在整夜的睡梦中，非快速眼动睡眠占了 75％～80％的时间，而快速眼动睡眠只占全部睡眠时间的 20％～25％。但是，快速眼动睡眠对于人的睡眠质量至关重要，此睡眠时间充足，醒后才会有"今天睡得很好"的感觉，否则虽然睡了一个晚上，但醒来会感到今夜没有睡踏实。人们醒来时往往处在快速眼动睡眠，同时又在做梦，所以清晨就会有从睡梦中醒来的现象。这里需要指出一个容易被大家误解的情况。人们只有处在快速眼动睡眠时才会做梦，所以即使进入这个睡眠状态都有做梦的现象，整个晚上也最多做 4～6 个梦。睡眠中人们无法记忆和储存前一个周期所做过的梦，大家醒来时所留在记忆中的梦境内容仅仅是苏醒前快速眼动睡眠中所做的那个梦。由于梦的现象十分复杂，很多现象还处在研究和探索之中，因此不能随意地去解释和演绎有关睡眠中出现的各种特殊状态。

抑郁与焦虑障碍通常伴有睡眠的紊乱，这是一个心身问题，也是一个行为问题。睡眠障碍给人带来的痛苦和生活作息的干扰，往往是一个慢性的过程、一个煎熬的过程、一个消耗的过程。处在抑郁与焦虑状态的你一定要了解睡眠紊乱的相关知识，如何实施非药物治疗的调整，消除一些理念及方法中的误区。

睡眠失调是抑郁与焦虑的特征性表现之一，80％～90％的抑郁状态者伴有睡眠失调。抑郁与焦虑人群的睡眠失调有以下特征：

1. 难以入睡

入睡困难是一个很揪心的问题。到了该睡的时间，躺在床上，也没有其他干扰，就是睡不着，在床上翻来覆去，还是没有睡意。自身开始变得十分敏感，周围的声音、家人的动静、微弱的光线、飘入的气味都变成了放大的刺激，使人心神不宁，十分烦躁。此时会有起床的想法，做一些无关紧要的事情来打发时间，如看手机、玩游戏、看电视、看书等。然而，若真的起床活动了，人会变得更加清醒，哪怕玩到全身非常疲倦，再次上床睡觉，还是难以入睡。入睡困难多发生在焦虑障碍的人群之中。

2. 醒得很早

"早醒"即比平时习惯苏醒的时间明显提早的觉醒，早醒虽然没有确切的时间范围，但最多见的是后半夜 2 点钟到 4 点钟之间突然醒来。这种觉醒没有外界因素的刺激干扰，也不是自己的身体不适所致。当从睡眠中醒来后，脑子显得十分清晰，再次入睡的睡意会莫名地消失。

3. 困而不睡

一般在早醒以后虽然身体感到很疲劳，也许有再入睡的愿望，但难以再进入深睡眠。于是便出现了不由自主地东想西想，想过去、想现在、想将来，思绪内容繁复，没有目的、没有条理、没有结构，也没有结果。胡思乱想可以一直持续到天亮。有时睡眠困扰者也努力控制不去想，但效果微乎其微，只能无奈地躺在床上翻来覆去。这种滋味十分难熬，十分痛苦。

4. 睡睡醒醒

有的早醒以"睡睡醒醒"的状态出现。醒后要过些时间才能再次入睡，间隔时间在半小时至一小时，在此期间处在迷迷糊糊的状态，即使好不容易能再次入睡，睡眠也很浅，有时在浅睡中又会突然醒来。甚至整个后半夜都在"睡睡醒醒"中度过，为之感到十分烦扰。

5. 白天恍惚

很多有过早醒经历的人都会体验到连续的早醒对心身状态的严重影响。一般认为晚上睡不好的人白天会显得很困，会有补偿性的睡眠，但实际上却恰恰相反，欠睡的人白天还是没有睡意，而是处于恍惚、疲劳、懒散、不适、烦躁的状态之中。早醒不仅是抑郁障碍的一种特征性症状表现，也是监测抑郁障碍好转过程或出现反复的一个有价值的指标。

判断一个人是否处于抑郁状态，半夜早醒往往是一个重要的提示性症状。什么时候醒来可称得上是早醒呢？一般认为，从夜里进入睡眠后到次日清晨大家都该起床的这段时间内醒来都算得上是早醒，但是最为常见的早醒是指在后半夜的 2 点钟到 4 点钟醒来，就再也睡不着。如果因小便急而醒来解尿，解完后上床又能很快睡着，这样的醒就不属于早醒的范畴。有早醒体验的人都有相似的感受，即在睡着一段时间后就莫名其妙地突然醒来，变得很清醒，想再入睡却没有睡意。随后便是浮想联翩，有的是回忆，有的是推测，有的是围绕某个内容反复思索。

总之脑子里胡思乱想，乱哄哄一片，此时人会出汗，心情会烦躁，然后苦苦地等天亮。如果天天如此，早醒会搞得人精疲力竭。

有早醒的人睡眠时间肯定不足，次日就会感到疲乏、混沌、心烦、意乱、注意力不集中、办事效率低等不佳状态。长期早醒的人还会出现躯体方面的不适，如心悸、胸闷、腰酸、腹胀、纳差等。由此便构成了"睡不好，吃不香，做不动"的恶性循环，对人的心身健康带来严重的压力。

如果反复出现早醒，同时又有情绪低落、精神不振、兴趣下降、空虚无聊、悲观消沉、注意力涣散、犹豫不决、激情消失、容易激怒等症状，这说明自己已经处在抑郁状态或是患了抑郁障碍，同时这也是评估自己抑郁障碍严重程度的一个指标。

治疗早醒，应该从抗抑郁入手，这样才能从根本上消除早醒的病根。可以运用一些非药物的助眠方法进行干预、练习，同时也可以联合使用一些抗抑郁、抗焦虑和催眠等药物。俗话说，一夜不睡，十夜不醒，这正说明调整失眠存在一定的难度，需要有一个过程，也需要有一定的耐心。入睡困难和早醒是心身健康的大问题，入睡困难是焦虑的一个信号，早醒是抑郁的一个信号，切莫掉以轻心。

大多数患有抑郁与焦虑的人伴有睡眠方面的问题，这不是一个小问题，在排解抑郁与焦虑中是一个不能忽略的重要内容。其实，在着手自我调整心理问题时就应该同步调理睡眠问题。

对于睡眠的调整主要分为两大类，药物调整与非药物调整。在此重点指导非药物治疗的自我调整方法。

三、整理对失眠的负性想法

你可以静下心来思考一下，是否存在一些对睡眠的负性想法，正是这些想法使你产生了对睡眠的无形负担和压力。比如：

"昨夜我似乎没有合过眼。"

"如果没有睡足 8 个小时可怎么办。"

"失眠一定会搞垮我的身体。"

"为什么我上床就没有了睡意。"

"到了晚上我对床就有一种恐惧感。"

"昨晚没有睡好，今天怎么投入工作。"

"不吃安眠药我肯定无法入睡。"

"怎么半夜又醒了，接下来可要睁眼熬到天亮。"

当你准备上床睡觉或者半夜醒来时，自然而然地冒出这些负性想法，你便进入焦虑和沮丧的状态。这些负面想法的出现，又会激活你躯体的反应，出现胸闷、心悸、气短、出汗等。此时，肌张力增加、脑波速度提升，从而开启了机体的觉醒系统，压制了睡眠系统，于是就构成了整夜的失眠。

负面的睡眠想法有很多内容，每个个体的想法既有差异，又有雷同之处。主要的共同特点是：第一，这些想法是不由自主地冒出来的，这也就是我们前面提到过的自动想法，你可能没有意识到想法已经出现，而且已经对你的睡眠产生了负面的影响，这种影响不仅是心理层面的，也包括躯体方面的反应；第二，你以为你当时冒出来的对睡眠的想法合情合理，其实是曲解的，功能失调的。如果你不认真地去整理这些想法，不重新思考，不进行调整和重构，那么这些想法会一直成为你睡眠障碍的维持因素。

建议你在状态好一些的时候，回忆一下入睡前、半夜早醒及失眠后白天的 3 个时段中所冒出来的想法。可以为此做一张纸质记录表，把每天出现的想法记录下来，也可以记在手机的记事本或备忘录中。记录的内容积累达到一定数量时，你可以进行归纳整理，把重复度高的想法条目列出来，你便可以看明白哪些高频度的想法是影响你睡眠的突出干扰因素。

四、澄清对失眠的一些误解

对失眠的曲解认知需要进行重构，很多失眠者对待失眠都存在不少误解，所以在重构认知的操作之前需先给你提供一些有关睡眠的重要知识，澄清一些平时对睡眠和失眠的误解，这样有利于你重构睡眠认知过程的畅通。

1."每晚一定要睡足 8 小时"的说法有误

你是否也有这样固定的想法，如果每晚没有睡足 8 小时，就会影响第二天的效率，睡得越多，精神越好。其实，每个人的睡眠需求各有差异，有调查研究表明，约 20％的人每晚的睡眠时间不超过 6 小时。大多数成人虽然没有睡足 7.5 小时，但第二天也能精力充沛，状态良好。你想到自己的睡眠若没有达到 8 小时，那么第二天就会精神面貌一团糟、昏昏沉沉、效率低下。其实这种想法对你是一个焦虑的刺激源，让你总是担忧若睡眠不足 8 小时，第二天如何去应对。如果你每天早上是自然醒的，你在周末很少睡懒觉，在参加一些无聊活动时也不会打瞌睡，那么你应该很自信地告诉自己，你的睡眠是足够的。睡眠一定要满 8 小时，并不适合所有人。

2. 失眠的人会低估自己的睡眠时间

当你出现失眠时，或许你会对别人说，昨天我整夜都没睡着，甚至还认为自己连续几夜没有睡了。这样的感觉是否确切？很多研究结果表明，失眠的人会对自己客观的睡眠时间估计有偏误，他们中大多数是低估了总的睡眠时间，一般会少算 30～60 分钟。

产生这种误判的原因主要有两个：一方面，失眠的人会把浅睡眠误认为是清醒状态，由于浅睡眠状态是从觉醒状态向睡眠状态的过渡，因此即使已经进入浅睡眠，自己也很难觉察。如果这种状态维持不久便醒了，就认为自己一直处在觉醒的状态，而忽略了曾经有过的片段性浅睡眠过程。另一方面，处在焦虑、担忧和不愉快情绪的失眠者若躺在床上难以入睡，他对时间流逝的判断会有偏差，会觉得时间特别漫长。这种在床上受煎熬的状态会很痛苦，于是便产生了一个误解，对失眠的时间估计会大于实际的情况，这样就给自己带来了更大的心理压力。

3. 对睡眠不足所产生影响的放大

"睡眠不足会给人们的生活会带来巨大的影响"，这几乎成了大家对失眠后果的共识，尤其对长期失眠者更成了沉重的负担。虽然失眠对人的机体及社会生活确实会带来负面影响，但是许多失眠者对此的认知有夸大的倾向，他们会把身体的不适，甚至感冒都归咎于自己的失眠。研究发现，若短期内睡眠不足，机体有强大的抵御与补偿能力，睡眠欠佳并不会对第二天的日常生活、工作和学习带来严重的不良影响。也有研究表明对于慢性睡眠不足的人，其中一部分人的日常生活并没有表现出明显的异常。有些人只要保持70％的正常睡眠，也就是平时睡8小时的人仅仅睡了5.5小时左右，仍然可以保持头脑清醒、思维敏捷、记忆力正常，具备解决问题的能力。当然，这是因人而异的情况，片面夸大睡眠不足对自身的影响，会给自己带来巨大的心理负担，从而产生对自己日常功能正常发挥的抵触及阻抗，诱导自己高估因睡眠不足而产生的负面影响。

4. 对失眠影响白天情绪的误解

失眠的人往往都认为第二天自己的不良情绪，如焦躁、易怒、沮丧、低沉、无趣等都是由失眠引起的。确实，一夜没有睡好会影响白天的情绪，但是你容易忽视另一个情绪的影响因素，那就是对失眠的负性认知。如果昨晚你没有睡好，早晨起床后就在想，我今天肯定状态很差，我做不了什么，一定会晕晕乎乎地度过一天。这些想法是一个"诱导剂"，引发了你的情绪系统，在失眠对情绪的影响作用发生之前已经提前使你的情绪开始变坏。很多研究表明，一个人的想法对情绪的激发十分迅速，负面的想法很快引出了不良的情绪。在真正因失眠而产生的情绪反应显现之前，失眠的人已经在关注和体会各种意向中的负面情绪反应，这种意向很快会成为真实的感受，于是各种不良情绪就被如实地体会出来。

五、重构对失眠的合理认知

当你了解了自己对睡眠的负性想法，也纠正了一些原来对失眠的误解时，接下来你需要在重构对失眠的合理认知方面下一番功夫。这有点像第三周中所述的合理想法替代负性自动想法，但是在操作中又针对失眠的特点。因为新的合理想法的建立只能在自己处在清醒的状态下进行，而不可能在临睡之前当负性的睡眠想法冒出来时进行即时的对抗或替代，这会让你进入一种活跃的思维碰撞中，给你带来焦躁和烦扰，不利于安静地进入睡眠的诱导过程，所以，你在重塑自己合理认知的操练中应该加倍努力，力争在入睡前能使合理的睡眠想法掌控自己，坚信自己对睡眠的合理想法是入眠前自己想法的主流。重构认知的操作有以下两个内容：

1. 填写"睡眠情况记录表"

你需要有一个评估标准来检验睡眠合理想法的有效性。所以建议你每天醒来，花一分钟时间，填写一份"睡眠情况记录表"，以记录每天睡眠的基本情况。你应坚持这样的记录，并不指望每天会有大幅度的改变，但是持续记录一段时间后，你自然会发现你对睡眠想法的重塑有了显著的效果。

睡眠情况记录表

日期：

睡眠情况	具体数据
昨晚上床的时间	
关灯的时间	
大概过了多久睡着？	
晚上醒过几次？	
每次醒来后会清醒多久？	第1次（　　　），第2次（　　　） 第3次（　　　），第4次（　　　）
早上最后一次醒来是什么时间？	
早上起床的时间	
昨晚大约睡了几个小时	
昨晚为睡眠分配了几个小时（关灯—起床）？	
评估一下昨晚的睡眠质量	1　　　2　　　3　　　4　　　5 很差　　　　　　　　　很好
负性睡眠想法	
合理睡眠想法	

2. 重构睡眠合理想法

为了配合你重构睡眠的合理想法，这里列举一些常用合理想法供参考和采用，你也可以根据自己的情况增加内容。如果你觉得哪些想法对你特别管用，就重点使用这些想法，把想法印在自己的头脑中，逐步从接受这种想法过渡到内化这种想法。在建立了这些合理睡眠想法后，你的睡眠也会随之不断改善。当然，在塑造合理想法的同时，负性的睡眠想法依然有些残留，它会干扰合理想法的塑造，所以你需要加倍努力，坚持每天操练。

- 我迟早会睡着的，现在需要让心静下来。
- 我实际需要睡眠的时间并非我所想的那么多。
- 我的睡眠能达到 5.5 小时，第二天的状态不一定会很糟糕。
- 我认为自己睡眠时间很少，可能会高估实际需要的睡眠时间。
- 昨晚没睡好，不等于今晚就一定睡不好。
- 白天我可以睡个午觉，精神状态会好一些。
- 我没有必要把睡足 8 小时作为我自己生理需求的标准。
- 晚上当我平静下来时体温会下降，这正是入睡的良好状态。
- 我没有确凿的证据证明少睡一些就会引起大病。
- 在开始做梦或从梦中醒来，头脑清醒是正常的，睡意还会向我袭来。
- 半夜醒来，没有了睡意，我就用顺势的态度接受下一次入眠。
- 我从噩梦中醒来，做梦说明我的睡眠已进入了快速眼动睡眠期。
- 有人说一夜不睡，十天难补，这只是一种说法。
- 治疗失眠除了吃药外，还有许多其他办法可以去学习和尝试。
- 解决睡眠的问题需要耐心，需要方法，这不是什么"绝症"。

你可以继续发挥你的才智增加合理想法的内容。所谓的合理就是有益于你快速入眠，抵御负性想法的干扰。很多尝试过重构睡眠合理想法的人都有共同的体会，在白天操练重构想法的条目似乎较多，但在失眠的晚上真能产生作用的想法并不多，其中能够顺势使用并缓缓地迎来入眠效果的便是适合你自己的合理想法。

六、塑造助眠的良好习惯

睡眠是人们的一种生理需要，也是一种行为模式。许多有失眠问题的人一般已经持续了一段时间，甚至已经无形中养成了一些不利于助眠的习惯。所以，在睡眠的调整中需要重新塑造助眠的良好习惯，这些习惯的内容不仅是指与入眠有关的行为，也包括与助眠相关的其他各种习惯。

重塑良好的助眠习惯并非一件容易的事情，由于已经养成的习惯有其稳定性，因此需要决心和努力才能建构一套新的助眠习惯。

1. 规定起床时间

当你昨晚没有睡好，今天早上如果有条件，就会允许自己多睡一些时间。如果你平时睡眠不足，就会在周末补上一大觉，甚至还会持续睡到中午。也许你总认为这样睡个懒觉是对睡眠质量不高最简单的补偿方法。其实并非如此，在短时间内，这样的做法可能起到一定的作用，如果你长期使用这样的方法，那么反而会加重你的失眠。

个体在觉醒和睡眠状态下的体温是有差异的，睡眠状态下的体温会略低一些。平时你在常规的时间段醒来，此时你的体温就会随着你的觉醒开始上升，你的生理功能就从睡眠状态转入清醒状态，随之开始了新的一天。如果你的起床时间是稳定的，那么机体就形成了一个觉醒时间的记忆，这正是大家熟悉的"生物钟"。当你在一周中出现一次或多次延长睡眠的情况，那么觉醒及机体的体温升高就会被延迟多次，你的觉醒生物钟就会被打乱，这种情况会影响你入睡的时间。你躺在床上，内心正在酝酿着睡意的袭来，但是你的体温还没有下降，生物钟还没有到达睡眠的时刻，于是入睡就成了困难。

因此，你应该遵守一个规则，无论前一夜的睡眠有多糟糕，第二天早晨都应该在该起床的时间段起床。你可以开好闹钟，让闹钟的铃声作为起床行动的击发令。如果你觉得立即起床有困难，那可以稍微延长一点睡眠时间，最多半个小时。即使在周末，想睡个懒觉，补觉的时间也最多延长一个小时。起床时间的规律性决定了你觉醒及睡眠界限的稳定性，睡眠生物钟也不会因此被随意扰乱。

2. 减少上床时间

入睡困难的人会自己尝试采用各种方法改善自己的睡眠困扰，有人会用提早上床的方法，想在床上酝酿入睡状态，以求平稳地入睡。其实，这种做法并不是一种助眠的好策略。提早上床不仅不能增加睡眠时间，而且会成为难以入睡的一种强化因素。这个原理很简单，若躺在床上的时间变久，睡前在床上清醒的时间便延长，很容易错过入睡的自身诱导期，这样反而会削弱机体进入睡眠的自然过程。

大量的研究结果表明，较为合理的上床时间应该是你的平均睡眠时间加 1 小时，也就是说如果你的平均睡眠时间只有 6 小时，那么你在床上的时间就是 7 小时。若你一般在晚上 12 点睡着，那么你的上床时间便是 11 点，提前了 1 小时左右。或许你会认为那么晚才上床，是否会减少自己的睡眠时间。其实并非如此，你的实际睡眠时间不会减少，而且睡眠的质量会相对提升。

需要指出的是，减少上床时间只是一种短期的做法。如果你能连续维持 2 周在 12 点左右安然入睡，你的睡意能稳定地在睡前某个时段来临，那么提前 1 个小时上床的做法便可以有所松动。

你可能觉得在执行减少上床时间中会面临一个实际问题，在上床前的好几个小时如何合理安排睡前生活内容。这里给你一些建议供参考：

● 如果你已经觉得十分疲惫，觉得推迟上床有困难，你可以在睡前几个小时安排一些琐碎的活动，如散步、做家务等，抵御困意的来袭。所做的活动一般是一些少动脑的内容，驱散这一时段的睡意。很多入睡困难的人都有这样的体验，在睡意似乎到来时早早上了床，但是一旦躺在床上，睡意莫名其妙地即刻驱散了，头脑变得十分清醒，于是便在床上焦躁地等待入眠的到来，却迟迟难以入睡。

● 入睡并不是一个开关，做不到有意识地开启。为了能在上了床后就让机体开启入眠的前驱期，你必须在睡前 1 小时平静下来，可以做一点放松的事情，比如读一点闲书、听听音乐、听一些喜欢的又不容易被带入的音频内容，这些都具有心身放松的功效。相反，在这个时段，你应该避免做一些会让你兴奋的事情，如打电话、处理公务、与人争执、玩竞技类游戏、看让人动情的电影或电视节目等。

● 很多人会忽视一个睡前禁忌的思维活动，这就是让你纠结的、一时无法释怀的问题塞满了思维空间。你会不由自主地思考或遐想，会猜疑、推测、预估、演绎等，甚至会自编故事，白日做梦。如果你有这种不肯停歇的思绪，务必不能让这些内容延续到睡前 1 小时之内。你应该无条件地把这些想法停下来，找一些方法阻断这些思绪的烦扰。阻断思绪最有效的方法是转移，从思考转向行为，从想过去或想将来转入专注当下。你会体会到当下其实并不复杂，当下的你很实在，这样你就会忽略很多你试图追寻的答案。此时你就会平静下来，进入睡前 1 小时的入眠引导状态。

3. 发挥午睡功能

午睡在我国已经成了一种文化；无论是孩子还是老人，无论是学校还是职场，大家都会对有午睡习惯的人理解和认同。关于午睡的研究表明，中午短短 10 分钟的小睡就能改善人们的情绪与精神状态，消减机体的疲劳感，提高注意力及反应力。尤其是对于昨晚没有睡安稳的人，午睡则更能起到恢复精神状态的功效。午睡需要掌握适度，通常成年人的午睡时间应该在 20～30 分钟，也不能延迟到下午 4 点以后。虽然午睡的需要时间因人而异，但是时间过长会失去午睡的实际效果，反而降低午睡后生活、工作、学习的兴奋性。也有研究表明，午睡亦能改善人的情绪状态，缓解焦虑和抑郁。

不少人会把午睡的时间纳入晚间欠睡的补偿时间，把午睡的时间与晚上睡眠的时间相加作为自己每天睡眠的总量，这样的看法有偏颇。午睡和晚上的睡眠是两种不同类型的睡眠，不能随意做加法。因为午睡的真正功能只是对个体在白天的状态稍做调整，而不能以此作为晚上失眠者的一种补充方法。在我国古代民间也有一种说法，晚上睡眠称作"阴睡"，白天睡眠称作"阳睡"，阴睡与阳睡虽有互补效应，但不可以用相加之和作为一个人总的睡眠时间。对于晚上的睡眠障碍者还得采用针对性的药物及非药物的认知行为干预。

4. 控制相关刺激

很多人都能体会到各种刺激对睡眠构成的影响。有的刺激是正性的，也有的刺激是负性的，有时，一个同样的刺激物对不同的人群却会引起不同的反应。卧室是人们睡眠的场所，床是睡眠的专用家具，然而一些长期失眠者对卧室和床感到恐惧。有些人晚上坐在沙发上看电视、看书、刷手机，不多时就感到有些困意，于是就到了卧室，上了床，结果睡意即刻消失了，内心真不是滋味，其实这正是对上床睡觉失眠的恐惧感在作怪。

有些人害怕上床，就用强制自己上床的方法来对付恐惧。有多项研究显示，强制入睡会增加生理与心理上的兴奋感，使人的脑波活动、心跳、呼吸加快，肌张力增高，这些反应都会让人更加难以入睡，使人加剧对上床的恐惧。如果说卧室或床已经成为你加重入睡焦虑和恐惧的恶性刺激，那么控制这种刺激便成为你自我调整的一个项目。

首先，你应该做到限定卧室和床的功能，千万不要把娱乐、工作、学习及社交的功能带入卧室中。如果你确实觉得在床上看一会闲书，看一些内容平静的电视节目对你的入睡有引导作用，那也可以这样做，但只能允许在20～30分钟的时间范围之内。因为过长时间的阅读、看电视和使用电子产品，会使你错过原本已经来临的睡眠引导期，又进入兴奋的状态，于是再次出现入睡困难。因此，你必须建立进卧室、上床和睡眠之间的条件反射。这是一个逐步塑造的过程，只要明确目标，坚持操作，自然会达到预期的目标。

其次，在努力建立卧室、上床和睡眠之间条件反射的同时，也要探索自己躺在床上出现睡眠诱导的时间间隔。由于每个人的心身基础状态不同，从上床到安然入睡的时间是有差异的，有的短一点，有的稍长一些。当睡意袭来时，机体会发出一些微妙的信号，觉得眼睛酸、眼皮重、打哈欠、懒洋洋、思维稍稍停顿等都是睡意来临的提示。你需要意识到这种状态，此时正是容易进入睡眠的时刻。你可以观察和体会从你上床到顺利入睡的间隔时间，如果你能了解这个时间规律，就可以基本固定你的上床时间和熄灯时间，从而获得更多的成功入眠。

如果你上床后到了该睡眠的时间又延迟了1小时还没有睡着，或者后半夜醒来，没有了睡意，在床上翻来覆去30分钟，甚至更长的时间，此时你会十分纠结，是继续睡在床上还是起身做点什么。其实这是一道很难解的题，首选的方法是不要起床，也不必限定自己一定要过多少时间再睡着。你尽可能关闭思绪联想的开关，让自己停留在一个适宜的侧卧姿势，沉浸于某一个平和的意向情境中，感受安宁的状态，不必预估，不必等待，闭目养神，于是就容易又一次入眠。也有学者提出，可以起身做一些无关紧要的事件，1小时以后再回到床上睡觉，这样做的目的是不要让半夜早醒与床铺建立起联系，产生对持续卧床的恐惧。半夜起床可能会影响家人的睡眠，这是一个难处，可以向家人解释，获得家人的理解。从家庭生活的角度来评价，个体睡眠障碍的自助调整确实需要得到家人的理解及支持。关于半夜早醒后是继续躺在床上还是起身一些时间后再睡，不是一个定论，你可以根据自己的情况进行尝试，摸索出适合自己的方法。

七、用好助眠的其他方法

助眠的非药物治疗自我调整有许多其他的方法，这里重点介绍几个操作性强、效果明显、当前世界各国都推崇的助眠方法。

1. 睡前的准备

当你度过忙碌的一天，打算睡觉之前，你得花点时间做一些睡前的准备。

● 环境准备：你若想有一个美好满意的睡眠，环境准备是必不可少的内容。良好的环境能让你充满熟悉感、安全感、温馨感和平静感。

卧室的大小应该适中，太大会让你感到空旷，太小又会使你感到压抑。卧室内应该提早通风，让室内的空气清新，因为带有异味的室内空气是一种不良刺激，也会引起大脑的兴奋和身体的不适感。卧室的隔音应该好一些，能隔绝外界传入的噪声。让窗户留一点缝，让室内的空气保持细细流动的状态。拉好窗帘，避免窗外的声音和强光射入室内，给你带来干扰性的感官刺激。室内的温度和湿度会对你的睡眠带来直接的影响，应该保持在24～26℃为宜。能否使你迅速入睡与被窝的温度也有密切的关系，通常被窝温度在32～34℃时人最容易入睡。如果被窝温度低，那就需要用你的体温把被窝焐热，这样不仅耗费了你身体的能量，而且也会使大脑兴奋，从而推迟入睡时间，或是造成睡眠不深。卧室内的灯光也很有讲究，可以打开床边柜上的灯，灯光不宜太亮，而且光色应该是暖色调的，这样的灯光不是为了让你在床上阅读或是做其他的事情，而只是为了能构成一种卧室温馨的氛围，让你能够慢慢地入静，心身逐渐安宁下来。

● 自我调整：拿出一张纸和一支笔，仔细地琢磨一下明天要办的事情，然后逐条写下来，并默默地对自己说，明天要办的事我都已经列好了，明天我会去做的，今天晚上我不必再花时间去思考这些事情，现在可以静心休息了。临睡以前你应该先洗个热水澡，把水温调到 40～45℃ 之间，这样的水温能增加你体表的温度，温水冲淋需要 10 分钟左右。医学研究证明，用温水冲淋能使全身的肌肉得到放松，而且经过预热的身体在睡到温度略低一点的被窝里时，这种略微的温差能够促进人体皮肤与被子和床垫接触的相容性，有助于机体快速进入睡眠状态。

● 入睡准备：当你慢慢上床时，可以先坐在床头，背靠枕头或软垫，想一想是否已经把智能手机、平板电脑等电子产品关闭、放好。你不必再留意不断传来的各种信息，如果还牵挂着各种信息的传入，这些牵挂就会驱赶你的睡意，让你难以入眠。平时你喜欢的游戏此时也不能再玩了，玩游戏会让你兴奋和头脑清晰，同样不利于你进入放松和平静的睡前状态。另外，你还可以试一试，穿上一双薄薄的袜子睡觉，因为人脚底的中央有个穴位叫"涌泉"，如果此处受凉也会影响入眠。你可以躺下或睡到被窝中，戴上耳机，静心地聆听专业的 3D 助眠音乐和助眠语言引导，慢慢地进入甜蜜的梦乡。

2. 助眠情境冥想

助眠情境冥想是一种世界各国都在推广使用的助眠方法。各国的助眠专业人员根据各国的国情、文化背景特点及历史传承，建立了一些规范的冥想教程。近年来我国在这方面的发展也很快，有多种形式的冥想方法已被大家采用，并获得了一定的效果。

根据我国的临床研究及实践，使用专业的 3D 助眠音乐和助眠语言引导，对助眠入睡具有切实有效的作用。这是一种针对中国人音乐感受性特点创作的 3D 电声音乐，其中融入了睡眠生理各期的脑波，并配有各种情境助眠引导语的纯净朗读，使之成为规范的、具有稳定治疗效果的助眠专业工具，这样的治疗方法国际上最新的提法为"数字疗法"（digital therapy）。

由于这里无法向你提供完整的 3D 助眠冥想材料，只能选择性地提供一些有关助眠情景冥想的引导语，供你参考和使用。你可以跟随引导语，发挥想象力，让自己沉浸在温馨、平静、优雅、临在的意境中，让助眠引导语带你缓缓地安然入睡。

● 花丛之中：我们将带你来到温暖的春日午后的花圃，进入花丛情景冥想，感受微观世界中的温暖与宁静。

现在，想象着你正躺在花农的花圃中。被阳光晒过的土壤是干热的，你的背部感受着地热反射的暖洋。你的头部几乎已埋入花丛之中。此时映入你眼帘的是一种非常特殊的万紫千红的景色。离你头部最近的是盛开的郁金香，花的颜色很多，有大红的、粉红的、金黄的、鹅黄的，还有黑色的。有的花朵包含多种颜色，十分神奇。阳光透过层层的花瓣，色彩变得透明而又厚实，似乎都成了玉雕的工艺品。透过郁金香之间的间隙，你还看到了其他绽放的花朵，虽然不一定说得上花名，但花朵的形态、色彩都是多么美丽和动人。

此时，你听到了嗡嗡的声音，这是飞来采蜜的蜜蜂。他们停留在花蕊上静静地采蜜，是那样地耐心和专注。这些小蜜蜂传递给你的是一种生物和自然的能量。远处传来了细细的鸟鸣声，这与耳边的蜜蜂舞鸣声构成了天然交织的音律，只有躺在花丛中才能享受到如此美妙的春色气息。

一阵风吹来，你闻到了一阵桂花香，这不是幻觉，是春风把远处四季桂的幽香吹了过来。虽然郁金香没有诱人的花香，但花丛中的特殊清香同样芬芳迷人。此刻是那么平静，那么安宁，那么令人神往，在这甜甜的沉思中，睡意也已经离你越来越近了。

● 仰望天空：我们将带你沐浴在温柔的星光下，进入仰望星空情景冥想，在点点星光中，舒服地睡去。

听说今天晚上有一场美丽的流星雨，于是你早早选好绝佳的观测地点，舒服地躺在一片原野上，感受着大地给你的支撑，你感到十分放松。夜色抹去了最后一缕残阳，远处的景致也渐渐变得朦胧。微风轻轻地吹着，你可以听见草丛深处的点点虫鸣以及偶尔从远处农家传来的狗叫声。

夜深了，你微微抬起头，星星闪耀着温暖的光芒，布满了整片蓝紫色的天空。此刻，每一颗星星闪烁的瞬间，都像在与你诉说着一个个动人的故事。一望无际的苍穹下，银河倾斜着流淌。天边，一颗又一颗流星划过，就像顽皮的精灵，没有任何的规律，总在不经意间出现。你的目光随着这一个个光珠徐徐坠落，就像绚丽的烟火，在夜空中留下无数优美的、明亮的线条。好美好美的流星雨啊！如同魔法棒在空中划过，给你带来遥远星际的光彩。

当你被这片星空包围着的时候，你感叹宇宙星河是那般的广阔无垠、绚丽多彩。天地间的那份静谧与祥和，滋养着你的心田，似乎整个世界只剩下你与这片浩瀚的星辰，现在的每时每刻，你都感到宛若新生。

时间一点点地流逝，夜色更深了，所有的声音渐渐淡了下去。你感到如此自在，如此惬意，你很享受。

● 江南雨巷：我们将带你来到朦胧烟雨围绕的江南古巷，进入江南雨巷情景冥想，感受此刻的宁静，舒适地进入睡眠状态。

想象着自己撑着一把油纸伞，停停走走在这个充满江南韵味的古巷。错落的青瓦飞檐，漫步在细雨间，云腾雾绕，给美丽的江南增添了一层神秘而朦胧的面纱。而你像一个好奇的孩子一般，边走边欣赏雨景。

江南三四月份的雨点很细，淅淅沥沥地飘落在石板上，在石板缝间汇聚成小流和水洼。有几滴雨水顺着你的油纸伞滑落，在水洼中激起圈圈的涟漪。古巷的早晨安静而惬意，完全感受不到都市的繁忙与喧嚣。或许是因为下雨，街巷中没有什么人，只有你独享这良辰美景。

你在古巷的尽头找了一处廊下的长椅坐下，头靠在柱子上，轻轻闭上了眼睛，开始欣赏起雨点发出的各种不同声音，有雨水落在纸伞上的啪嗒声，在屋檐青瓦上的嘀嗒声，脚踩水坑的泼溅声，沟壑中的流淌声。深吸一口气，闻一闻雨天的尘土味，这是雨落入干燥的土壤产生的味道。雨滴轻轻飘落到你的衣服上和皮肤上，好像你也是自然的一部分，此刻，你觉察到自己在其中的平和与满足。这是一个很好的机会去亲近自然，接近真实的自己。

在这样的烟雨中，在这样幽静的古巷深处，在清甜的空气和细雨的呢喃中，你在享受着这一切，享受着当下，你是多么陶醉。

● 海边沙滩：我们将带你来到海边的沙滩，进入沙滩情景冥想，让你在大自然包容下感受温暖和踏实，觉察睡意的来临。

想象着你正漫步在一片初夏时节的沙滩上，凉爽的海水轻柔地冲刷你的双脚。海边没有什么人，你往前走了几步，选择一块干燥蓬松的地方躺下，试着让自己的身体放松，感受大地对身体的支撑，开始欣赏起大海和天空。

这时，一群海鸥飞过，你顺着它们飞去的方向极目远眺，阳光透过云层照射下来，在水面上闪烁着，大海和天空都是恬静的浅蓝色，空中飘浮的云朵，倒映在微波粼粼的水面上。大海是如此的广阔，似乎和天连接在了一起。

你平静地躺着，温暖的沙粒完美地贴着你的皮肤。你深深地吸了一口气，海边咸湿的空气，让你在炎热的天气里获得凉爽和复苏。你放空全部思绪，专注于自己当下的身体，感受自己的每一块肌肉完全放松。海边的微风拂过你的脸颊，带来海上清凉的空气，也带走了你身体的不适感，你非常享受这个美好的时刻。

你不由得轻轻闭上眼睛，专注地倾听海浪拍击岸边的声音，并让自己的注意力扩展到最远处传来的声音。海上的风并不大，海浪平稳而有节奏地时起时伏，好像一首摇篮曲，带你进入甜美的梦乡。你被这动听的海浪声吸引，你的呼吸也跟着海浪声一起越来越沉，越来越沉，你的睡意正在来临。

● 游轮碧海：我们将带你感受碧海蓝天，进入游轮情景冥想，让你身临其境地与大海亲密接触，感受惬意和平静，觉察睡意的来临。

想象着你漫步在万吨级游轮顶层的甲板上。船头方向的游客比较多，你便朝船尾的方向走去，走到了船尾的尽头。你独自双手搭在栏杆上，欣赏大海和蓝天。

巨轮的两个螺旋桨在水面下不停地旋转着，海面上涌起两股巨大的滚动水球，这水球是那么有力，把深绿色透明的海水翻滚起澎湃的白色浪花，并把海水推向前方。你顺着白色的水球把视线慢慢地转向远方，水球的前方是两条蜿蜒的水带由白色向蓝色渐渐过渡，从深色向浅色缓缓蜕变。

你注意到今天的大海是如此风平浪静，此时的海面平缓得就像铺上了一块蓝绿色的地毯。再往远处眺望，那就是地平线，这是天空与大海连接的缝。海水的蓝不像天空的蓝，天空的蓝色是清澈的、明亮的，不像海水的蓝色中带一点深绿。

你凝视着地平线，它的两侧没有尽头。原以为地平线应该是笔直的，但眼前的地平线却是一条缓缓的弧线，你以为已经看到了地球圆形的轮廓。

今天，海上没有什么风，可能你所站的船尾正好是避风的好位置。你深深地吸了几口海上的空气，细细地感受这海上空气的特质。空气是那么的纯净，有些潮湿的海味，似乎还略带有一些咸味。

船尾的不远处有几只海鸥一直追随着，他们借着大船行驶的气流在滑行。也许在等待着觅食，等待着被螺旋桨打出水面的小鱼。

一切是那么平静，你的心也随着平静的海景进入临在状态，在享受这当下一刻的同时，内心没有评判，没有指责，没有内疚，没有猜测，也没有顾虑。此时，你正在享受，你很享受。

● 篝火晚餐：你将想象自己被点点火星和盘旋的烟气围绕着，进入温暖的篝火情景冥想，在美妙的遐想中，舒适地睡去。

粉红色的晚霞在西边散去，天色还带有一点蓝，但很快就会暗下来。

村头的场地上已经点燃了篝火，很多村民向篝火方向走去。今天正是当地的一个节日，每家每户都会端着自家做好的美味佳肴放在篝火旁的长桌上，供大家分享品尝，桌上还有各种各样的饮料和水果，晚餐十分丰盛。

你是他们的宾客，虽然与大家不熟悉，但是他们都对你十分热情。你根据他们的习俗围绕着篝火共进晚餐，你模仿着大家的顺序从长桌上取了一些食品和饮料便来到了篝火旁坐下。面前是一堆很大的篝火，火焰熊熊燃烧，不时地发出噼噼啪啪的爆裂声。周边还有人在向火堆添加折断的树枝。火焰很大，面朝着火焰感到的是阵阵扑来的微微热浪。你享受着菜肴的同时，凝视着篝火，欣赏着火焰在炽热中舞蹈。火焰不仅给你带来了暖意，也给你带来了美妙的画面。

篝火底部是粗大的树枝，有的正在燃烧，有的正在被周围的火焰逐渐烘干，正处在待燃的状态，有的树枝已经燃尽，没有了火焰，但通红的枝干不断发出一亮一暗的余光，带有一种生生不息的顽强。中层的火焰十分炽热，体现着一种力量，把光和热传给周边围着的每一个人。

篝火顶端的火焰不停地跳跃着，随着阵阵吹来的微风灵动摇曳，显得格外多彩多姿，给人带来无限的想象。有时像一柱火的喷泉，有时像一只火凤凰在舞动，你可以随意地发挥，随意地构图。更有意思的是火焰顶端散发出的点点火星和暗暗的浓烟更能让你产生许许多多的遐想。篝火的烟会旋转和散发，让你一阵阵地闻到新鲜木质燃烧的特殊芳香。

你欣赏着篝火，与大家共享美好的晚餐，你正享受着当下。一切是那么真实，那么自然，那么温馨，那么美好。

● 湖面夜色：我们将带你来到初秋傍晚，被群山环绕的湖水边，进入湖面情景冥想，感受此刻的宁静，觉察睡意的来临。

初秋的傍晚，山间的湖泊特别地诱人。你登上了一只以脚踏为动力的出租小船。由于此时已没有了游客，船东同意你们在湖上畅游。你的同伴在船尾划着船，你坐在船头欣赏着美丽的景色。

小船在高山湖中荡漾，湖泊被四周翠绿的山峦环绕。湖水是纯净的浅蓝色，这是一种神秘的蓝色。小船缓缓地推开平静的水面，除了小船推出的阵阵波浪声外，周围是一片超然的宁静。处在这种宁静中会让你产生听觉消失的错觉。偶尔远处山里的鸟叫声会打破这样的寂静，让你在梦醒时分般的陶醉中恍然。

夜幕降临得很快，你们的小船已经在夜色中游览。你斜躺在船头，仰望着天空，天幕上已经布满了星星。由于周围没有任何光源的干扰，天空中的星光显得格外灿亮。有的星星会不时地闪烁，似乎是遥远的星球在给你传发信息。当小船转向时，你突然发现月亮已经升起，月光特别明亮，给山峦和湖面洒下了一层银白色的光。黑夜中，月光亮得十分明澈，能够让你看到周围的山和环绕山间的整片湖面。月光倒映在湖面上，反映出长长的银色波纹，这微微漂动的波影勾起你种种的遐想。在这样的夜色里，在这样幽静的湖面上，在沐浴着柔和的月光和星光的享受中，你是多么陶醉。你在享受着这一切，享受着当下，你早已屏蔽了过去和将来的时光。

● 步履山间：我们将带你来到晨间的山林，进入山间情景冥想，感受美好和释放，舒适地进入睡眠状态。

清晨，伴随着微微的凉意，你打算去山间走走。

远处的雾气没有散去，一眼望去是朦胧的。

走着走着，草丛里的露水沾湿了鞋面和裤脚。你找到一处平坦的岩石，独自坐下，欣赏起晨间山林的美景。

脚边的草丛中，星星点点的野花在探头探脑的，虽然叫不上名字，但是缤纷的色彩展现出盎然的生气。一只小鸟飞到你的身边，清脆的叫声在耳边回响。不一会儿，小鸟飞远了，你顺着小鸟飞去的方向把视线慢慢转向远方。阳光顺着树叶间隙闪烁着。远处的树木郁郁葱葱，树叶被风吹得沙沙作响。轻轻闭上眼睛，一阵微风吹来，轻轻地拂过脸庞，你感受到山风的爽快，带着丝丝晨露的凉意，如此沁人心脾。

慢慢起身，沿着山间的小路向前走去，你注意到路边的树木和花丛都披上了一层薄薄的露水，衬得每一片叶子、每一朵花都如此娇嫩可爱。你一边观赏着，一边继续往前走，山顶的景色不知不觉呈现在了眼前。远有层层叠叠的山峦，近有错落在山间的几道竹篱笆和几畦菜地，虽谈不上什么风光旖旎，却是一片生机勃勃。

山顶上风很大，山风带来了树木的香气和花草的芬芳。你深深地吸了几口山间的空气，细细地感受这山林空气的特质。这里的空气是那么纯净，这是富含负氧离子和生态因子的植物精气，为你带来健康。

在山顶的你离天空是那么接近，天空中的云朵随着风缓缓地滑行，在山峦间的树丛中投下斑驳的身影。时而晴，时而阴，这一刻感受风云变幻。一切是那么平静而美好，你的心也进入临在状态，在享受这当下一刻的同时，内心没有评判，没有指责，没有内疚，没有猜测，也没有顾虑。此时，你正在享受，你很享受。

本周自助小结

在本周中你把重点投入与抑郁和焦虑相伴的睡眠问题。尽管你的睡眠困扰可能已经伴随多时，既有入睡困难，又有早醒的问题，但就是没有想到这与你的焦虑和抑郁状态有着密切的关系。因为缺乏这方面的知识，所以睡眠困扰迟迟没有得到解决。

从自助读本中了解的有关睡眠健康知识让你茅塞顿开，这才发现在这方面的知识有所欠缺，所以在睡眠健康和保养方面一直处于误区或盲区中。你了解了正常人的一些睡眠生理基础知识，也知道了睡眠失调有各种特殊表现。没有想到的是你对失眠问题还存在好多负性的想法，这给你的失眠增加了扰乱的作用。这次终于澄清了有关失眠问题的好多误解，你一直不知道原来的好多想法和做法都是不恰当的，不仅没有给失眠带来改善的作用，相反加重了你的失眠，也形成了不少有损于睡眠卫生的不良行为习惯。通过填写"睡眠情况记录表"以及重构对睡眠的合理想法，你开始重新塑造睡眠新的行为方式。很多做法颠覆了原来的认知和习惯，虽然你使用新的方法还只是刚刚开始，但已经有了一些获益的感受，这些应对的方法是合理的、可操作的、有效果的。以往，你认为应对和治疗失眠只有靠药物，现在才知道还有非药物自助的许多方法，从调整睡眠的各种准备项目逐一落实，也把不良的睡眠习惯调整好。助眠情境冥想是一个能给人带来睡意的好方法，你若对这些冥想的内容很感兴趣，把这些冥想的情境映入脑海，在入睡的过程中让思绪沉浸在宁静的情境中，渐渐地导入睡眠。

从本周起，你会把睡眠调整的操作与认知行为调整的内容结合起来一起练习，尽管知道调整睡眠问题有一定的难度，但是你开始走出原来关于失眠的应对误区，努力地把抑郁与焦虑所伴随的失眠问题逐步改善。

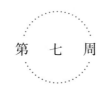

第 七 周

用接受策略增强自我心理弹性

在针对抑郁与焦虑的自助调整中，如果你在合理替代负性自动想法（第三周）的环节中已经花费了很多时间和精力，却还是没能获得明显效果，此时对你来说有两种方案可以选择。一种是坚持使用合理想法替代的方法，继续观察替代的效果，评价对自己情绪、行为及躯体反应的联动效应；另一种则是使用接受策略，从另一种构架中实施努力，或许你也能获得自助的效果。

在这一周中你可以重点学习和实践接受策略，尤其是对于合理替代负性想法中出现"卡壳"困扰的人，换一种模式、换一条路径、换一套操作可能会出现另辟蹊径的良好效果。需要明确指出的是，采用此方法并非否定合理想法替代方法的经典操作，而是一种新的尝试，是认知行为调整的另一种策略。

大量临床研究表明，在合理替代负性想法实操中出现困难的人，有的是大脑中负性想法冒出的载量实在太多、太杂，使得他不知所措、顾此失彼、应接不暇，有的是自己人格中的偏执成分占据了上风，对自己的负性自动想法始终保留相信与认同的残余。功能失调的想法便成了阻挡前行的一座大山，不能翻越，于是就无意地采取了回避的应对方式。这种回避包括思维、情绪、感知、行为等各种形式的回避，最为显现的就是行为回避。在处于抑郁与焦虑状态时，回避便成了一种自发的态度，一种似乎可以让自己解脱的方式，因为回避可以暂时消除对过去的痛苦回忆以及对将来的迷茫期待。其实，回避只能带来一时的缓解，而实际的隐形后果只会是加重抑郁与焦虑。

接受策略的实施可以归纳为 6 个相互联系的过程，即接受现实、认知去融合、活好当下、明确价值方向、务实行为和审视自我。这是抑郁与焦虑自我调整中另一种框架的干预策略。

一、接受现实

谈论到接受现实，不少人会对此产生误解，以为要被迫接受自己排斥的、不喜欢的内容，如以往经历的挫折、目前艰难的处境、将来苛求的目标等。其实这里向你提出接受现实，并非无可奈何、消极被动接受的意思，而是指乐意地体验曾经发生、正在发生或即将发生的事情，接受你与事物之间已经发生的关系。你可能以为接受现实就等于放弃改变，以为这是两种似乎对立的行为应对方式，但是从心理调节的角度来理解，这里所指的接受也可以成为一种有效的应对方式。这是一种深远的改变，一种改变的背景，一种能够做出改变行为的基础。

1. 控制的本身是效果欠佳的应对，而不是解决问题的好方法

在抑郁和焦虑的自我调整中，一般都会不由自主地尝试应用控制的方式来面对现实中引发抑郁与焦虑的各种因素。其实，要控制自己想法的不断冒出，控制自己情绪的反应及表达，控制自己躯体各种相应症状的出现，都是很不容易做到的。虽然对于意志力特别强的人会有一些暂时的抑制效

果，但是对于大部分人都是一个难题。尤其在以下的情况下，控制的效果更加难以显现。

● 控制的过程与结果不能统一。例如，刻意尝试压抑某个伤感的念头，这些念头不由自主地从脑子中往外冒出来，自己已经费尽力气控制不去想它，但是事实上控制的结果并未达到如愿的效果。

● 控制的过程不受内驱力制约。例如，一个人可以控制悲痛情绪下的哭泣和流泪，但不能控制引发悲痛的社会生活事件对自己情绪及机体的影响。

● 控制的行为本身是不合理的回避性行为。例如，一个人为了控制因焦虑而引发的躯体不适，待在家中不去上班，实际上错失了工作的机会，同时大幅度降低了自己与社会的接触及与他人交往的范围。

● 控制不住既成事实。例如，一位与女友分手多年的男青年压根不能容忍前女友与别人结婚。

● 控制的实际效果与目标效果相矛盾。例如，审视自己是否自信，这本身是一种不自信的表现；注意自己在别人眼中是否优秀，这本身是对自己的优秀抱有质疑。

2. 接受与伪接受

你不要以为接受现实是一件容易办到的事情，其实接受是一个需要下功夫的过程。如果你是为了接受而接受，为了改变而改变，实质上这是一种"伪接受"。因为这样的接受不走心、不动情，并非出于自己内心的意愿，所以很容易流于形式，限于口头。有些人自以为已经接受了现实，但在隐性的行为中还是流露出控制和回避的影子。

可能你会提出，如何来鉴别自己是真接受还是伪接受？这里向你引入一个新的概念，这就是"机体评估指标"。我们的机体会说话，不需要理性思考的支配，机体会对各种外来的刺激自然而然地做出相应的反应。其实，在我们的日常生活中就有类似的说法和感受。比如对某个人有反感，就会说："这个人让我感到太恶心。"对于某事的结果感到很满意，就会说："我感到浑身很舒坦。"这些平时的生活用语正是我们用机体评估指标在评价对事物的自身反应。对于认同的生活事件、人物及人际关系，身体会感到舒服，或者身体感受不到不舒服。但是如果遇到反感或无法接受的人和事，自身的机体就会以一种不舒服的感觉或体征做出相应的反应。这种不舒服的体征有的可以明确地表述，如头胀、胸闷、恶心、胃痛、腹泻、尿频、全身乏力、肌肉酸痛等，也有许多不良的感受难以表达，然而难以表达的感受及体征确实也是"排斥"及"无法接受"的一种机体评估反应。我们应该相信自己机体评估指标的客观性和真实性。你对一些已经发生的事物能否真正做到接受，除了思维层面的理性成分之外，机体评估指标也是一种不可忽视的评估工具。

这里还需要补充指出一个需要区分的现象，这就是"良性不舒服"和"恶性不舒服"。所谓的"良性不舒服"，就是指当一个人患有器质性疾病时自己感到的各种不舒服的症状和体征，这是机体的病理性反应。而"恶性不舒服"，是指不良心理反应所致的躯体症状（躯体化），也就是当你试图从认知、情绪及行为方面控制不愿意接受的事实，或者愿意接受又没有真正达到完全接受的勉强处境时，自己所感受到的机体的各种不舒服（排除了器质性疾病的症状及体征）。所以，当自己处于不舒服状态的时候，还得区分是"良性不舒服"还是"恶性不舒服"，是躯体疾病性的症状还是自身机体的心因性反应。

3. 回避与不愿意

要做到接受现实，还必须去除回避与不愿意这两个阻抗。

这里提及的回避，是一个专业用语，即通过某种反应来防范某个或某些恶性刺激，这是个体在成长过程中发展而来的一种避免接触曾经遭受痛苦刺激的心理及行为反应。通常，一般的回避属于自我保护性行为机制。但是过度的回避会成为一种不健康的行为方式。例如一位中学生因物理考试不及格，怕老师会对他另眼相看，在以后上课时便趴在课桌上假装睡觉；一位公司职员害怕主管的严格管理，总是绕道穿行，避开走过主管的办公室，以免与主管面对面相遇；一位出了车祸的专职卡车司机向单位领导提出要换工种，去做装卸工，理由是对自己的驾驶技能深表怀疑。虽然这些回避行为可以起到暂时的心理舒缓效果，但是不能从根本上解决自己应该具备的行为功能。

不愿意是一种语言形态的回避形式。很多人正是通过表达"不愿意"来达到回避性行为的结果。嘴上说不愿意，行动上就可以不去做，所以不愿意的本质就是一种变相的回避性行为。对于经常说"我不愿意"的人，这种说法可以阻断与焦虑和恐惧事物的直接接触，一旦达到了行为回避的效果，这样的说法就会成为下一次再说"我不愿意"的强化借口。

无论是行为上的回避还是语言上的回避，其实都无法去除自己内心的焦虑和恐惧，于是便需要提出一个现实有效的应对措施，这就是接受现实，接受已经发生和正在发生的事实。你需要在接受现实事件的同时，接受你对客观事件的情绪与机体的反应。这是一种坦然的接受，只有具备接受的意愿及姿态，才能接受你与现实之间的关系。你一定要真正理解自己所接受的是关系，而不是已经发生的事件，这样你才能消除焦虑及恐惧。在接受现实的前提下，你会变得冷静和强大，你会认同客观的现实，你会抹去提心吊胆，不做任何逃避及退让，于是你就会用行动来应对，用行动的结果来体现你的实际能力。你的焦虑和恐惧显然消失，因为在你的面前没有需要说"不愿意"的内容以及需要"回避"去做的事情。你会用应对的行为来应答，用行动的结果来检验你行动的成效。

二、认知去融合

认知去融合是接受策略中的一个环节。要理解并掌握这个方法，还得从认知融合是怎么一回事说起。

一些患有抑郁和焦虑的人在进行自我调整时往往会遇到一个很棘手的问题，这就是内心非常想用合理的想法来替代负性的不合理想法，但是就是难以做到，明明知道自己的想法已经产生了抑郁和焦虑情绪，出现了不适应行为及不舒服的躯体反应，但就是想不出能够替代的想法，即使勉强地想出一些自以为能够替代的想法，但是效果很差，自己对新想法的相信程度也很低。比如，头脑中一直冒出"人家不喜欢我，嫌弃我，贬低我""我不行，我注定是一个没有出息的人"之类的想法。其实，这并不是合理想法替代的方法有问题，而是这种类型的个体不适合替代方法，因为他们身上有一种偏执的个性特征，这种特征尚不能归于人格障碍，只是对自己的想法特别固定。在一时无法改变个性特点的情况下，这类想法会成为他们思维的固定形式，顽强地支配着情绪和行为。当他们遇到某个社会生活事件时，几乎不进行理性的思考，便很快地被带入了自己固有的想法之中。这些想法与所发生的事件之间并没有内在的逻辑关系，却成为启动心理行为反应的开关，想法开启了一套程序，激活了影响情绪、行为及躯体的一条连锁反应。这个过程运作速度极快，似乎顺理成章地认为就是事件引起了想法、情绪、行为、躯体等反应，这个整套过程便称为认知融合。

在心理的自我调整中你一定要小心，不能陷入认知融合的泥潭，而是要做好抵御掉入认知泥潭的准备，这种操作称为认知去融合。换言之，就是要提升自己从个人的言语行为中挣脱出来的能力。可能这样的表述还有点抽象，下面用一段形象的描述来帮助你理解这个含义。

当你遇到了一件有压力的社会生活事件时，你的大脑中就会即刻冒出一些想法，这些想法大致有 3 种类型。第一种是合理的、理性的想法，它会引出一系列情绪、行为、躯体的正性反应，这是理想的状态、满意的状态、健康的状态。第二种是杂乱无章的想法，内容繁多，没有头绪，无法厘清，充塞和缠绕着你的整个大脑，使你觉得十分茫然，不知所措。这种状态也会给你的情绪、行为带来影响，这种影响则是负面的、功能失调的。还有第三种类型，就是你被带有偏执倾向的想法占据了思维内容的上风，排斥了可能同时出现的理性的想法。你却以为自己的想法是对的，对于所发生的生活事件的反应是恰当且合情理的。但事实并非如此，这些想法同样引出了负性的后果。后两种状态就称作认知融合状态。这种状态就像挡在你前行路上的一座大山，你很难逾越，你又不可能面对这座大山的阻挡而在情绪和行为方面不做任何反应，或者随意做出反应。于是你需要寻求另一种可行的方法，这就是挖一条隧道，从地底下穿越这座大山。生活事件已经发生，你的情绪和行为反应必须合理正常。你的反应通道并没有被一团糟、理不清头绪的大山阻拦，而是可以另辟蹊径，从地下挖的隧道穿过去，使整个反应过程依然保持通畅和完整。由于你的情绪和行为反应过程仍能保持与生活事件相匹配，因此你此时的反应会是顺利的、有功能的。这样的应对过程就是认知去融合。

我们在第三周和第四周的内容中重点谈到合理替代负性想法的方法，这是认知重建的过程，与这里介绍的认知去融合是有区别的，不要加以混淆。认知重建的目的在于改变个体不合理的想法，从而带动调整负性情绪及不适应行为，而认知去融合的重点是使个体遇到生活事件后让情绪和行为依旧能做出相应有效的反应，而不是无奈地被一时难以转变的想法所延迟。在心理的自我调整中不主张将两种策略和方法同时操作，建议在合理想法替代的操作出现持续困难时，或者意识到自己的个性有偏执的倾向，对自己的想法和态度十分固执时，可以尝试运用认知去融合的方法。

三、活好当下

在接受策略中，做到活好当下也是一个十分重要的环节。我们的认知有着强大的功能，也就是说我们的自动想法、假设、规则、信念都会影响我们的情绪、行为和生理功能。平时我们会不知不觉地被涌出的自动想法充塞自己的头脑，这些想法像放电影一样，不断地呈现各种画面，栩栩如生。想法的内容很多，有关于现在、过去、将来的种种内容。有的显示为评论、评论、推测、批判、比较、抱怨、选择，有的表现为解释、寻求答案、模棱两可的追索、绞尽脑汁的推论。这些想法无形中消耗你的精力，递减你的能量，同时还掏空你的感觉，使你与周围环境的接触变得有隔膜而麻木。你的自动想法图式瞬间被启动，开始了无休止的循环影响及损耗。

此时的你正在被功能失调的自动想法不当利用，构成相当大的危害，你却尚未意识到应该去正确地利用想法，让想法成为一个有功能的超强工具。你会尽力地寻找原因，试图把自己从困扰中解救出来。如果你采用的方法是回避和逃脱，就会形成对处境的厌恶情绪。糟糕的是功能失调的自动想法和厌恶情绪相叠加，会激活大脑的回避系统，构成一整套回避性反应，包括躯体回避、心态顺从和防御性攻击等。于是你的大脑运转又被迫地转向专注及思考，试图让自己摆脱与负性情绪相关的困扰。

实际上你已经陷入一个很深的痛苦泥潭中。这种痛苦并非为过去或将来的事情而痛苦，而是当下正在承受的痛苦。痛苦是一种不良的感受，是一些负性情绪的体验，最为常见的就是抑郁、焦虑和恐惧。当下的痛苦源于自己对现状认知层面的不满和抵触及行为层面的不接受和抗拒，痛苦与抵触的程度和抗拒的强度有着密切的关系，强度越高，痛苦越深。

可能此时你还没有感受到痛苦的煎熬程度，这是因为痛苦在我们的机体中有两种存在状态。一种是休眠状态，约占90%；另一种是活跃状态，约占10%。一旦你的痛苦被激活，大量的负面情绪就会集中显现，抑郁、焦虑、沮丧、愤怒、怨恨、冲突会接踵而来，充塞到你的整个生活，使你无法安宁。痛苦的激活状态又会加剧你的痛苦程度，并愈演愈烈。这种痛苦是一种极大的消耗，既消耗你的体能，又消耗你的心智。消耗会使你变得十分虚弱，精疲力竭，摧毁意志。虽然你在痛苦中挣扎，但是这种退缩性的反应无法让你存有回归的转机。

这里我们需要告诉你的是不必为此感到绝望，有一种状态正是你摆脱这种困境的"解药"。这种状态称作临在，这是一种更高层面的意识状态。当你从自身痛苦的受害者转化成为自身痛苦的观察者，观察并关注自己体内的能量场时，你对痛苦的认同感就会被慢慢地打破。你把注意力集中在感受上，接受痛苦之身的存在，不去刻意地思索它，不去评判它和分析它，不在其中寻找自己身份的认同。在这种状态下继续观察你的内在，在觉察你痛苦情绪的同时，更要觉察你自己是一位沉默的观察者。此时你就已经处在临在状态之中，此刻，你的内心会迸发出一种力量，这就是当下的力量。

你很容易忽略当下，而把自己的关注焦点投向过去和未来，甚至觉得过去和将来都比眼前更有意思。你会认为你的过去有很多事情值得总结，很多教训值得吸取，很多失误需要纠正。你的将来也很重要，你认为将来是你的大志，需要预设目标，现在的想法和行为都是为了将来的目标而打基础、做准备。此刻的你已经沉浸在过去和未来之中，然而，你却忽略了一个现象和事实，这就是对一件事情的发生而言，没有任何事情可以发生在过去，因为过去的事情已经过去，也不可能发生在将来，因为将来还没有来临，还在变化之中。你是否想过，所有的事情都是发生在今天，发生在当下，发生在此时此刻。请你好好地领会这句话："昨天的明天就是今天。"发生在过去的事情只是一个记忆的痕迹，它储存在你的大脑中，这是你过去的当下。同样，未来是一个尚未到来的不确定的当下，因为未来总是处在变化之中。你要过未来的日子，那么只有当未来的某一天来临，到了今天的时候，你才能以今天的形式来度过这一天。你可能认为，在为将来思考、预设、打算的时刻就是活到了将来，这是一个误解。其实，这正是你在当下所做的眼前的事情，不过是你的思维内容与将来有着一些联系而已。如果想象将来比现在更好，它会给你希望，让你期待，那么这种等待会充满着焦躁。如果想象将来比现在更糟，那你现在就会感到失望。无论是美好或糟糕，这两者都只是在想象，而当下即刻引出的情绪是抑郁与焦虑，甚至恐惧。

当你在思考过去发生的一些事情没有按照你的意愿发生时，你仍然在抗拒过去所发生的事情，此时的你忽略了当下的你；当你将注意力集中到未来时，你便对当下产生不满或否定，所以活在过去或活在将来的你很难过上快乐的日子。当你沉湎于有关过去或未来的念头中时，仿佛真的已经身临其境，此时，无形中你忘却了当下的自己。即使你现在的处境比过去好，你会为曾经的痛苦经历而难过，你会很委屈地回味以往的艰辛和奔波。即使你的过去很辉煌，然而这些光景已经过去，眼下的处境已今不如昔，你又会十分留恋过去，在对比中感受前后的差距。所以，当你一直活在过去时就容易抑郁。与此类似的是，当你一直活在将来时就容易焦虑。如果预估将来的前景壮观美好，你会期盼着这一天能早日到来，同时又会担忧自己的等待可能是一种奢望，因为变化中的将来也许并不符合你预估的心愿。如果你对将来并无憧憬的渴望，以平平淡淡的日子作为将来人生的内容，那么当你把自己带入将来的时空时，你还是会油然升起一种焦虑感，担心和害怕你的将来生活可能连平平淡淡都不如，而是持续的折腾和连绵的波折。所以只有活在当下，活好当下才是最为理性的选择。

很多人对当下概念的理解有一些偏差，以为当下就是自己远大前程的准备状态，或是悠哉悠哉地过日子，或是物质及心理上的满足时刻。其实当下就是客观存在，是沉浸关注的此时此刻，是用行动及结果在表达自我与价值。你有自己的思考，但不应在思考的行动模式中忙于各种缺乏价值方向的无序琐事，而应该在思考的存在模式中以一种开阔的感觉活在当下，觉察当下，享受当下。

四、明确价值方向

当你已经理解了活好当下的重要性，或许又会考虑到一个问题：怎样才能充实并有意义地过好当下的生活？这里涉及接受策略的又一个内容——价值方向。

价值方向的定义是，从言语上分析所有想得到的生活结果。或许你对这样的表述有理解上的困难，我们再用浅显一点的方式来给你描述。一个人在人生道路上前行的时候，会有一个方向性的指引，它包含生命中许许多多重要的内容，如成长、教育、家庭、工作、休闲、友情、健康、群体、信仰等。你会在这些内容中体现着你的存在和价值。不管你是有意还是无意，现实中你的人生轨迹是有方向的，这种方向性就像一条射线或一束光，从原点射向时空的远方。这条直线的方向，就是你的价值方向，虽然它的末端似乎离你十分遥远，但是你正朝着这个方向在生活，在前行。这是你每时每刻的现实存在，是十分真实的感知。

你可能想了解明确价值方向对自己的心理调整有什么意义，这就需要从以下几个方面逐一理解。

● 人的一生由无数个目标组成，这些目标的设定有的是自主的，有的是被动的。但是，自主的成分大于被动的成分，因为每一个目标的实施都是由你的行为而定，你的行动便是每一个目标的实际操作。其实，人生的每一个目标都应该与自己的价值方向基本保持一致，这些大大小小的目标便成了你的价值目标。当这些价值目标逐渐地被实现时，你的人生价值也随之逐渐地被展现出来。

● 价值目标与价值方向出现偏离的情况也是常见的，但是这种偏离的幅度不能超过一定的范围。当你的现实目标与你的价值方向形成了很大的角度时，你所努力的行为目标就偏离了你的价值方向，这样付出的努力就达不到期望的效果。当价值目标与价值方向出现了严重的"脱轨"情况，甚至是背道而驰时，你的生活内容、你现时的所有努力就与你的人生价值无关了。

● 由于每个人都有自己独特的价值方向，因此对于价值方向的具体内容无法用语言穷尽地表达，但是可以肯定你有自己的价值方向。或许你觉得价值方向有点模糊、有点遥远，但朝着价值方向发展确是存在于当下的每时每刻，为价值方向所定的价值目标正是你眼前的所作所为。你可以再仔细琢磨一下，你在行动，你在过日子，这里已经在体现了你正在为最近期的价值目标努力，这种尽力的行为是真实的、当下的。但也有可能你没有意识到目标与方向是否一致。如果一致，那么你正在朝你的价值方向而生活；如果不一致，那么你正在走弯路或走错路，你在与自己价值方向无关的路上过当前的日子，在无价值意义地花费你的时间与精力。

● 明确价值方向并把握好自己的情绪状态，这与避免陷入焦虑和抑郁有着密切的关系。当你没有明确自己的价值方向时，就很难设定自己最近的、理性的价值目标，你会为自己是否踏准脚步而感到焦虑，你会为自己的行动是否符合自己的人生走向而感到担忧，因为客观上你正在为识别和评估自己的价值目标与价值方向是否保持一致而感到焦虑。当你明显偏离价值方向，在为错误定位的价值目标使劲的时候，你会直觉地感受到努力的结果所给予的不满意的反馈，此时你的抑郁情绪便会产生。这种生活在当下，又不明白当前的努力目标并不符合自己价值方向的体验，正是抑郁情绪迸发的开始。

当你理解了价值方向的内在意义，你就会开始领悟自己的生活应该有一个方向。其实也已经存在着一个方向，你需要清醒地识别你的价值方向在指引你的生活内容，其中存在一条客观的走向轨迹，这是一条能够实现你人生价值的轨迹。你需要不断地观察和评估这些目标与你价值方向之间的关系，是否贴近你的价值方向，或与价值方向基本保持一致。如果你在这些方面把握得比较好，你的心中就有底气，你不会因行动能否顺利、是否合心意而感到焦虑，你也不会为自己的努力一时得不到结果而着急。同时你也会远离抑郁的情绪，因为你的行动结果会给你满意的反馈，这些反馈能让你感到踏实，让你感到自信，整个生活状态会充满内在持久的动力。

五、务实行为

当你明确了自己的价值方向，又有了最近具体的价值目标时，务实的行为便成为你当前生活的主要内容。有些人误以为只要自己在行动，就一定会体现出很好的努力效果，却很少去考虑行为的实效性。

一个人的行为通常被两种力量推动，一种是情感的力量，另一种是价值方向的力量（认知的力量）。这两种力量的性质和效应有着明显的区别，情感指导下的行为浅薄而短暂，而价值方向指导的行为则扎实而持久。我们常常会对一些感情用事的不妥表现而愧疚，这正是情感行为的一个弱点。因此我们需要在务实行为中把握行为背后的支持动力。

以价值方向落实你的行为比较可靠，这是因为你有与价值方向基本一致的价值目标，你的行为正处于实施这些目标之中。在务实行为中需要把握以下两个要点：

● 选择与判断。每天我们都遇到许许多多事情需要去做选择，然而做好选择有许多标准，其中情感标准和价值标准是两个常用的标准。通常我们都偏好用情感标准来做选择，因为从情感出发比较简单直观，使用一般的感官体验就能定位自己的行为。而使用价值标准就有一定的难度，因为需要进行深度的思考，先考虑自己的价值方向及价值目标，以此为准绳来定位自己的行为，这样的定位需要理性思考过程才能把握行为的实施。但是从选择行为而言，经过理性思考，用价值方向和价值目标作为行为的依据，其效果会好一些，成功的概率会高一些。同时还应该注意对于选择与判断的混淆。判断是一种与选择很相似的行为形式。很多人误以为判断也是一种作为，所以一直停留在判断的层面，即使判断的过程很烦琐，判断的结果很明确，也仅仅是做出判断并非做出选择，这仍不能体现你的选择行为。因为判断只是帮助做出选择的基础或条件，只有选择才是构成有结果的行为。

● 过程目标与结果目标。把握务实行为的另一个要点就是行为努力中过程目标和结果目标之间的关系。当你设法调整自己种种与抑郁、焦虑相关的行为时，你可能会做出一些改变。或许你会在与人的交往中变得主动一些，或许你会对已经失去兴趣的事物再次投入兴趣，或许你硬着头皮暴露在平时焦虑恐惧而常常回避的环境中，或许你正努力减少不良行为的频度次数。如果这些行为的改变仅仅是你为了情绪有所好转而做的改变，那么这些行为的努力只能属于过程目标。过程目标的特点是就事论事，为改变而改变，所以即使有了改变或改善，也很容易被各种对抗因素削弱。这样的改变会显得软弱和缺乏支撑，因为它没有动力来源。而行为的结果目标则不同，这种行为的背后有价值方向和价值目标作为原动力，所以你务实的行为努力是在为自己认定的价值方向和价值目标在行动。在行动中你不怕各种干扰因素，也不会因为遇到困难而退却，你的行为改变是朝着你的价值实现在努力，所以这种改变的过程也就成了改变的结果，无论是近期的目标还是长远的目标，都已经成为当下实践中的一种结果。你会因这些结果的良性反馈而强化你的努力行为，成为你继续努力改变的强化物。此时你的行为是务实的、有效的、坚韧的、持续的。

六、审视自我

在接受策略中还有一个不可忽视的内容，这就是审视自我。宋代诗人苏轼在《题西林壁》写道："横看成岭侧成峰，远近高低各不同。不识庐山真面目，只缘身在此山中。"诗人在诗的后两句中导出了一个很有价值的心理现象，这就是人的自我意识及自我认知。人们都具备自我意识及自我认知的能力，但是会有盲区、有偏差，甚至在一定的环境或条件下失去这些能力，从而构成了对自我把握的缺失，这是心理行为不健康的表现。你不仅应该具备自我意识，同时也要有审视自我的能力，清晰地了解自己，知道自己的现状和动态，明白自己在某些方面已经出错。但是，这是一件不容易做好的事情，或许是一些客观的因素局限了你，或许是一些主观的因素误导了你。所以你在调整抑郁与焦虑中，做好审视自我也是一个有益的环节。审视自我需要从以下 3 个方面着手去做：

1. 以自我为内容

这是对自我的语言描述及评价。当自己处在抑郁与焦虑中时，需要用语言的形式对自己的心理状态进行描述及评价。由于是自助形式，因此主要还是对自己进行表达。现实中比较容易接受和操作的方式是给自己写一封信，或是给自己写一份报告。仔细地回顾一下自己心理问题的来龙去脉：心理问题从什么时候开始；是否有一些相关的引发因素；达到十分明显的症状时，与当前的相隔时间；对去除抑郁与焦虑的愿望；曾经采用过什么方法来自我排解；如何具体地操作自我排解；实施的过程及时间；对实施效果的评价；如何会考虑到通过学习自助书籍来实施心理的自我调节；是否考虑过求医使用药物治疗；如果已经使用了药物，对疗效的自我感觉；目前自己心理调节的现状……通过完成这封信或者报告，清晰地理顺你自己心理问题的过程，明白你心理问题调整的走向，提升你对自己心理健康的意识，并理清你行为努力的头绪，这就达到了以自我为内容的要求。

2. 以自我为进程

这是指对自己不间断的自我意识或自我感知。心理调整是一个过程，尤其是心理的自我调整，由于没有其他专业人员的一对一帮助，自己对自我调整的进程会出现模糊的情况，因此需要在自我意识或感知方面多加努力。在认知行为学派的心理调整中，认知、情绪、行为和躯体反应是心理关注的四大要素。你需要对这些方面进行动态的观察及评估，最好用计分的方法进行量化。当然，结合一些心理评估的自评量表作为工具，也是很可取的选项。其实好多有心理问题的人忽略了对自己状态的动态检测，所以对自我的了解一直处在云里雾里，找不到北的状态。患有抑郁和焦虑的人很希望得到别人的帮助和支持，这个愿望没有错，但是你应该意识到对自己的关注也十分重要，因为你是最了解自己心理状态的个体。心理调整的动态过程需要你不断地意识或感知。

3. 以自我为背景

以自我为背景指的是站到一个更高的层面上对自我进行观察。对于这个问题，在中文的表达中会有一定的理解难度，但是如果用英文来表达，似乎就容易理解一些。英文中的"我"有两种形态，一种是"主格的我"，称作"I"，另一种是"宾格的我"，称作"me"。那么，以自我为背景就是用"主格的我"（I）来审视"宾格的我"（me）。在我们的日常生活中一般把"I"和"me"混淆在一起，不习惯用"主格的我"来观察和处理"宾格的我"，很容易生活在一种含糊的状态之中，自己对自己的了解似有似无，对自己的审视若轻若重，好像自己了解自己，自己把握自己，但是实际上处在虚无或混沌状态，这样就失去了自我监察的过程及功能。在心理的自我调节中，"主格的我"（I）对"宾格的我"（me）的把控特别重要，即使对于自我意识很强的人，这样的操作仍十分需要。心理的自我调整是一个有难度的改变过程，你是否根据专业的指导在实施，你是否跟上了每一个步骤的节奏，你是否达到了单位时间内应该达到的调整效果，你是否清晰你下一步该努力的节点。如果没有"主格的我"对"宾格的我"持续的监察及评估，你会把握不好调整的要点，难以实施调整的要求，最终达不到心理健康改善的预期目标。

接受策略可归纳为 6 个过程，即接受现实、认知去融合、活好当下、明确价值方向、务实行为和审视自我。在运用过程中，应该注意这些是一个相互联系的调整策略，并非单独孤立的结构。在使用中并没有固定的前后顺序，所以可以根据你自己的情况灵活地应用。需要强调的是，你必须认真学习和掌握每一个过程的细节和要点，充分领会每个要点的核心操作过程，在此基础上你才能尝试 6 个过程的相互协调及相互作用。一定要以自我调整的良好效果作为检验心理自助成功与否的标准。

本周自助小结

在本周中你学习并尝试应用了一种新的心理调整方法，这就是接受策略。这套方法是你在使用合理替代负性想法中出现"卡壳"的情况下换用的另一种心理调整模式。

接受策略包括接受现实、认知去融合、活好当下、明确价值方向、务实行为和审视自我 6 个过程。你开始意识到要进行自我心理调整就应该站到一个高度来看待自己的抑郁与焦虑。你需要从"主格的我"（I）的角度去观察和评估"宾格的我"（me），这样你才能摆脱自我的局限性，充分利用好自己的理性力量，导航好自己心理调整的路径。你需要接受你自己存在的抑郁与焦虑，这并非接受这些失调的心理状态，而是接受你与你的心理问题之间的关系。你接受了人生道路中出现的这些负性情绪，你也懂得了对待这些抑郁与焦虑情绪，回避和逃避的做法是只有短暂效应的对付，而没有从根本上去除负性情绪的根底。你也开始接受抑郁与焦虑的引发因素及过去经历对你造成的影响，因为如果你固执地纠结这些内容，反而不利于你现在的心理调整。你也不会再抱怨和自责自己的弱点，指责这些弱点导致了你的抑郁与焦虑。你开始理解什么是认知去融合。由于你个性中有偏执的特点，你在合理想法替代的操作中屡屡受挫，因此认知去融合技术解决了你的实际难题。你从"无法厘清想法"的大山底下穿越而过，直奔当下的行为改变。你开始懂得活好当下是什么意思，这正是一件不容易操作的过程。以往你的大部分时间都活在过去或者将来中，所以你才会抑郁与焦虑。这个机制其实并不难理解，只是习惯地喜好回忆过去和展望未来，然而忽略了当下。你开始用行动来亲密接触当下，用加倍的热情来拥抱当下。活在当下很难，活好当下更难，但这正是走出抑郁与焦虑的关键，再难也要用当下的努力来过好当下的日子。努力的目标需要与价值方向配套，这是本周你的又一个新的认知。倘若没有确定自己的价值方向，倘若自己行动的目标没有与价值方向保持基本一致，你就会被各种无关的琐事左右。价值方向的选择不分错与对，也谈不上很完美，但是少不了你可以做选择的这一环节。在这一周中，你反思了你的很多目标和打算，发现与你的价值方向有很大的距离。虽然改变航向不是一件容易的事情，但是，这是一件你回避不了的事情。你应该做"行动的巨人"，行为正是你走出抑郁与焦虑的实务。你在行为的选择与判断、过程目标和结果目标的关系等方面好好把握，最后你以自己的行为结果来体现自我心理调整的真正效果。

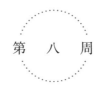

第 八 周

巩固效果贵在坚持

抑郁与焦虑的自我调整已经进入第八周。这一周的自助重点是规划和实施效果的巩固，对已经取得的身心状态的改善进行维护。在这一周中你将对过去 7 周中的努力以及收获进行梳理，对自我调整中尚存在的问题进行解答，同时对 8 周以后你如何继续努力给出指导建议，旨在巩固已获得的效果，让自我的心理调整成为日常生活的一个内容，不断地完善你的认知、情绪、行为和躯体等各方面的合理反应，使你的生活质量保持在健康稳定的状态之中。

一、再一次评估自己的心理状态

　　如果你还记得在心理自我调整的第一周中对抑郁与焦虑的评估过程，现在你需要用同样的工具与方法对自己的情绪状态再做一次测评。测评的工具仍然是贝克抑郁量表、抑郁自评量表、贝克焦虑量表和焦虑自评量表等。你在今天填写问卷进行自我评定时，应该依然保持用当初的标尺来衡量目前的状态，尽量做到评估前后标准的稳定性及一致性。要客观地记录当下的状态，不能因自认为经过7周的努力后应该达到的期望预估心态而夸大了实际的效果，也要避免因没有达到自己的理想目标所产生的不满足情绪而低估了自己实际获得的成效。由于在实施自评量表的操作过程中确实存在着主观的成分，因此需要注意尽可能地排除偏颇的主观成分干扰。在对情绪的自评过程中多多少少会夹带一些当下外界因素的影响，所以你需要把握自己的评定尺度，主要是对近几天或者本周的平均状态进行记录。

　　当你完成各量表的评定操作以后，你能够按照操作的要求得到对自己抑郁和焦虑的评估结果。如果你的分值结果比原来的低一些，说明你抑郁或焦虑的程度已经有所降低，这是你经过7周时间努力的成果。分值降低的幅度体现了你在情绪行为方面调整改善的程度，但是你也不必纠结分值降幅的高低情况，因为心理自评的结果反映的是你动态变化的趋向，客观上这也是你获得转变的实际情况，这是你经过自我调整的努力效果。如果你的测评结果与你7周前的结果持平，这给了你一个提示，可能你自我调整的效果一般，你在对抑郁和焦虑的调整中或许卡在某一个环节，火候还不够，还需寻找自己没能逾越的阻碍。然后再一次按照书中指导的步骤按部就班地继续努力，耐心地发力去获得后续的效果。如果你测评结果的分值反而高过7周之前，说明你的抑郁与焦虑还没有得到显著的改善。你也不必气馁，估计你在自我调整要领的掌握方面存在欠缺，你可以按照书中的顺序和要求继续反复操练，在操练中体会产生效果的程度，在每一个环节的操练中获得确凿的效果后再进入下一步的操作，千万不能图于形式，匆匆忙忙地走过场。

二、巩固合理想法的替代

在第三周你已经开始操作合理替代负性自动想法，这是一个尝试、探索、改进和坚持的过程，需要融入你的生活中。由于自动想法是一个自主冒出的信号，而且可能给你的情绪、行为和躯体反应带来负面的影响，因此只有让自己重建一个有效的、自信的想法，才能成功地替代负性的自动想法。如果你已经不间断地操练了几个星期，想必感受到了一些成功的体验，或许你已经确立了几个效果稳定的合理替代想法。一旦脑子中蹦出负性自动想法时，替代的想法就即刻覆盖了上去，阻断了自动想法的继续涌出以及对情绪、行为和躯体反应的直接影响。此时，你的心身整体依然处在稳定的状态之中，并没有因干扰而产生大起大落的波动。这种替代的操作需要持之以恒地练习，经过不断的强化，逐步构成一种条件反射，成为即时的自然反应。这样的替代仅仅坚持几个星期是不够的，需要一段时间。因此在初步取得替代的成效时不能就此满足，而是需要继续努力，把合理想法成为内化的一种自然反应，这样，你的情绪、行为及躯体状态也就能够保持在正常的范围之内。

有时自动想法蹦出的强度会比主动替代的合理想法大一些，你不必为之焦躁，出现这种情况的也不少，毕竟自动想法是你大脑中某个结构的产物，所以两种想法的力量对比在初期可能强一点。但是负性自动想法也不是牢不可破，只要相信自己的合理想法，体验合理想法的显现效果，你就会不断地接纳一种新的想法，让它成为自己想法的组成部分，这些想法的强度也就自然地逐步增加。在经过一个相持阶段后合理想法便会成为力量充沛的主导想法，你就能习惯地使用这些想法来管理你的情绪、行为和躯体反应，心理的自我调整也就驾轻就熟地成为一种自然的成功状态。这里需要的是信心、耐心和韧性，这是你不断输出力量的内在动力。

三、巩固对负性假设、规则及核心信念的合理替代

负性假设、规则及核心信念的合理替代过程确实是一个难点，这是由信念系统的基本特性决定的。这些深层次的认知模式很稳定，自己对其认

同的程度也不易动摇，这就为替代的操作带来了难度。由于负性假设、规则和核心信念的形成过程很长，有些激活的社会生活事件可能已被忘却，因此要寻觅产生的源头，反思当初记忆中的偏误不容易做到，于是你就会以为做出改变是一个巨大的困难。理解改变的难度，这是心理自我调整应有的心理准备，但是这并不说明这是一个不可逾越的障碍，这里需要具备耐心的自身条件。心理的自我调整凡是涉及根底的成分时，对于每一位自助者都是严峻的挑战。这不同于接受药物治疗那般轻松，这是对自己认知系统重塑的过程，从改变认知达到联动改变情绪、行为和躯体反应的系统调整。其实，情绪、行为和躯体反应的改善也是对认知调整的一个反馈和强化，尤其是对核心信念的调整更具有实时的当下效应。在有良好效果的事实面前，你的负性信念就会有细微的动摇和改变。这是一个细水长流的过程，所以在这8周的时段内，你能够实施核心信念的调整并且体会到操练的效果，这已经是很大的收获和成功。这只是一个开端，全程的努力还将持续。在改变负性假设和规则中，行动是最好的实证措施，因为有了行动，就会有行动的反应结果。如果反应的效果是正向的，你的情绪和躯体反应就会获得一定的改善，这个效果就直接验证了你的改变具有积极意义。它对你的行为改变是一种良性的反馈，是一种很具体的肯定。其实，你应该理解，假设和规则的行为调整正是在启动认知调整的基础上完成的，所以这是一个认知行为的联合调整。你应该意识到这种联合调整的合力效应，你必须用心地去体会自己情绪及躯体反应在认知行为改变后的细微变化。或许这种改善变化的幅度不是很大，但是你应该肯定这是你在调整后的正性效果，不能忽视或否认已经取得的点滴成效。

如果你希望在短时间内获得他人对于负性假设、规则和核心信念调整效果的肯定，这是一个有难度的诉求，因为核心信念的形成过程是一个缓慢的渐进过程，所以对它的调整和改变也很难做到急于求成。你的信念改变是从量变到质变的过程，可能一时还体现不了显著的情绪和行为变化，所以那些对你的情绪和行为已经有了固定印象和评价的别人，或许一下子很难分辨或觉察到你的行为有了改变。在你实施信念的认知调整早期不能苛求期待别人对你正在改变的情况能有鲜明的觉察和识别，你需要坚持你的认知调整，深信总有一天，你的心理调整效果会被大家发觉和认可。8 周以后，在这方面的调整仍需要伴随你的生活一段时间，如果你不坚持，自我调整的效果就会难以维持，也有可能出现抑郁与焦虑的反弹。

四、对于人际关系调整的应对

很少有人会想到在抑郁与焦虑的自我心理调整中也需要加强对调整人际关系的关注和应对。抑郁与焦虑者会因情绪行为问题而导致人际关系受损，可能你也没有意识到自己的心理问题已经影响人际关系及社交互动的状态和后果，但这是不可忽视的当下现实。你的周围人群，包括你的亲朋好友或许都能觉察和感受到你的情绪及行为问题，却难以开口直爽地表达曾经被你的负性情绪状态所带来的影响。所以你在着手进行抑郁与焦虑自我调整的同时，还要对人际关系的缺损方面进行修补。在关系的调整中你需要特别注意以下两个重点。

1. 调整激怒发火

一般情况下大家普遍认为抑郁患者的情绪是低落的，心境是恶劣的，想法是消极的，行为是退缩的。但有一种情绪和行为现象很容易被忽视，这就是激怒。所谓的激怒就是很容易因一些微不足道的小事引发一场大发雷霆的局面。许多抑郁障碍患者都能意识到自己有这样的现象，觉得自己很容易发"无名火"，常常为了一些小事大发雷霆，不仅情绪激动，态度暴躁，甚至会做出失控的行为，如肢体冲突、砸坏物品等。你周围的人都难以理解怎么会出现这样的暴躁，其实，激怒正是来源于抑郁者的抑郁。在家庭生活中若夫妻中有一方有抑郁，另一方也会为此烦扰，会体会到配偶"不是一盏省油的灯"，常常被一些无关紧要的小事激怒，大声怒吼和随意摔东西，搞得对方不知所措，严重损害了夫妻之间的感情。一般来说，抑郁者在事后都能意识到自己的脾气过分，也很想改变这种激怒的状态，但事实上如果抑郁没有根本好转，激怒的状态也难以消除。

抑郁的人容易被激怒有其生物学基础，这与大脑中的儿茶酚胺和 5-羟色胺等神经递质的动态失衡有关。在中医理论中也可用"阴虚阳亢"来解释，抑郁者的机体总体处在"阴虚"的状态，阴虚会导致相对性的"阳亢"，这种"阳亢"状态就容易以激怒的形式表现出来。因此，抑郁的人特别要注意因自己容易激怒而得罪和伤害周围人，要努力做到息怒，尽量减少人际关系的冲突。如果你的激怒已经对周围人，尤其是与家人的关系造成了损伤，你就需要努力修复关系方面的破损，向他们解释自己激怒的心理因素，取得别人谅解，减少激怒的行为频度，让大家体会到你的抑郁情绪正在逐步改善。

2. 调整懒散拖拉

有抑郁的人有一些共同的特征性表现，那就是"慢""缩""拖""呆"。得了抑郁后，一个人从思维到行为的速度和强度都会有所减弱。例如思维过程会变得缓慢，很简单的小事也会反复考虑，迟迟拿不定主意；言语的速度也会减慢，说话有气无力，交流沟通显得很被动；办事变得退缩，对自己缺乏信心，以往能够做到当机立断的事情，现在却办得拖泥带水，几乎没有激情；除了工作、学习作风上的拖拉之外，在生活方面的得过且过也十分突出，生活节奏变得疏懒，生活内容变得单调，穿着马虎，不修边幅，不注意个人卫生，食欲不振和不认真安排每日三餐都是出自对生活质量的无所谓态度；发呆也是一种很常见的表现，时常独自一人，沉默寡言，脑子空空，无所事事，严重的可以出现行为动作的迟滞。

这些态度和行为特点很容易降低别人对你的信任感和期望值。因此，你应该理解自己的负面状态给别人带来的误解，需要直面自己的现状，在适当的场合下可以坦率地向别人解释自己不良状态的心理来源，获得别人的理解。同时，尽可能地在认知调整的基础上加大行为调整的力度，激励自己的行为动力，提升办事效率，给别人构成新的状态形象，别人对你的新评价也会成为一种强化因素，再度促进你的行为改变。

五、对于自我调整时间不够的应对

你的抑郁和焦虑自我调整已经进入第八周，或许你会觉得时间不够用，因为你的操作节奏或调整的效果还没有跟得上 8 周的限定时间。你不必为此过于纠结，因为每个人的实际情况都会有所不同，在调整的进度上会出现各自的差异。常见有以下这些情况：

1. 在单位时间内难以完成

在我们给你安排的 8 周抑郁和焦虑的自我调整中，或许你会感到对每一周的要求及内容，既要读懂理解，又要操作实践，时间很紧张，可能在某一周中还没有很满意地完成本周的内容，又要匆匆地进入第二周的新内容。出现这种情况，你应该认真地检查一下自己的投入情况，或许你在自我调整中需要处理日常工作、学习任务或其他事情，实际投入在心理自我调整中的时间和精力很少。这是一个很实际的冲突问题，你不可能完全放下日常生活中的必需内容，所以你需要在时间和精力上进行一次合理的调配，做到在自我心理调整的这一段时间内把自己的生活重心移到心理调整上来，日常生活内容依然需要做，但是你的心思、专注、觉察、感悟都应汇聚到自己的心理调整中，这种专注状态是你提高自助效率的必备条件。如果有可能，你在这个自我调整的阶段尽可能地减缩自己的日常生活内容，排除其他不相关事情的干扰，这样你就能有尽可能多的时间和精力投入到自我调整中。另外，有抑郁情绪的人需要增加时间的紧迫感，不能随意地拖拉，允许自己放慢节奏。有焦虑情绪的人会对自己尚未能达到预想而担心和紧张，这种状态反而会加重自己的焦虑，使自助的效果欲速不达。如果你确实在一周中尚未完成本周的任务，建议你适当放宽你的单元时间，你可以把调整内容适度向后推延，保证在前一阶段的自助内容基本完成的前提下，再进入后一步内容的操作。

2. 在某个阶段被卡住

抑郁和焦虑的认知行为自我调整是一个结构化的过程，如果卡在某一个环节，会对后续的努力带来影响。然而这种被卡住的现象是很多人都会遇到的，所以不必感到困扰，但也需要认真应对。通常出现"被卡住"有以下产生因素：

- 理解的问题。在阅读和理解自助读本的时候，或许你对一些心理现象的概念或者心理成分关系的理解方面出现困难。由于这是一个心理调整的自助过程，因此你很容易自以为是地认为自己在理解方面有足够的能力。每个人的理解能力的差异，对自身的理解及评估也会有很大的差异。你在阅读以后的整体思考中一旦发现自己对内容的理解似是而非时，你就有可能出现茫然，不能确定自己理解的准确程度。此时，你可以参阅一些相关的工具书籍，或从网络上查找有关的资料，核对自己的理解内容。不能让自己被难倒，而是需要用探究的态度应对书本上的概念与自己理解的统一性。既不能固执，又不能随意。即使有点被卡住，也可以采取暂时姑息的策略，在自我调整往后推进的过程中，或许对自己原来的理解有了新的领会和整合。

● 操作的问题。在自我心理调整操作层面遇到阻力，这也是容易出现的问题。有的是自己投入操作的力度不够，以为搞懂知识内容就行，其实操作也是一个不可忽视的方面。无论是心理自评量表的评定、自我监察、每日活动记录，还是负性自动想法收集、合理想法替代等，都需要十分投入地操作。如果在操作过程中有点马虎，各个环节就会出现偏差或达不到预期的目的。另一种情况就是你被操作的难度压倒了，例如负性自动想法的收集和合理想法替代，这些操作确实有难度，这种难度并不在于文字的理解，而是如何寻求和探索适合自己情况，又能被自己接受的表述定位。有时候想到了可以作为替代的想法，也已记录在表格中，但是一旦遇到生活事件，自己头脑中冒出的自动想法强度很大，用表格中填写的合理替代想法覆盖不了自动想法，情绪和行为的调整也随之显得无力。在这种情况下你无须对你的合理想法产生怀疑，你正是依照情绪、行为、躯体反应来选定自己的合理想法，所以你应该坚持替代的操作，相信经过反复练习，你会习惯使用新的想法来取代自动想法。在负性假设、规则和核心信念的替代中，其原理是一样的。在这个环节被卡住只是暂时的现象，坚持就能够越过这个操作环节的难坎。

● 感悟的问题。在心理的自助调节中感悟的问题常常被大家忽视。对于语义的理解是一回事，而能感悟到内容的深层面是另一回事。所谓的感悟就是受感动而引发的醒悟和觉悟。你在根据认知行为调整的结构逐步推进的过程中，需要沉浸在书中的内容，并与给予的指导产生共情。这样你才能透过文字，琢磨到字里行间中的丰富含义。尽管每个人的感悟能力存在一些差异，但是我们给你的指导已经是浅显易懂的表述，只要你稍下功夫，肯定能够获得感悟。你也应该理解，感悟是一个过程，只要在心理调整自助的路上走出一段路程，感悟便能徐徐到来。产生感悟需要思索，需要激活自己的敏锐性，如果你投入的精力尚处于一般的程度，沉浸的状态尚未达到入神的层面，你获得感悟的可能性就会减少，于是，你的自助只是处在一般理解和效仿的水平，内在的认知系统与你改变的努力尚未产生"共振"。此时，你的自助便不能达到完整的效果，或许这会让你停留在"被卡住"的状态，迟迟难以推进。你应该了解感悟的重要性，探索如何获得感悟。在有了感悟时，应珍惜这个宝贵时刻的到来，体验此时自己的状态，稳定感悟的内容，让已经感悟到的理念成为你下一次获得新感悟的强化物。

● 评价的问题。评价的问题也是"被卡住"现象的一个因素。通常评价的角度有两种，一种是自评，另一种是他评。在自我心理调整中填写心理测评量表的操作就是一个自评的过程，此外，对自己每天调整效果的评定也是一种自评过程。在心理调整的早期，对认知、情绪、行为和躯体反应的自评一般都比较客观、准确。随着调整的进展，自己已经投入了不少时间和精力，无意中会被一种急于求成的心理驱动力干扰，从而对自己的评价出现误差。即使不是做心理量表，你每天也会对自己的整体状态进行评估，有时评估的尺度会松一些，有时尺度会紧一些，尽管你没有意识到这种细微的差异，但它会直接影响对自我心理调整效果的鉴别。这里会出现一个"双向效应"，即评定过松或过严都会出现加重自身压力的现象。如果你的自评过松，你会误以为自己已经取得了很好的调整效果。但是你的实际情况并没有那么好，所以一旦遇到有压力的社会生活事件，自己的应对结果会让你感到失望。如果你的自评过紧，你会对自己通过努力调整所取得的点滴效果并不在乎，对所有的正性结果视而不见，因而你会产生错觉，对自己的投入和产出不满意，总觉得自己没有获得显著的效果。

他评则是你周围的人对你的状态所进行的即时评估。他评是一个动态的过程，随着你的变化而变化，每个人对你的状态评估也因各自见解而有差异。你会有一种心态，渴望别人能很快发现你努力后的变化，有一个明确的好评。但是你不一定能够及时如愿地得到正性反馈，其中有多种原因。别人，哪怕是家人也对你的印象有一种认知的定势，你自认为下了很大的功夫在调整自己，并似乎已经获得了可观的成效，但是你在别人眼中的变化还不是很显著，加上认知定势的作用，他们不能精细地觉察到你的变化。如果你还在调整起步的阶段，别人就给予你好评，或许你会感到不可思议，难道学习认知行为自我调整会出现那么神奇的效果？以上这两种情况都会让你对他评的真实性产生怀疑，于是这种因素就成了你"被卡住"的判断和感受。还有一种情况，你的内心不接受别人对你的评价有变化。其实你进行心理调整的过程就是一个变化中的动态过程，有时进步快一点，有时也会出现一点反复情况，所以别人也会随着你的起伏而对你有不同的评价。这是正常的现象，是可以被理解的事实，这种情况让你感到"被卡住"是一个曲解，你把自己的变化和别人的评价都固化了，从而引起了你不必要的自暴自弃。

● 跨越的问题。认知行为调整严谨的结构就像一条链子，环环相扣，需要根据要求，一步一个脚印地向前迈进。或许你在前一步的操作过程中自认为问题不大，于是就进入了下一步的内容，在下一环节的调整中你出现了"被卡住"的困难境地。出现这种情况应该归因于跨越，当你前一步的脚跟还没有完全站稳的时候，不应该急匆匆地跨出第二步，因为后一步的调整只有在前一步成功完成的基础上才能顺利进行。如果你误判了前一步的成效，那么就会影响后一步操作的顺畅，使后一步的进程受到明显的阻力。其实，关于跨越的概念也是一个相对的说法，但跨越的步子不能太大，跨越的步骤不能太远，如果你在自动想法的收集、整理和合理想法替代等方面还没有扎实地完成，就跨入负性核心信念的合理替代这个层面，很有可能你会感到障碍重重，难以获得踏实满意的效果。很多尝试认知行为自助的患者都曾有过类似的体会，调整步子的大小因人而异，但如果出现大跨度的鱼跃，他就会感受到推进的困难，自己的调整进度"被卡住"。因此你要充分把握自己的进度和在每一个环节巩固的牢度，这样自助的推进就会比较顺利。

3. 对过于固化的认知调整费劲

对过于固化的认知调整费劲也是自我调整时间不够用的一个因素。每个人认知系统的形成是一个身心合一的过程，是一个成长、积累和沉淀的过程。很多人都以为自动想法、假设规则、核心信念是一个人的思维过程和思维模式，似乎是一个停留在人脑活动层面的功能。其实，抑郁和焦虑作为常见的情绪表现有其在大脑中的结构基础。人的大脑情绪中枢是在大脑的下丘脑区域，其中杏仁核和海马回是情绪与记忆的中心，通过功能性磁共振检测能显示抑郁与焦虑在影像学方面的图像显现。所以我们对抑郁和焦虑的认识应该从单一的精神层面扩展到心理—生物的全方位层面去理解。很多学者已经通过研究证实了认知行为的调整能够改变人体大脑下丘脑区域的结构，所以你在进行认知行为调整的时候应该懂得，这种认知—情绪—行为—躯体反应的改变实际上正在改变你的大脑结构与功能。这是一项很有难度的过程，你需要对负性认知的稳定性有充分的估计，理解你的认知改变会牵涉到大脑结构的变化，调整认知系统，建立一套新的合理的想法、规则、假设、核心信念需要努力、时间和坚持。对于一些患者，在8周内调整认知、情绪、行为是能够做到的，但是那些8周时间不够用的患者也不必气馁，可以放慢节奏，可以重复操练，只要能够达到降低抑郁与焦虑的程度，就是一种获益。只要在8周中体验到自己在认知、情绪、行为、躯体反应等方面取得改善和进步，就说明你能够跟得上我们给你的指导，而且已经能够通过自己的努力走出原来抑郁和焦虑的状态。

六、对于自我调整与同时用药关系的应对

很多有抑郁与焦虑的人在实施认知行为自助调整的同时，也在接受抗抑郁或抗焦虑药物的治疗。如何处理自我心理调整和药物治疗的关系，可

能是很多人都关心的内容。我们并不排斥药物治疗，因为药物治疗的医学原理和临床效果都证实了其可靠性。抗抑郁和抗焦虑药物的作用机制与调整下丘脑区域脑细胞之间 5-羟色胺和儿茶酚胺递质的传递功能有关。药物的作用通道主要是情绪通道，也就是说药物通过情绪改善，也启动了认知、行为和躯体反应的改变效应。所以，药物治疗对抑郁和焦虑者的认知行为调整也会产生一定效果，只不过是通过调整情绪通道进而扩展、影响到其他方面。认知行为的自我调整启动的是认知改变通道，是通过认知的调整从而达到情绪、行为和躯体反应的改变。在 20 世纪 80 年代，认知治疗的鼻祖、美国宾夕法尼亚大学的精神科医生阿伦·贝克教授曾经带领团队开展过一项单一认知治疗与单纯药物治疗的抗抑郁治疗研究，当时使用的抗抑郁药物是氯米帕明，一种经典的三环类抗抑郁药。研究结果表明，单一接受认知治疗的疗效优于单一接受氯米帕明药物治疗的疗效。后来又有很多学者重复了这项研究，得出的结论是两组的疗效基本相仿，所以之后精神医学界和临床心理学界的学者们取得了对认知治疗有可靠临床效果的共识。在四十多年后的今天，大量的临床应用和临床研究结果始终保持对认知行为治疗与药物治疗有着等同效果的肯定，认知行为治疗已成为世界各国普遍使用的主流心理治疗方法。

因此，实施认知行为自我调整的抑郁和焦虑者没有必要将接受心理的自我调整与接受药物的调整对立。认知行为的自我调整与药物治疗可以并用，产生互补的增效效果，这是分别通过两个通道发挥作用，同时共同在认知、情绪、行为和躯体反应四个方面构成网络式的相互影响效果。这对只愿意接受药物治疗的患者也是一个很好的启示，在使用抗抑郁、抗焦虑药物治疗的同时，可以尝试投入认知行为的自我调整，这样就能够产生"1+1＞2"的神奇效果。

七、8 周以后如何打算

在 8 周时间的认知行为自我调整以后如何打算，这是摆在面前的现实问题。你需要有合理的安排，才能做到巩固已经取得的效果。

1. 调整时间的合理延长

对于有些自助者，在 8 周时间内完成所有的自我调整会有一些困难，由于受到一些内外因素的干扰，投入自我调整的专注方面打了折扣。在这种情况下抱怨外界的打扰并不可取，应对的策略就是合理地延长时间，你在 8 周时间内所习得的调整结构是你继续努力的参照套路。你可以回顾一下自己延缓或暂停在哪个阶段，于是你就从这个点再继续调整。此时可能已经延长了自助的规定时间，但这并不影响你后续的操作，你还可以在延长的时间段里勤奋地进行自我调整，监察自我调整的效果，直至把抑郁与焦虑明显地消除。不过时间的延长只能是在合理的范围之内，略多延长一些时间也无妨，不能是无限制的、随意的、断断续续的，这样的延长时间难以达到自助的预期疗效，成为一种似乎在进行又没有现实效果的拖延现象。

2. 对某环节的循环操练

你可能在调整的某一个环节被某个因素卡住，这种情况的应对策略就是循环操作。比如负性自动想法的合理替代，你在这个环节中虽然花了时间进行调整，但是调整的效果没能显现出来，这也影响了你后续的调整。你不必着急，可以在自动想法的收集及合理想法的替代环节中循环地操练，虽然所花的时间延长了，但是这样坚持操作会让你实现认知改变的突破，当情绪、行为、躯体反应也随着想法的调整出现明显的改善后，你便能比较顺利地进入规则、假设和核心信念调整的环节。这种多花一些时间的循环练习是值得的，能够获得实证的调整效果，所以 8 周以后还在继续努力调整的情况是可以理解并且需要去做的。

3. 监察复燃的高度警惕

在临床治疗或心理调整中有一种情况被称作复燃，这是指在该次抑郁或焦虑发作症状消失以后的一段时间内，以前存在的抑郁或焦虑症状又重新出现，这是一次疾病过程中的症状重现现象。学者们通常认为，在疾病好转后 4～6 个月内再次出现原来的症状属于复燃。复燃实际上就是整个抑郁与焦虑过程中的一次波动，抑郁和焦虑还没有到完全康复的程度。即使你觉得自己已经有了明显的好转，自己的情绪已经恢复到了正常的状态，你还是不能掉以轻心，因为在抑郁和焦虑没有真正达到痊愈时，有可能出现复燃的情况。因此，在抑郁和焦虑状态好转后的 4～6 个月内，你需要密切观察自己，监察自己的情绪动态，谨防复燃情况的出现。

还有一种需要甄别的情况就是复发。复发是不同于复燃的另一种概念，这是指抑郁和焦虑的一次完全新的发作，并非原来状态的波动。出现抑郁与焦虑状态复发的间隔时间较长，多在 6 个月以上。这是在原来抑郁和焦虑完全好转，症状都得到控制而且社会功能都恢复以后的又一轮发作。

鉴于抑郁和焦虑存在复燃和复发的特点，心理自我调整的策略和方法也必须符合这样的规律。在通过心理自我调整控制了抑郁和焦虑以后，还需继续巩固治疗以防止复燃，如果能继续坚持认知行为调整，就能进一步维持治疗效果以预防复发。

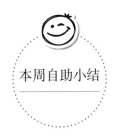

本周自助小结

你已进入抑郁与焦虑自我调整的尾声。你再一次评估了当下的心理状态，也运用心理自评量表再一次测评了自己的抑郁与焦虑情况，测评结果让你满意，因为计分的结果表明，你的抑郁与焦虑程度有了明显的好转。你也能理解这是通过8周努力自我调整的结果，但是这只是一个休止符号，心理调整的效果需要花力气、费时间来巩固。

巩固疗效就像一段新的路程，需要继续前行。在巩固效果方面，你学到了很多有关应对的思路及方法，包括对合理想法替代，负性假设、规则及核心信念替代，人际关系调整，自我调整时间不够及自我调整与同时用药关系等多方面的应对。到了第八周，你才意识到心理自我调整的道路并非都是一帆风顺，而是需要耐心和韧性才能做到获得疗效和巩固疗效。复燃是一个需要警惕和防范的情况，所以不能在有进步或好转的时候故步自封，自以为大功告成。其实自我调整的路还很长，8周是一个获得成功的完整结构过程，你已了解了努力的轨迹和以后的方向。

或许你已经做到了告别抑郁与焦虑，或许你还需要延续一段时间，继续完成抑郁与焦虑的调整，或许你得在巩固疗效方面持续努力。总之，8周的努力只能算是一个起步，你为自己8周中在专业指导下有如此专注的自我心理调整经历，并取得心理状态的改善而感到欣慰。这是一次自我探索和自我挑战的心路，这将成为你运用自助的方法保持心理健康的里程碑。

他 山 之 石

自助个案参阅

个案一：社交焦虑的蜕变

社交焦虑的烦恼

我是一名高一的学生，学习成绩好、品行端正、老实忠厚，是老师眼中的好学生、父母眼中的乖女儿、同学眼中的好榜样。但是大家不知道，我的内心一直忍受着煎熬，生怕别人看穿我，其实我并没有大家看到的那么好。我不能在很多人面前讲话，尤其是站在台前面对一大群人。一站上讲台，我就感觉心怦怦直跳，手心冒汗，双腿发软，脑子一片空白，内心惊慌失措，恨不得马上找个地缝钻进去。

记忆中第一次出现这种情况是小学毕业的时候，那时候我不仅学习成绩优异，还是班干部，是老师们寄予厚望的得意学生。临近毕业，班主任刘老师给我派了一个任务，组织同学们准备节目，在班级里搞一个小小的毕业仪式，由我来主持。前期各种准备都做好了，在彩排的时候，我站在大家面前，看着前面一双双齐刷刷的眼睛，突然一下子感觉惊恐无比，身体紧张得发抖，磕磕巴巴半天说不出话来。刘老师看到了，非常失望，顺口说了一句："原来你这么上不了台面呀！"我羞愧得无地自容，一个人趴在座位上哭了好久。后来，老师让班级里另一名女生主持，她从容大方、台风稳健，主持得非常成功，深受大家的好评。平时我跟这位女生关系不太好，总是暗暗地相互较劲。这一回，我彻底被她比下去了，而且再也没有翻盘的机会，因为毕业之后，我们去了不同的学校，不再是同学了。从这时候起，我开始恐惧在很多人面前讲话，也尽量回避社交活动。进入初中之后，我也不再当班干部了，因为我不能站在台前发表竞选演讲。家里亲戚朋友有聚会，我总是以学习忙为借口推辞掉。除了上学，我就待在自己的房间里不出门。大家真以为我是学习太忙了，其实是因为我与人打交道的时候，感觉很不自在，连手脚都不知道往哪里放。我总感觉别人都在看我，一举一动都好像有人在监视着，生怕说的某句话、做的某件事不对，又被人看穿了！幸运的是，在学校我有两个很好的闺蜜。我们一起上课、一起玩、一吃饭，甚至连上厕所都是一起。跟着她们一起做各种事情，让我很有安全感，也很享受这种随时都有人做伴的学校生活。但是，当她们勇敢地参加课本剧表演、班干部竞选、入团积极分子竞选以及各种竞赛活动的时候，我只能坐在台下做观众，心中既羡慕又惭愧：我要是能像她们那样就好了！我怎么这么没用呢？初中快毕业的时候，班上一位很帅的男生约我一起出去玩，我拒绝了。其实不是因为我对他没有好感，而是因为我胆怯，我不认识他组织的那些朋友，我担心自己在他们面前露怯出丑，我更担心那个男生看穿我，其实我并没有他想象中的那么好。不跟他近距离接触，他就永远都看不到我胆小懦弱的那一面，也就可以一直维护我在他心目中的美好形象。

上天对我很眷顾，进入高中之后，我的两位闺蜜还是与我同校同班，我依然可以舒服地在这个安全的小圈子里学习生活。但是，看着周围的同学一个个意气风发、自信满满地参与班干部竞选、学生会竞选、社团活动、英语演讲比赛等校园活动，我的内心是落寞的。我的两位闺蜜也曾积极地鼓励我，想带动我一起参加，我总是这样拒绝——"我没兴趣""我不想参加"，但其实是"我不敢"。最近发生的一件事情，促使我想改变。我暗自喜欢坐在我后面的男生很久了，没想到他现在正在追求我的一个闺蜜，还经常要求我帮他传递小纸条、小礼物等。她也常常把我作为倾诉对象，把他们之间的浪漫故事事无巨细地说给我听。这让我内心挣扎不已，一方面，我要假装很乐意、很开心地为他们牵线做红娘，倾听闺蜜诉说的心事，另一方面，我内心其实非常落寞：为什么他追求的是她而不是我，是不是因为我没有她优秀？我感觉自己像一个双面人，当着他们的面是一副无欲无求、乐意为他人做配角的样子，私底下又非常渴望成为那个被人追捧的女主角。万般纠结之后，我终于鼓起勇气，走进了学校的心理辅导室。一番倾诉之后，学校心理老师问我，你最大的不甘心是什么？是心仪的男生喜欢的人不是你，还是不能大方自在地在人前把真实的自己展现出来？我思索良久，心里有了答案：不喜欢我的人，我为什么要去喜欢他？他愿意追谁是他的事，我犯不着不甘心。我内心最大的不甘，是因过于懦弱胆小，把自己困在舒适区里，没有把真实的自己展现出来。在心理老师的推荐下，我接触了自助心理调整，开始尝试跟着里面介绍的方法，踏上自助调节的心灵之旅。

社交焦虑识别

按照自助心理调整的流程，第一步是评估自己的心态。在运用专业评估工具对自己进行评估之前，其实我对自己的社交恐惧早有察觉。在平时的生活中，我能够感受到，在面对熟悉亲近的人时，自己的状态相对放松，能够跟他们谈笑风生。但是，面对认识但又不太熟悉的人时，我就像变成了另外一个人，沉默寡言，拘谨退缩。例如在校园里远远地看到老师，我通常会选择绕着走。有时候来不及绕开，只得硬着头皮跟老师打招呼，感觉很不好意思，不由自主脸红心跳。在小组学习中，有时被轮到作为小组代表，分享小组讨论结果，我更是紧张得不知所措，心怦怦直跳，手发抖，腿发软，只想尽快结束。准备良久的内容，往往总是三言两语草草了事。对于这些表现，以前以为不过是内向、害羞、脸皮薄而已，并不知道这已经属于影响正常生活的心理障碍了。

我运用自助疗法中的评估工具，对自己的心理状态进行了客观评估。评估结果如下：贝克抑郁量表，得分 17；抑郁自评量表，得分 45 分；贝克焦虑量表，得分 64.26；焦虑自评量表，得分 68.75。从评估结果来看，我的抑郁情绪处在正常范围内，但是焦虑情绪已经明显超过正常标准。将日常表现与量表评估结果综合起来看，我的社交焦虑倾向还是比较明显的。

我为什么会出现社交焦虑呢？我认为主要有以下几个方面的原因：第一，我天生性格内向，胆小害羞。这种性格应该遗传自我的父母，他们也是内向型的人，社交方面也有不足。他们社交圈子很小，朋友不多，大多数时候，只与关系很近的亲戚来往。印象中我家的人去参加亲朋好友举办的宴会比较多，而由我的父母做东招待他人的宴会很少。仅有的几次做东家，我的父母也不会像别的主人那样，大大方方地发表长篇大论，为宴会致辞助兴，往往都是简单的几句"吃好喝好""招待不周"就过去了。第二，我觉得自己一直缺乏自信心，这也跟我的父母不无关系。从小到大，我父母的逻辑一直都是，做得好是应该的，做得不好就要挨板子。就算我的学习成绩不错，甚至拿第一名，他们也很少毫无保留地表扬，最多说一句"不要骄傲，继续保持哦！"然而，即使是很小的无心之过，也会迎来一顿痛骂。例如，当我不小心把桌上的碗碰到地上摔碎了，我妈就会气急败坏地痛骂：你是没长眼睛吗？怎么这么没用呢？他们还经常拿我跟别人家的孩子做比较，总是不停地说谁家的孩子怎么好，你要是像某某那样就好了，一边说还一边唉声叹气，好像生了我这样的孩子实在太令他们失望了！虽然看上去导致我出现社交焦虑的事件，是在小学毕业的时候因为怯场而被老师说"原来你这么上不了台面呀"，但是这件事情只是一个诱因，最根本的原因在于我的不自信，我打心眼里认为自己不够好、没有用。只不过这件事情，让我第一次感受到了被别人看穿的感觉，就好像没穿衣服被人看光光一样，羞愧难当。这种感觉实在不好受，我十分害怕再次体验这种感受，于是在后来的生活中，总是提前回避可能出现"自己表现不好，又会被人看穿"的情境。久而久之，形成了恶性循环，越回避越害怕，越害怕越回避。没有正面面对自己的社交恐惧，不断地回避，是我的社交焦虑越来越严重的第三个原因。

社交焦虑生活实录

根据自助心理调整的指导，我运用"每日活动记录表"记录了自己的生活状态，但是由于我目前能维持正常的学习生活，在日程表中只能看到规律的生活安排，看不到社恐的真实生活。社交焦虑的真实生活，全部藏在细节里，藏在别人看不见的地方。例如，走在路上看到一个熟人，社交焦虑的内心就开始躁动起来：有地方可以回避一下吗？停下或者走慢一点可以吗？他看见我了吗？我需要怎么样跟他打招呼呢？上课的时候老师问了一个比较难的问题，因为社交焦虑，我马上就低下头，内心开始默念："不要看老师，不要跟老师对视，没有确认过眼神，就不会被老师叫到。"站在台上讲话的时候，内心也是风起云涌："有一双双眼睛正盯着呢，可不能出错呀！不能又被人看穿了！我的心跳得好快，我的腿在抖，我的肚子不舒服，我感觉我快不行了。"晚上上床睡觉的时候，是社交焦虑最难熬的时光。人躺在床上，却睡不着，脑子里很乱，很多想法不受控制地冒出来，停不下来。尤其是当天觉得自己表现不够好的事情，会反反复复地在脑子里不断回想，不断地懊悔自己其实可以表现更好，埋怨自己没用，为什么总是怯场，总是发挥不好，下一次出现同样的事情，可以怎样做得更好……如此反复，在床上翻来覆去，头脑越来越清醒，越来越睡不着，身体又累又困，哈欠连天，却久久无法入睡。睡不着的时候，总感觉有尿意，老往卫生间跑，每晚都要起来五六回，每次尿量却不多。越睡不着，心里越急，担心早上起不来影响上学，纠结不已，把自己搞得精疲力竭。到最后是怎么睡着了就不得而知了，大概是实在太累了，撑不住了才睡着。

按照自助心理调整的指导，我开始有意识地收集面对害怕的社交情境时，脑海里冒出来的自动想法。

日期	情境 引起不良情绪、不适应行为和不舒服躯体反应的事件或情境	情绪 （1）不良情绪 （2）不良情绪的程度（1～100）	负性自动想法 （1）引发情绪、行为、躯体反应的负性自动想法 （2）对负性自动想法的相信程度（0～100%）
周五	高一年级组举办英语演讲比赛，两位好闺蜜都报名了，她们鼓励我报名。在万般纠结中，填好了报名表，但迟迟不敢上交（最终还是没交）。	恐慌 （80）	我能行吗？（80%） 我觉得我要丢人现眼了……（80%）
周六	同学邀请我一起玩"剧本杀"，虽然也很想玩，但还是拒绝了。	担心 （60） 懊悔 （70）	要是玩不好，他们以后就再也不会带我玩了。（60%） 我怎么又临阵脱逃了。（70%）
周日	表姐结婚，和父母一起参加婚宴（原本不想去的，但是想着自己要克服社交焦虑，硬着头皮去了）。	局促不安 （70）	千万不要说错话，否则又要被嫌弃了！（70%）
周一	学校广播体操比赛。	紧张 （60）	可不能给班级拖后腿呀！（60%）

日期	情境 引起不良情绪、不适应行为和不舒服躯体反应的事件或情境	情绪 （1）不良情绪 （2）不良情绪的程度（1～100）	负性自动想法 （1）引发情绪、行为、躯体反应的负性自动想法 （2）对负性自动想法的相信程度（0～100%）
周二	英语课上，被老师叫到与同学角色扮演，表演课文内容。	超级紧张 （80）	脱稿我可没把握啊，又会出丑了。（70%）
	历史课小组讨论，轮到我代表小组分享讨论结果。	超级紧张 （90）	又要丢人现眼了。 （90%） 又要拖大家的后腿了。 （90%）
	数学老师叫我跑腿，帮忙到数学办公室拿一本书。	紧张 （60）	可别被其他老师叫住问话，我不知道跟他们说什么，那就太尴尬了。 （60%）
周三	到特殊学校参加"手拉手社会实践活动"（给残障儿童讲故事）。	紧张不安 （70）	可不能给学校丢脸呀! （70%）
周四	男生足球比赛，班主任安排两个闺蜜负责后勤服务，她们拉我一块儿。	忐忑不安 （60）	不会又要减印象分了吧。 （60%）

　　我对一周畏惧的社交情境中所出现的"负性自动想法"做了一次梳理，发现有以下共同之处。首先，在一件事情还没有做之前，我总是做出绝对化的负面预测，预测自己的表现一定是糟糕的、失败的、不好的。其次，我会猜测别人看到我不好的表现之后，一定会嫌弃我、贬低我、看不起我，而这种后果是我无法承受的，是灾难性的。在这两种想法的驱使下，我被吓得不敢向前一步，只能往后撤退，逃避这些情境。但是，当自己逃避、放弃之后，马上又会产生懊悔、自我否定的想法，觉得自己没有用，自己就是上不了台面，内心纠结不已。如此循环往复，越做负面推测越害怕，越害怕越逃避，越逃避越害怕；越害怕越看不起自己，越看不起自己越没有力量挑战恐惧。道理我都懂，怎么样才能打破这种恶性循环呢？根据指导，我尝试着运用"合理想法替代负性自动想法"，来改变这一恶性循环。

社交焦虑的进击

英语课上有一个"每日一歌"环节。在下课之前的 5 分钟，老师会让有意愿的同学，到讲台上给大家唱一首自己喜欢的英文歌，并说说自己分享的理由。我想利用这个机会，来锻炼一下自己。在行动之前，我运用"合理想法替代表"做了一下心理调整。

情境	打算自告奋勇，在"每日一歌"环节唱歌。
情绪	紧张、焦虑、恐惧。（80）
负性自动想法	我会跑调、声音太小、唱不下去……到时候就丢脸丢大发了。（80%）
合理想法替代	就算是会出现那些设想的那些情况，也没有关系，其他同学也出现过这些情况，同学并没有因此看不起他，都是一笑而过了。（70%）
结果	（1）对原来想法的相信程度：50%。 （2）再评估情绪：50。
行为的应对	决定勇敢尝试一下。

在第二天的英语课上，我主动跟老师说，我来唱今天的"每日一歌"。我鼓起勇气，壮着胆子，唱了一首熟悉的英文儿歌《Do Re Mi》。在唱歌的过程中，我全程不敢看下面同学的眼睛，目光掠过同学，直接看着教室后面的黑板报。我能感觉到自己非常紧张，心咚咚直跳，腿在发抖，还好讲台比较高，挡住了我发抖的腿。尽管很紧张，但还是尽量把注意力放在唱歌上，用当时能发出的最大声音唱。感觉这个过程非常漫长，后来终于唱完了，老师让我讲讲为什么要跟大家分享这首歌，我本来准备了一些说辞，但是当时感觉不能在讲台前再多待一秒钟了，于是只说了一句"没有原因，就是想唱了"就下去了。老师见我不想多说什么，就跟大家聊了聊这首歌的背景故事，这件事就过去了。有跑调吗？应该是有的。声音很小吗？前面的声音应该还可以，后面好像小了点，还好整首歌没有卡壳地唱完了。很丢脸吗？好像也并没有。下课之后，我的两位闺蜜跟我打趣："哎呀，今天太阳从西边出来了，我们的'鼓掌小姐'开始从幕后走向台前了？"我顺

势问她们"怎么样，还可以吗?"她们反馈说："相当可以呀!"尽管如此，我还是不相信自己的表现真的可以，因为她们是我的好朋友，一定会这么鼓励我的。不过第一次自我挑战，还是很有收获的。首先，我之前预期的负面后果并没有出现。其次，大家并没有我想象中的那样关注我。不管我的表现好还是不好，同学们好像并不在意，除了两位闺蜜，没有人对此发表看法。最后，也是最重要的一点，通过这次尝试，我开始有一点体会到，是我的那些想法让我出现了紧张、焦虑、不安的情绪。如果我不想那么多，只是把它当成一件平常的事情来做，我可能会轻松很多，表现也可能会更好一些。

在这次体验的激励下，我颇有信心地做出了更加大胆的尝试。我们的主题班会是这样开展的，班主任老师定好主题，由学生认领主讲。有的同学独立认领一个主题，有的是几个同学合作认领一个主题。我的两位闺蜜合作认领了"激情奥运，追梦不止"主题，我打算加入她们，也讲一段。在收集材料的时候，我了解到乌兹别克斯坦体操名将丘索维金娜的传奇故事，特别为之感动，于是以"你未痊愈，我不敢老"为主题，准备了一段内容。应该说准备是非常充分的，做了图文并茂的幻灯片，事前反复演练。为了避免忘词，还特意把稿子打印出来拿在手里。在活动之前，也没忘了用"合理想法替代表"做心理建设。

情境	打算主讲一段主题班会。
情绪	极度紧张、焦虑、恐惧。（90）
负性自动想法	我会忘词、卡壳、紧张到说不下去……到时候可真丢脸呀。（80%）
合理想法替代	上一次也是这么想的，但是并没有出现这些情况；就算出现这些情况，应该也没有什么关系吧，班级里的同学根本就不会在意这些。（60%）
结果	（1）对原来想法的相信程度：50%。 （2）再评估情绪：40。
行为的应对	决定继续挑战。

到了主题班会那一天，两位好朋友先讲，最后才是我。她们的发挥一

如既往地稳定，状态松弛自然，声音响亮流畅，出色的表现赢得了大家热烈的掌声。就在她们讲述的时候，我心里一下子慌了，我想这下子完了，跟她们一比，我肯定相形见绌了。我再怎么稳定发挥，也做不到她们这样呀！她们讲完之后，我心慌意乱地走上讲台，突然脑子里一片空白，连丘索维金娜的名字也想不起来了，拿起稿子看，却只觉得眼前一片模糊，什么字都看不清楚。最后，还是回头看后面的屏幕，才想起来自己要讲什么。我不知道这段空白、冷场的时间到底持续了多久，我的状态到底有多窘迫，当时只有一个念头，尽快从讲台上下去，于是急匆匆、干巴巴地把稿子上的内容念完，就像逃跑似地从讲台上下来了。果然如我所想，坍台了，出大丑，丢脸了！下来的时候，我看到后面有几个调皮的男生，脸上满是嘲讽的笑容。后面活动是怎么结束的，教室里发生了什么，我全都不知道，整个人被脑子里的想法淹没了：你可真瞧得起自己，稍微表现好一点，就不知道自己几斤几两了，这回自取其辱了吧！没有金刚钻，就别揽瓷器活呀，怎么能逞强呢？这会儿同学们可都知道你几斤几两了！人家两人配合得好好的，你非得掺和，一粒老鼠屎，坏了一锅汤吧！她们俩以前是不知道，还拿你当好朋友，今天你给她俩拖后腿了，她们还会拿你当好朋友吗？这回她们算是看清楚你的真面目了，还瞧得上你吗……这些想法连绵不断地冒出来，我懊悔不已，自怨不停。下课了，两位好朋友过来关心我，我心里乱极了，谁也不想理，什么话都不想说，没好气地跟她们说："不要管我，让我静静。"那天在学校，我没再跟任何人说话，也不敢看任何一个人的眼睛。放学以后，一个人背着书包低着头走出了教室。回到家以后，饭都没有吃，就把自己关在了房间。原本感觉进展不错，但是这件事一下子把我打回了原形，我还是那个没有用、上不了台面的我。我不禁怀疑，这个自助调节的方法到底有没有用？一气之下，我把书扔到了一边，捧着手机不停地刷搞笑视频，才能阻止自己不再反复地想这件事。那天晚上，我不出意外地失眠了。我躺在床上，翻来覆去睡不着，白天的那些想法像弹幕一样，不由自主地闯进脑海，我感觉懊悔、羞愧、难过、无助，我开始怀疑上学的意义。现在努力读书有什么用？如果我一直这么胆小懦弱下去，就算考上了大学，也找不到工作吧？找工作面试那一关就过不去呀！找不到工作，我不就真成了废物吗，那样活着还有什么意义呢？越想越乱，感觉就像陷入了一个深渊，怎么都爬不出来。折腾了大半夜，精疲力竭，却睡意全无。最后，想起心理老师推荐的助眠音乐，打开音乐，努力地放空脑袋，跟随助眠音乐的引导，把注意力放在自己的呼吸上，最后才慢慢地睡去。第二天早上起来后，脑袋有点昏昏沉沉的，心情也十分低落，感觉身体被掏空，但是日子还得继续过，学还得继续上。我又开始按部就班、墨守成规地学习生活，谨小慎微地活在自己的舒适区里。尽管两位好朋友对我还是那么热情，但是我心里好像有了一个疙瘩，对她们没有那么热络了，慢慢跟她们疏远了，不再像以前那样，跟她们形影不离，更多的时候，一个人独来独往。

正念练习改变状态

白天，我用努力学习来麻痹自己，上课、写作业、看书，尽可能让自己不要闲下来，以免胡思乱想。但是晚上睡觉的时候就有点束手无策了，那些乱七八糟的想法像潮水一样汹涌而至，让我不得安宁，无法入睡。之前用助眠音乐成功地让我睡着的经验，让我想到"心理调整自助疗法"介绍的正念。尽管自助疗法中对正念是什么，如何练习正念，介绍得十分清楚，但是仅仅通过文字，我还是不知道在现实生活中应该怎样实操正念。所幸现在网络资源很丰富，我在网上找到了一些有关正念练习的音频和视频，选择葡萄干练习和正念呼吸来体验正念练习。

最先体验的是葡萄干练习。事先准备好葡萄干，坐在自己的书桌前，用电脑播放葡萄干练习引导音频，跟着引导语一步一步地练习。在第一次练习的过程中，我觉察到自己有一些急躁和不耐烦，脑子里不由自主地冒出这样的一些想法："葡萄干有什么好仔细观察的？所有的葡萄干不都是皱皱巴巴的吗？""这样做有什么意义呢？""好无聊呀"，而且我还发现，我的每一个动作，都有一点超前于指令，当指导语要求"咬断"葡萄干的时候，实际上我早就在咀嚼葡萄干了，当要求"吞咽"葡萄干的时候，实际上我早已经吞下去了。练习结束之后，我感觉这段时间有点漫长，也没有感觉到放松。我感觉自己做得不太对，又把正念相关内容重新读了一遍。读完之后，又再次体验了一下。这一次我尝试带着耐心、谦逊、信任、接纳和放下的态度来练习。我告诉自己，尽量不被头脑里冒出的想法干扰，完全听从指导语的引导，一步一步地操作，把注意力全部放在每一步的感官体验上。第二次体验，有了与第一次不一样的感受。虽然脑子里还是有想法冒出来，但是可以忽视它们了，并能较好地跟随指导语的引导去操作。不再像上一次那样，总是超前于指导语，大多数操作基本上与引导语同步。对葡萄干的感知，好像变得丰富了。原来葡萄干有那么多不一样的纹路，并不全都是水纹状的。葡萄干的两头好像比中间要硬一些。葡萄干闻起来的味道，有一丝清甜的感觉。我能感觉到自己在慢慢用力把手往上抬，把葡萄干准确地送进嘴巴里。用前面的牙齿咬断葡萄干的时候，我能够感觉葡萄干的表皮很硬、很干，里面比较软、比较湿，这时候会感觉到一丝的甜味慢慢地扩散。随着更多的咀嚼，口水会越来越多，甜味会慢慢地由浓变淡。待充分咀嚼、往下吞咽的时候，会有葡萄干的残渣和口水一起往下掉的感觉。我对时间的感知也变了，感觉整个过程变短了，好像没有上一次那么长。内心感觉更平静了，人也更放松了，真的很奇妙。

后面我还尝试了正念呼吸。坐在椅子上，跟随引导语，把注意力放在自己的呼吸上，感觉自己的身体随着一呼一吸有规律地一起一伏。不知道是不是前面体验过葡萄干练习的缘故，在做正念呼吸的时候，前面那种着急往前赶的情况没有了，能够更有耐心地把注意力放在呼吸上。有时候，脑海中也会冒出来一些念头，但是我可以做到不去理会这些念头，继续把注意力放在呼吸上。在平时的生活中，我根本听不到自己的呼吸声，也听不到环境中的各种背景声，但是在正念呼吸的过程中，我清楚地听到这些声音。我感觉脑袋变轻了，不再被各种想法塞得满满当当，心里也像平静的水面一样宁静。虽然我不知道这种练习对于解决我的社交焦虑问题有什么帮助，但是练习的过程中，感觉特别舒服、特别放松，很想继续练下去。

这两个练习我都很喜欢，但是相对来说，正念呼吸在日常生活中操作更方便一些。我不可能总是带着葡萄干在身边，而且在非私人的空间里，拿着葡萄干做练习也让人感觉奇怪。因此，我选择正念呼吸作为日常的练习方式。大概有两周的时间，我没有做任何改变自己的尝试，但是坚持了一件小事，就是在每天睡觉之前，做 10 分钟的正念呼吸。

通过这两周的练习，我感觉自己的状态慢慢地发生着变化：最先改变的是睡眠，入睡没有那么困难了。原本在临睡前练习正念呼吸，主要目的也是改善睡眠。做完正念呼吸练习之后，脑子里没有那么杂乱。即使有想法闯进来，也会尝试像正念练习中的那样，试着允许它们自由来去，而不是被它们套住，连绵不断地展开联想。一次次地不断练习这个方法，我入睡越来越容易，睡眠质量也越来越高了。另一个令人惊讶的变化是，我感觉自己的心越来越沉稳了，那种急切地往前赶，似乎总是被什么追赶着的感觉在慢慢减弱。我更能够把注意力放在当下所做的事情上，能够按照自己的节奏有条不紊地做事，而不是受脑子里冒出来的想法驱使，慌乱地做出各种反应。因此，我感觉自己的情绪也更加稳定了，被自己的想法吓得一惊一乍和胆战心惊的状态好像减轻了。

突然有一天，我感觉自己好像有了一些顿悟。在前面调整负性自动想法的时候，我有一个执念。我太急于求成了，把"调整负性自动想法"当成了灵丹妙药，对它寄予厚望，迫切地希望看到立竿见影的效果。我以为通过改变自己的想法，就能改变自己的表现，最终改变"我上不了台面"这个自我评价，让周围人可以高看我一眼。但是问题的形成不是一朝一夕的，改变也不可能短时间内奇迹般发生。在刚开始调整的时候表现不稳定，出现高低起伏是再正常不过的事。不能因为一次失败，就认为方法有问题，半途而废。而且前面太过急切了，步子迈得太大，导致遭遇失败的概率很高。我需要放慢步子，从一些更细小的事情做起，例如在课堂上更多地发言，大方地跟老师打招呼，或者慢慢地扩展自己的社交范围，尝试更多地与不太熟悉的同学和老师交往。还有不能走极端，不要期望自己能够从社交焦虑变成"社牛"，只要不因社交焦虑影响自己的正常生活就行了。改变的目的也要端正，改变不是为了满足虚荣心，而是为了活出自己，在面对生活带来的自然挑战时，不因社交焦虑而退缩。因此，在尝试挑战社交困难的时候，也需要保持生活的稳定，不给自己增加额外的负担。

我还发现，我有一个不合理的逻辑，那就是"价值＝表现"。表现好，就有价值；表现不好，就没有价值。但是表现是不稳定的，特别在挑战自己不擅长事情时，表现不好是很正常的，这就意味着这个人的价值降低了吗？此外，仅仅根据单一的行为表现来评定一个人的价值，也不免太过偏颇。也许我需要像正念倡导的那样，放下对自己的评价，勇敢地去尝试，但对于结果怎么样，不要对自己要求太高。保持开放性，不论什么样的结果，都坦然地接受它，这样也许就不会因为挑战过程中出现挫折而退缩了。

重整旗鼓，再次出发

经过这两周的修正和反思，我好像知道应该怎么做了，再次踏上了自助调节的旅程。这一次不像前面那么激进，不再刻意给自己设置挑战任务，重点思考在日常学习生活中，如何不因社交焦虑而回避应该直面的社交情境。

给自己定的第一个小目标就是不要因为担心说错话、出了丑而回避在课堂上回答问题。第一步还是做心理调整，进行"负性自动想法的合理替代"然后在生活中坚定地操作执行。在开始尝试的过程中，我还是会感到紧张，特别是在说话有点磕巴、没有答到点上的时候，感到非常窘迫，脑子

情境	课堂上回答问题。
情绪	紧张。（60）
负性自动想法	答错了好丢脸，老师和同学都会认为我很差劲。（60%）
合理想法替代	答错了也没有关系，就算是最厉害的同学也会有答错的时候。答错了，老师会给出正确的指导，这样更有利于学习。如果会因此丢脸，那就丢脸吧，总比不懂装懂好。（80%）
结果	（1）对原来想法的相信程度：50%。 （2）再评估情绪：40。
行为的应对	即使不确定自己对不对，也会举手回答问题。

里马上会冒出"好丢脸"的想法。这个时候我会在心里默默地告诉自己："没关系，不要理会这些想法"，然后继续跟老师讨论。慢慢地，在老师解释了之后还是有困惑，我也敢于继续发问。这样坚持了一段时间，我发现自己在课堂上回答问题、参与课堂讨论时的情绪紧张度明显降低了，甚至有点享受课堂学习时间了。

我给自己定的第二个小目标是看到不熟悉的老师和同学不要回避，大大方方地跟他们打招呼。同样地在具体的行为操作之前，也做了"负性自动想法合理替代"。

情境	与不熟悉的老师、同学打招呼。
情绪	紧张。（70）
负性自动想法	我不善社交，那还不如保持距离。（80%）
合理想法替代	顺其自然，适当回应就好了。跟别人打招呼，是礼貌热情的表现，不会留下什么坏印象的。（70%）
结果	（1）对原来想法的相信程度：60%。 （2）再评估情绪：50。
行为的应对	看到熟人不回避，大大方方打招呼。

当我做好想法的调整准备以后，第一次行为执行所遇到的竟然是政治老师，他还是我们的副校长。远远地看着他从走廊上走过来，我下意识地想掉头走。这个时候我在心里默默地告诉自己："没关系，就是打个招呼而已，刘校长那么忙，不会停下来跟你攀谈的。"然后我慢慢地走上前去，叫了一声"刘老师好"，他向我回了一声"你好"，就继续往前走了。万事开头难，有了这个开头，后面的尝试好像就容易了。以往见到班级里不太熟悉的男生，我一般都不打招呼的。当我第一次主动跟他们打招呼时，他们先是露出了惊讶的表情，然后连忙做出回应，我甚至发现有的男生也有点窘迫。有一次在校园里向美术老师打招呼，没想到他真的停下来跟我攀谈起来："你是高一（三）班的某某吧？""是啊。""那个高三（二）班的某某是你姐姐吧？""不是啊。""你们俩长得好像哦！""真的吗？""我还以为你

们是亲姐妹呢!""真不是啊,高老师。"不过也就聊了这么几句,大家就各自走自己的路了。预想中的人家跟我攀谈,我接不上来的情况并没有出现。经过一段时间的刻意练习,与不太熟悉的人打招呼慢慢地也就不是一个问题了。

在达成了前两个小目标之后,我给自己设定的第三个小目标是在小组讨论中能够承担好小组讨论总结发言的任务。我们小组的规则是轮流总结,因此在什么时候需要承担这个任务是可以预期的。在行为操作之前,我做了以下准备。首先,依然是进行"负性自动想法的合理替代"。

情境	代表小组做总结分享。
情绪	超级紧张。(90)
负性自动想法	我不善于当众发言,如果拖我们小组的后腿,小组成员会因此讨厌我。(80%)
合理想法替代	并不是每个人都能说会道,也有的组员总结得一般,让小组落后于他人,但是大家并没有因此讨厌他。小组学习的目的并不是争第一,否则可以一直让那个最能说的人来总结分享。制订轮流规则的目的就是希望每个人都能得到锻炼。(70%)
结果	(1)对原来想法的相信程度:60%。 (2)再评估情绪:60。
行为的应对	做好相应的准备,积极承担这项任务。

我知道,行动的调整不仅受心态的影响,而且需要一定的技巧。我便向两位闺蜜请教,怎么样总结小组的观点,并有条理地表达出来。她们提出了很实用的建议:如果知道自己今天要做小组总结分享,可以在小组讨论的过程中,认真做好详细的笔记,重点把小组的主要观点及相应支持的论据记下来。在分享的过程中,可以拿着笔记上去讲,看着笔记,一条一条地讲,这样就可以把大家的讨论结果完整地呈现出来。还有一个小技巧,就是如果担心自己有遗漏,或者总结得不太好,最后可以多问一句:小组其他人有补充吗?有位闺蜜还特别真诚地分享了自己的小秘密,其实每一次分享,她也会紧张,她的腿也会抖。不过我不会在意,我这样告诉自己:

紧张是正常的，就让它抖吧，反正也不靠腿说话，继续讲话就好了。这个经验对我来说真的特别重要。也许要在公开发言中完全消除紧张的反应是不现实的，重点是如何不受这些反应的干扰，继续稳定地输出。最后，我还特别做了降低预期的心理设定：不要向最高能力者攀比，苛求要惊艳到大家，能够有条不紊地把准备好的内容完整地呈现出来，就是进步，就是成功。

　　在做好充分的准备之后，我在语文课上进行了初次尝试。当时我们学的课文是《邹忌讽齐王纳谏》，语文老师要求大家分小组讨论这个故事对我们日常生活的启发和现实意义，那天正好轮到我代表小组做总结。同学们讨论的热情很高，七嘴八舌说了很多，我什么都没有说，因为我忙着记录大家的观点。有的同学说，其实真的不用太在乎别人的评价，别人的评价并不一定符合事实，而且我们也不能像齐王那样，跟别人说你虚心给我提建议吧，我会给你奖励的。有的同学说，虽然说"良药苦口利于病，忠言逆耳利于行"，但是绝大多数人都很难做到对"逆耳忠言"从善如流，每个人都是天生要听好话的，因此如果我们真的要给别人提建议，需要向邹忌学习，有一定的劝诫技巧。还有的同学说，我们一般人可能听实话的机会还比较多，越是位高权重，可能越难听到实话，因此做领导的人一定要设置相应的机制，让广大人民群众有表达真实意见的通道……我把大家的观点一一记录下来，然后拿着笔记到讲台上给大家做分享。尽管准备很充分了，但是紧张的反应还是不请自来，我能感觉到自己的胃有点不舒服，脸发热，腿发抖。我在心里默默地告诉自己：紧张是自然的，没关系，就带着紧张讲吧，重点是把大家讨论的内容表达出来。我不理会紧张的反应，尽量把注意力全部放在分享上面，拿着笔记，一条一条地跟大家分享我们组的观点。慢慢地，我好像找到了自己的节奏，紧张的情绪不知不觉地减弱了。虽然在最后，我还是有点着急下来，但是基本的内容全都表达出来了。下去的时候，我的闺蜜悄悄地朝我竖了一个大拇指，我自我感觉也不错，在心里默默地肯定、激励自己：本次挑战成功！有了这一次的成功经验，对这一活动的畏惧感明显减弱了。后来，我继续运用同样的方法，在其他学科小组总结分享，也都取得了不错的效果。

就这样，我从一个社交情境到另一个社交情境不断地突破，一小步、一小步地往前走，对未来越来越充满信心。虽然我现在还不能说，我已经完全克服了社交焦虑，但是我可以毫不心虚地说，我已经不再害怕跨出自己的社交舒适区了。

解开心灵的枷锁

通过学习自助心理调整，我认识到了自己不合理的逻辑就是功能失调的规则。我认为，自己的价值和表现是画等号的，表现好才有价值，如果我表现不好，我就没有价值，就是一个没有用的人。就是这个规则，像枷锁一样束缚着我，让我不敢突破舒适区，去做没有把握的事情。

这个规则从哪里来？我觉得可能有两方面的原因。一方面，我觉得自己天生就有很强的完美主义倾向，不管做什么事情，要么不做，要么就想做到最好。例如，我很不喜欢画画，我觉得自己画得不好，画得不像。在画画的过程中，我会不断地擦、不断地改，不论怎样，总觉得自己画得不够好。这个过程实在太痛苦了，因此我会尽可能不画画。另一方面，可能来源于父母对我的教育。他们也是这条规则的信奉者，总是用一个人的表现来评价一个人。每当我做得不好的时候，他们的评价都是"你怎么这么没用""你这个空（kòng）人（意思也是没有用的人）"。小时候，我感觉只要自己不乖、不听话，他们就不喜欢我、嫌弃我。所以我很没有安全感，总是压抑自己真实的想法，去做取悦他们的事情。长期的教育影响，让我慢慢地内化了这一规则，导致我在社会交往过程中，也总是以自己的表现来确定自己的价值感。如果我表现好，就有价值，人们就会喜欢我，重视我；如果我表现不好，就没有价值，就会被人嫌弃，受人轻视。慢慢地，随着年龄的增长，这条规则对我的束缚、限制也越来越明显。

坚守这样的规则让我获得了什么效益，付出了什么成本呢？我运用成本—效益分析表做了一个梳理。

有利之处（效益）	不利之处（成本）
勤奋、努力	过于紧张、焦虑
逃避可以带来暂时的放松	不敢挑战不确定的事情
	社交范围缩小
	已有的能力发挥不出来
	能力发展受到限制

通过成本—效益分析，我发现固守这样的规则，得到的效益和付出的成本是不成比例的。尽管逃避社交情境的初衷是为了维持自己总是能有良好表现的假象，但是长期这样做，最终会限制自己能力的发挥与发展，根本无法把自己最好的一面展现出来，还会让自己一直饱受紧张、焦虑、自责、懊悔等负面情绪的折磨。

我应该摒弃这一规则，解开束缚自己的心灵枷锁。我需要放弃用外在的成就表现，来定义自己的价值。谁说表现好才有价值呢？如果是这样的话，当我们在襁褓中的时候，什么都不会做，我们就没有价值了吗？当我们生病了躺在病床上，什么都做不了的时候，我们就没有价值了吗？当我们年老体弱，赋闲在家的时候，我们就没有价值了吗？这显然是荒谬的，应该说只要活着，每个人都是有价值的。在日常生活中，不管我们做什么，或者不做什么，做得好，或者做得不好，其实都是有价值的。这种价值不会因外在因素的改变而改变，只要我们还活着，它就是恒定不变的。在我有这些感悟的时候，很巧在朋友圈刷到了这样一段话，让我深受鼓舞，更加坚定了自己的认识。

为什么我并非一无是处

只要我能为自己和他人的幸福贡献力量，我就并非一无是处。

只要我的所作所为能产生积极效果，我就并非一无是处。

只要我活着能影响他人，哪怕只能影响一个人，我就并非一无是处（如果有必要，这"一个人"可以指我）。

如果给予爱、理解、友谊、鼓励、快乐、建议、安慰，我就并非一无是处。

如果我能尊重自己的意见和智慧，我就并非一无是处。如果别人也能尊重我，那就是一种意外的收获了。

如果我拥有自尊和尊严，我就并非一无是处。

如果我的员工能因为我开店而拿工资供养家小的话，我就并非一无是处。

如果我能凭借自己的勤奋和创造力尽量帮助客户的话，我就并非一无是处。

如果我在这里能影响他人，我就并非一无是处。

我并非一无是处，我是一个很有用的人。

对啊，退一步来说，就算我没什么作为，对他人没什么贡献，但是只要能为自己的幸福贡献力量，那就并非一无是处，我为什么需要他人的好评来获得存在感呢？我在心里默默做了一个决定，慢慢放下这个规则，不再用表现来衡量自己的价值。为什么用慢慢放下呢？因为我知道，人是习惯的动物，思维也是有惯性的，尽管意识上知道正确的做法是什么，但是受惯性使然，可能还会不知不觉做出习惯化的反应。我很庆幸，通过学习自助心理调整，接触到了正念。现在，我似乎有点明白正念是怎样帮助我的。正念练习可以帮助我专注，让我对自己的想法、做法有更多的察觉，降低做出习惯反应的概率，继而慢慢挣脱固有规则的束缚。

社交焦虑的蜕变

经过这段时间的自助调整，我从社交焦虑迅速变成了"社牛"吗？并没有，天性使然，大多数时候，我还是原来的那个我，文静内向，有三两个亲密朋友，与大多数人保持友好客套的距离。不留心观察我的人，可能看不到任何变化，因为我的变化更多地发生在内心。我梳理了一下，主要有以下 4 个方面的收获和成长。

第一，想法上的纠结变少了。以前，在事前、事中、事后，都会反反复复地想各种可能的糟糕情形：如果做了，会出现什么无法接受的不良后果；如果没做，会失去怎样的机会。在做的过程中，我会不断评价自己的表现，揣度他人的反馈。做完之后，我会懊悔自己没有做什么或者做了什么。大脑中总有一个冗余的想法纠结程序在实时运行，影响自己的情绪状态，干扰自己的行为表现。现在，我对自己的想法有更敏锐的觉察，知道哪些想法是功能良好的，可以遵从执行，哪些想法是木马程序，需要忽视删除。我的思路更加清晰而有目的性，在事前，会把思考放在如何做好充分的准备上面；在事中，会尽可能将注意力放在现场发挥上；在事后，会从经验和教训两个方面进行总结，复盘提升。

第二，情绪状态更加稳定了。以前，外面可能什么事情都没有发生，但是内心已经翻江倒海了。例如，没有抓住某个机会表现自己，会在内心不断地自责、懊悔；或者好不容易鼓起勇气尝试了，发现稍有失误就心慌失神、手足无措。现在，我开始放下一些严苛的要求，接受失误的出现，接纳挑战过程中的紧张、焦虑，因负性想法与自我评价而产生的情绪波动减少了，内心平和稳定的时候更多了。

第三，行为更加果敢笃定了。给自己贴着"上不了台面"标签的时候，我经常犹犹豫豫、欲进还退、应退还进。本应该勇敢往前冲的时候，临阵脱逃了。本应该静待观望的时候，却莽撞向前了。现在，行为的目的性更加明确。积极挑战自我，不是为了撕掉"上不了台面"的标签，更不是为了获得他人的好评，而是为了做好自己想做的事情。一旦认定是自己真心想做的事情，不管多么畏惧，不管有多少困难，也愿意接受，敢于挑战了。

第四，开始慢慢体会到正念所带来的助益。随着练习的次数越来越多，我越来越体会到，正念就像个船锚一样，能够帮助我在内心动荡不安的时候重新找到安稳的感觉。在焦虑、恐慌情绪来袭时，不再慌乱地依照惯性做出过度反应，而是把注意力放在呼吸上，关注自己的一呼一吸，在稳定的呼吸节律中回归平静和理性，然后再做出更理智的反应。

"心理调整自助疗法"就像一个领路人，带我踏上了自我成长的旅程，指明了前行的方向。自我成长的旅程是孤独的，有了领路人，就不再孤单。自我成长的旅途是漫长的，有了方向，就不怕迷失。道阻且长，行则将至；行而不辍，未来可期。

（由患者口述，心理咨询师陈保华整理）

个案二：走出抑郁的新手妈妈

新手妈妈抑郁了

　　由于身体原因，我的求子之路非常艰辛。在经历各种痛楚和漫长的等待之后，我终于在 38 岁高龄成功升级为一名新手妈妈。在产房里听到宝宝哭声的那一刻，所有的疼痛好像一下子消失了，我被一股巨大的喜悦笼罩：我终于有自己的宝贝了，我也能享受做妈妈的快乐了，我再也不用经历孕产的痛苦了……在医院的那几天，虽然产后身体仍有各种不适，但是我一直笑得合不拢嘴。只要一看到宝贝甜美的小脸，我就会忍不住地高兴，仿佛自己就是世界上最幸福的人。

　　出院的时候，医生说宝宝有点黄疸，开了一盒退黄疸的药物，提醒我们注意观察，如果进一步加重就需要用药。回家之后上网查了一下新生儿黄疸，这一查就像打开了"潘多拉魔盒"，心情急转直下。网上说病理性黄疸会导致婴儿脑损伤，后果不堪设想。到底该不该给宝宝吃药呢？给宝宝吃了，如果不是病理性的，会不会有毒副作用？不给宝宝吃，万一是病理性黄疸怎么办？一个人躺在床上颠来倒去地想，想着想着就悲从中来，眼泪止不住地往下流。大家都忙着照顾宝宝，没有人注意到我的情绪变化。一想到自己生产前是家中团宠，全家人关注的焦点，产后竟被如此冷落，更加伤心，不禁号啕大哭起来，这才引起了大家的注意。老公不解地问："咱们有宝宝了，这是多大的喜事呀，你怎么还哭上了？之前不是一直挺高兴的吗？"妈妈说："你现在坐月子呢，坐月子可不能哭，伤身体，你有什么委屈跟妈说，妈给你撑腰。"月嫂也在一旁附和："是啊，月子里不能哭，对身体不好。"居然没有一个人理解我，心里顿时感觉凄凉，哭得更加伤心了。后来，老公把其他人支开，哄了半天我才停止哭泣。

　　从那以后，我感觉自己就像林黛玉附身一样，一点点小事都能让我黯然神伤。月子里宝宝大多数时间都在睡觉，醒着的时间很少，有时候脑子里会突然冒出来一个可怕的念头，吓得我用手放在宝宝鼻子旁，感受到呼吸之后才能放下心来。宝宝醒着的时候，大多由月嫂抱着，我一抱她就哭，我觉得宝宝好像不喜欢我，她跟月嫂更亲近了！我觉得自己好像一个专门负责喂奶的工具人，月嫂才是宝宝心理意义上的"妈妈"。正因如此，我总爱跟月嫂抢着抱宝宝，等到宝宝真的到我手里了，看着袖手旁观的月嫂，心里又生不平，我花那么多钱请的月嫂不抱孩子，我自己却抱得这么辛苦，这不是花钱买罪受吗？左也不是，右也不是，心里一直不得劲，总看月嫂不顺眼。有段时间，宝宝总是在黄昏前后哭闹不止，哄也哄不住。月嫂说这是宝宝胀气了，可能是吃奶太急了，吃进去太多的空气。看着宝宝哭闹不止，我本来就既担心又心疼，听月嫂这么一说心里更加不是滋味了。她这是说我喂奶也喂不好吗？网上经常出现月嫂故意伤害宝宝的事件。虽然心里这样想，但并不敢直接跟她呛，害怕伤了和气连累宝宝，只能忍气吞声，心里更加郁闷憋屈。原本以为生完了，体重就降下来了，没想到生完之后，体重不见降，反而有不断增长的趋势。天天鸡汤、猪脚汤、骨头汤、鱼汤轮番上阵，喝得我直反胃，但是为了做好"奶牛"，不得不硬着头皮喝下去。一碗汤下去，什么也不想吃了。吃得也不多，为什么身体好像吹气球一样，越来越胖呢？晚上频繁起来喂奶，根本睡不好觉，被吵醒了就睡不着了，常常看着天色慢慢由黑转白。寂静的夜里，听着别人睡眠正酣，自己一个人孤零零的，心中好不凄凉。为了转移注意力，只能漫无目的地刷手机，刷到眼皮打架了才眯上一会儿。家里照顾宝宝的人多，白天基本没我什么事儿，大家都让我多休息。可是在床上躺久了，整个人都昏昏沉沉的，又提不起劲儿下地活动，就躺在床上不停刷手机。有一回老公看见了，顺口说了一句："不要再看手机了，伤眼睛！"我听着很不舒服，立马就怼了回去："我又不是小孩子，要你管？"老公也被激怒了，生气地回我："你吃了枪药吗？这么大火气？"他这一下就像捅了马蜂窝，我一边哭一边数落："你现在有孩万事足，完全不顾我的感受了，根本不懂人家的心情，就在这里指手画脚……"老公感觉阵仗不对，只得拿出哄的姿态。待我平静下来之后，老公提了一个建议："我觉得你最近的状态不对，你不会是产后抑郁了吧？咱们要不找个人咨询一下？"他的话提醒了我，我跟几位闺蜜咨询了一下，了解了她们当时生完孩子后的状态。她们安慰我说，月子里是有一段时间会莫名其妙地心情不好，出了月子就好了。于是一天一天地数着日子过，好不容易熬出了月子，情况并没有改善，身体越发疲乏无力，情绪越发阴晴不定。我上网搜了搜，感觉自己的状态越来越像产后抑郁了。在朋友的介绍下，我决定尝试"心理调整自助疗法"，进行自我调节。

抑郁不是我的错

自我调节的第一步是评估自己的状态。我先用自助手册中"贝克抑郁量表"做了一个自评，得分为 24 分。对照评估标准，25 以上说明抑郁比较严重了。我的得分与 25 分只差 1 分，抑郁程度也比较重。面对这样的结果，我有点不愿接受，又用"抑郁自评量表"（SDS）自测了一次，得分为 68 分。对照 SDS 评估标准，"大于 53 分，说明抑郁程度已经超过了正常的状态"，还是存在抑郁状态。两个量表评估结果比较一致，说明确实存在产后抑郁。

为什么我就产后抑郁了呢？我好不容易生了宝宝，高兴都来不及，怎么就抑郁了？是不是我不够坚强，承受不了做妈妈的压力？是不是我做错了什么，现在正在接受惩罚？我想来想去想不通，越想心情越糟糕，沉溺于自责自罪的痛苦中难以自拔。这个问题成了阻碍我自我调节的一座大山，始终跨不过去。在无路可走的情况下，我向陈福国教授咨询了一次，陈教授循循善诱地做了详细的解释。抑郁症的出现是生理因素、家庭环境、社会时代背景、个人经历等多种因素综合作用的结果。遗传体质不是我们可以选择的，出生在什么样的家庭环境也不是我们可以选择的，生活在什么样的时代不是我们可以选择的，人生历程中会遭遇什么境遇也不是我们可以选择的。有研究表明，孕妇的抑郁发病率为 10%，产后抑郁的发病率更是高达 15%～30%。孕产期抑郁发病率高的主要因素是妈妈们生产前后体内激素水平发生剧烈变化。我的个人特点与成长经历让我具有易感体质，然后受生产这种重大生活事件的激发，抑郁就出现了。因此，我得了抑郁症并不是我做错了什么，而是在多种因素的综合作用下产生的一种结果。

不要责怪自己，责怪自己不仅不利于恢复，还会加重抑郁的发展。陈教授的话对我帮助很大，他让我意识到抑郁不是我的错，也引导我从更全面的角度来理解自己。

我的性格有点像母亲。母亲特别能干，但是情绪很不稳定。小时候，我经常看到她因为一些小事跟父亲吵架，一吵架就会跟父亲冷战好几天。有时候还会躺在床上生闷气，一躺就是好几天。尽管我知道母亲的情绪处理方式不好，也总在心里告诫自己，不能像母亲那样，但是有些地方不可避免地像她。比如情绪体验深刻，遇到事情需要很长时间才能走出来。

尽管父母一直对我说，他们没有重男轻女，但是我总感觉弟弟比我更重要。我有一个比我小两岁的弟弟，父母工作很忙，他们总是安排我来照顾弟弟，而且还会提出各种要求。他们经常说："不要把弟弟摔了""不要把弟弟弄丢了""不要把弟弟碰伤了""不要让邻居小朋友欺负弟弟"……有时弟弟自己淘气摔破了脸，爸妈也会不分青红皂白地责备我："你怎么看弟弟的？"每当这时，我就会蜷缩在角落里，内心充满了自责和委屈："弟弟自己摔破的，也是我没有看好吗？可是我也是个小孩子呀？就算是爸爸妈妈在，他也可能会摔伤呀？爸爸妈妈怎么总是责怪我，从来不说弟弟，是不是我没有弟弟好？"时间长了，我也打心底认为弟弟比我更重要，总是时时处处让着弟弟，希望通过照顾好弟弟，来赢得爸爸妈妈的喜爱。

上学后我努力学习、严格要求自己，取得好成绩，赢得好名次。上班后我努力工作，尽职尽责，争取好业绩。我以前一直觉得，自己是要强，积极上进，所以学习时要争做好学生，工作时要争做优秀员工。现在想来，只不过是我太想通过成绩和业绩来证明自己，来赢得他人的欣赏和喜爱罢了。一旦成绩下降了，或者工作上出现疏漏了，我就会非常自责、自惭形秽，感觉自己像犯了什么天大的错一样。

回顾自己的成长经历，曾经出现过好几次情绪低落期，最早出现在初中。初二下学期期中考试，我考了班级第五名，有史以来成绩最差的一次。班主任老师给妈妈打电话说我成绩有下滑，妈妈其实并没有责备我，只是询问我没有考好的原因。我内心十分愧疚，像犯了罪的人一样。那天我没有吃晚饭，因为我要惩罚自己。当天晚上我失眠了，在床上翻来翻去睡不着，脑子里各种乱七八糟的想法不受控制地出现。第二天起来头脑昏昏沉沉、胸口很闷，感觉没脸见老师和同学，于是跟妈妈说不舒服，让她帮我向老师请假。那段时间我的情绪一直很低落，吃不下饭，人瘦了很多。家里来客人了，我都躲在自己房间不出来，就怕他们问我期中考试成绩。有什么想买的东西，也不敢开口跟家长要，觉得自己没资格。听到大人谈论别的小孩成绩不好，总觉得是在说我。在那种压抑的状态下，还坚持努力学习，最终在期末考试把成绩提上去了，才感觉自己终于可以抬起头做人了。

孩子的出生，诱发了这一次的抑郁爆发。产前众星捧月，家人像照顾"国宝"一样无微不至地呵护我。产后家人把对我的关心和照顾转移到了孩子身上，我感受到被冷落与嫌弃。他们还干涉我做自己想做的事情，比如会限制我看手机、要求我少抱孩子，我觉得自己被严重轻视了。我觉得宝宝更喜欢月嫂，激发了埋藏在心底的儿时记忆，我担心自己不是一个好妈妈，不能赢得宝宝的喜爱。在产后的这段时间里，似乎任何不如意的小事都会激发自己内心深处的低价值感，抑郁就随之而来了。

抑郁并不是我做错了什么，它是我的性格基础、家庭环境、成长经历和目前经历的重大生活变化综合作用引起的。我开始接纳自己的抑郁状态，放下不合理的自罪自责，正式开启自我调节的旅程。

做生活的观察记录者

在接纳了自己的现状之后，我开始尝试客观地观察、记录自己的生活。首先，运用"每日生活记录表"，记录自己一天的生活。

时间	星期一	星期二	星期三	星期四	星期五	星期六	星期日
5:00～6:00	早醒	早醒	洗漱	喂奶	洗漱	换尿布	喂奶
6:00～7:00	洗漱	喂奶	刷手机	刷手机	换尿布	小区散步	整理物品
7:00～8:00	换尿布	洗漱	喂奶	洗漱	喂奶	喂奶	早饭

告别抑郁与焦虑

8周认知行为自助攻略

时间	星期一	星期二	星期三	星期四	星期五	星期六	星期日
8:00～9:00	早饭	早饭	早饭	换尿布	整理物品	早饭	喂奶
9:00～10:00	喂奶	换尿布	吃水果	喂奶	早饭	刷手机	洗衣服
10:00～11:00	刷手机	喂奶	刷手机	早饭	洗衣服	喂奶	换尿布
11:00～12:00	换尿布	刷手机	喂奶	洗衣服	喂奶	眯一会	刷手机
12:00～13:00	午饭	午饭	午饭	午饭	午饭	午饭	午饭
13:00～14:00	喂奶	换尿布	换尿布	喂奶	去超市	喂奶	喂奶
14:00～15:00	眯一会	喂奶	楼下散步	楼下散步	喂奶	打疫苗	来客人
15:00～16:00	换尿布	发呆	喂奶	刷手机	刷手机	打疫苗	来客人
16:00～17:00	刷手机	洗衣服	发呆	眯一会	刷手机	打疫苗	来客人
17:00～18:00	喂奶	眯一会	换尿布	喂奶	眯一会	喂奶	喂奶
18:00～19:00	给宝宝洗澡	喂奶	喂奶	给宝宝洗澡	喂奶	给宝宝洗澡	去超市
19:00～20:00	晚饭	晚饭	晚饭	晚饭	晚饭	晚饭	晚饭
20:00～21:00	洗澡	换尿布	洗澡	喂奶	给宝宝洗澡	喂奶	喂奶
21:00～22:00	喂奶	洗澡	喂奶	洗澡	喂奶	洗澡	发呆
22:00～23:00	发呆	喂奶	刷手机	喂奶	洗澡	换尿布	洗澡
23:00～24:00	睡觉	发呆	发呆	刷手机	喂奶	喂奶	喂奶

　　通过记录发现，我的作息很不规律，睡得晚、醒得早。晚上睡得不踏实，每个晚上至少要给宝宝喂两次奶，喂奶之后，再次入睡比较困难。脑子很乱，像放电影一样，会有各种乱七八糟的想法滚动播放。有时候为了让自己停止胡思乱想，只能漫无目的地刷手机。每天刷手机的时间很长，有时候刷手机是网上购物。总想把最好的东西给宝宝，在为宝宝选购东西的时候，会不停地网上比价、比销量、比评论等。网上选择太多挑花了眼，选了半天什么都没有选到。生活范围狭窄，大多数时间待在家里，外出仅限于小区散步和超市购物。很少运动锻炼。每天生活的内容很空，一天好像并没有做什么事情。家里人对月嫂评价很好，在宝宝满月之后又把她留

下来做育儿嫂了。帮宝宝换尿布、洗澡、换衣服、洗衣服、拍嗝等照顾宝宝的事情，基本上都是阿姨在做，需要我亲力亲为的事情并不多。但是阿姨在做这些事情的时候，我都会在一旁盯着，时间就这样不知不觉过去了。感觉什么都没有做好，既没有照顾好宝宝，又没有照顾好自己，也没有做什么事情。

在运用"每日生活记录表"发现了生活状态中存在的问题之后，我开始有意识地进行调整。首先，我给自己制订了一份宽松易执行的生活时间表。虽然我也希望改变越快越好、越彻底越好，但是我知道以我目前的状态，要求太高根本做不到。因此，只能要求自己在维持主要生活内容不变的情况下，作息上更有规律一点，然后每个时间段能够做一两件需要意志和努力的事情就可以了。为了让这个时间表能够更好地执行，我把它打印张贴出来，让家人知晓。在遇到困难的时候，也请家人给予相应的支持。例如，当我赖在家里不肯出去散步的时候，请老公陪我一起去。晚上刷太久手机不睡觉，让老公提醒我，实在睡不着可以和他聊聊天。

时　　间	安　　排
6：00	起床
7：00	早饭
上午	散步半小时 看书半小时
12：00	午饭
下午	午睡 1 小时 带宝宝小区兜一圈
19：00	晚饭
晚上	与家人或朋友聊天 回顾、记录当天的生活
23：00	睡觉

依据"心理调整自助疗法"，我还需要收集并记录自己的负性自动想法，我把这个任务也写进了"每日生活时间表"里。负性自动想法，是在

一定的情境下，大脑中即刻冒出的给人带来不良情绪、不适应行为或者不舒服躯体反应的自动想法。我了解到，想法很关键，面对同样一件事情，人可能会有不同的想法，不同的想法就会激发不同的情绪，引发不同的行为。有时候，我们没有办法改变外部事件，但是我们可以改变自己内心的想法，通过改变想法进而改变情绪与行为。因此，觉察与记录那些引发不良情绪的想法非常重要。

我开始有意识地去觉察与记录，到底是什么样的想法引发了我的负面情绪。为了尽可能真实地记录自己的想法，我选择在负面情绪出现的时候，及时将头脑中冒出来的想法记录在手机里。然后在晚上找一个时间，在电脑上用表格整理出来。下表整理了我的部分负性自动想法。

日期	情境 引起不良情绪、不适应行为和不舒服躯体反应的事件或情境	情绪 （1）不良情绪 （2）不良情绪的程度（1~100）	负性自动想法 （1）引发情绪、行为、躯体反应的负性自动想法 （2）对负性自动想法的相信程度（0~100%）
2021. 10. 12	宝宝胀气，哭闹不止，不肯睡觉。	自责（90） 担忧（90）	我真不是个称职的妈妈，我没有办法安抚自己的宝宝。（90%） 宝宝的身体不会出什么问题了吧？（70%）
2021. 10. 12	喂奶的时候，宝宝呛奶了，一下子脸都紫了。	害怕、恐慌（90） 自责（90）	宝宝不会窒息吧？（70%） 我真是个没用的妈妈，怎么喂奶都喂不好？（90%）
2021. 10. 12	阿姨帮宝宝洗澡，澡盆里的水放得比较满。	生气（80） 担忧（80）	作为专业人士，阿姨太没有安全意识了吧？她不会是故意的吧？（70%） 水太多了，宝宝可能会呛到水。（90%）
2021. 10. 13	妈妈说我买太多东西了，浪费钱。	郁闷（80）	在老妈眼中，我永远都不够好，不论什么时候，她都会挑我的刺。（80%）
2021. 10. 13	照镜子，看到自己肥胖的身体。	难过（70）	我现在这个样子太难看了，不会一直就这样了吧？（80%）

日期	情境 引起不良情绪、不适应行为和不舒服躯体反应的事件或情境	情绪 （1）不良情绪 （2）不良情绪的程度（1～100）	负性自动想法 （1）引发情绪、行为、躯体反应的负性自动想法 （2）对负性自动想法的相信程度（0～100%）
2021.10.14	阿姨抱孩子的时候，我看到她闭上了眼睛。	生气（90） 担心（90）	她不会睡着了吧？作为育儿嫂，她太没有安全意识了吧？她不会是故意的吧？（80%） 要是我没看见，宝宝掉下来了怎么办？（70%）
2021.10.14	阿姨把孩子抱在肩膀上。	生气（90） 担心、自责（90）	阿姨怎么总是做这种不靠谱的事，她是故意的吗？（80%） 宝宝掉下来了怎么办？如果我自己有精力带孩子，就不会让宝宝有这种风险了。（90%）
2021.10.15	宝宝吐奶非常多，把衣服全都吐湿了。	自责、难过（90）	我真没用，连喂奶都喂不好，难怪宝宝更喜欢月嫂。（100%）
2021.10.15	医院检查，医生说宝宝胀气主要是因为早产。	自责、懊悔（100）	早产肯定是因为我孕期没有做对，害得宝宝遭罪，都是我的错。（100%）
2021.10.16	"双11"快到了，老公让给宝宝选购一些东西。	难过（70）	他现在眼里是不是只有宝宝，没有我了？（70%）
2021.10.16	在网上给老妈买了一件衣服，她不喜欢就退了。她告诉我以后不要再在网上给她买衣服。	委屈、难过（80）	我觉得衣服穿在她身上挺合适的呀！她到底是不喜欢衣服，还是不喜欢我买的衣服？（70%）

在记录负性自动想法的过程中，我有一个觉察。以往当负面情绪来临的时候，脑子里的想法很多，一个想法引出另一个想法，然后就会沉浸在自己的想法漩涡中，情绪也越来越强烈。最近为了尽可能把第一时间冒出来的想法记录下来，在有情绪的时候，会尽量让自己暂时跳脱出来，先用手机把想法记录下来。这个记录的过程好像阻断了更多的想法接二连三地

冒出来。记录完之后，情绪虽然还是一样的，但是感觉强度好像减弱了。也有很多时候，我没能够及时从自己的情绪中跳出来，当想到要记录的时候，脑子里想法太多了，根本不知道应该记哪一个，就没有记录了。我发现自己有一种倾向，当我决定做一件事情的时候，总是希望自己做到尽善尽美。在做记录的时候也是，也希望自己最好能把所有的负性自动想法记录下来，做不到就会好像没有完成老师布置的家庭作业一样，有一种负疚感。当我意识到这一点之后，我就尝试告诉自己，不要苛求自己，能够做这些记录已经很不容易了，而且仅仅是记录就已经看到作用了。不要急于求成，慢慢来！

看不见的"有色眼镜"

通过"心理调整自助疗法"的帮助，我第一次意识到，原来我一直戴着"有色眼镜"看待世界。之前我一直认为自己的看法是理所当然、毋庸置疑的。有句俗话叫屁股决定脑袋，不同的人对同一件事情会有不一样的看法，这种不同是由于人所处的位置不同。这是以前的认识，现在看来，除了所处的位置不一样外，还跟一个人的思维习惯有关。一个人习惯以某种方式来看待事物，慢慢地这种习惯的认知方式就会成为这个人无时无刻戴着的一副无形的眼镜。通过学习自助心理调整，我了解到想法中存在着曲解的、非理性的内容，是我抑郁的主要原因。那些曲解的、非理性的想法就像一副看不见、摸不着的"有色眼镜"，让我看到的人和事都失真变形了，因而会引发不良的情绪与行为反应。

根据记录，对照自助疗法中20种不同的负性自动想法，我发现自己主要存在以下几种负性自动想法。

"预测命运"，总是预测未来会越变越坏，或者未来总有不祥的危险会来临。我总感觉可怕的事情随时都可能发生，晚上睡觉宝宝可能会窒息、宝宝呛奶可能会窒息、宝宝洗澡可能呛水窒息、宝宝的身体可能有先天性疾病……家里人看着宝宝都是开开心心、喜气盈盈的，我看着宝宝总是愁眉苦脸、一副天快要塌下来的样子。当他们问我为什么会愁眉不展时，我把内心的想法告诉他们，他们都说："呸呸呸，这都是你自己在胡思乱想，宝宝啥事也没有。"宝宝哭闹不止，阿姨说是胀气引起的，不用太过紧张。其他人都愿意听阿姨的，但是我就会怀疑是不是宝宝生了什么病，坚持一定要带去医院看看。后来医生证实宝宝就是胀气，并没有什么疾病，我那些可怕的想法还是会不断冒出来。这些想法让我神经绷得很紧，时时刻刻盯着阿姨，生怕阿姨照顾不周，宝宝就会遭遇不测。

也正因如此，我总会"瞎猜心思"，负面地猜测阿姨的心思，总是觉得她可能有伤害宝宝的意图。但我又担心阿姨真的伤害宝宝，不敢当面去质问阿姨，就经常让家人去问阿姨真实的想法。例如，阿姨把宝宝抱在肩上，我怀疑她想故意伤害宝宝，所以就让老公去问。阿姨解释说，把宝宝抱在肩上竖着抱，方便给宝宝拍嗝，把嗝排出来了，宝宝胀气就会减轻，人也会更加舒服。后来网上一查，还真有这样的说法。我也会负面地猜测老公和老妈的想法。例如，当老妈不让我再给她网上买衣服的时候，我会认为她在挑我的刺，认为我不会选衣服。后来跟老妈交流了一下，她并没有觉得我不好，我给她买衣服她也挺开心的，她只是不喜欢网购这种方式。她觉得网上的衣服只能看到图片，摸不到质感，买回来之后很可能跟自己想象的不一样，退换也挺麻烦的。

我还很容易"错怪自我"，明明有些事情的发生，并不完全是自己导致的，我也会认为是自己的错。例如我奶水比较多，宝宝吃奶的时候比较急，会用很大的劲儿吸奶，所以很容易呛奶。但是我就认为是自己不会喂奶，总觉得有什么喂奶的窍门我没有掌握，才导致宝宝呛奶。还有宝宝胀气，医生说是早产导致的，因为早产宝宝的肠胃没有发育健全，奶水到胃里不能及时消化，所以产生了胀气的情况。医生说导致早产的因素很多，他说的其他因素我都忽视了，但是对与妈妈有关的因素（如母亲年龄太大、心理压力过大等），我就特别在意。总觉得是因为自己什么地方没有做好，才导致宝宝早产的，宝宝深受胀气之苦，也是我导致的。

我还存在"选择关注"和"理所应当"的负性自动想法。目前的生活其实挺顺利的，有阿姨和老妈帮我照顾宝宝和家务，老公下班了也会主动分担家事，家里需要我操心的事情并不多，但我就是很容易选择性地关注那些负性的方面。我很容易看到阿姨、老妈还有老公做得不太如我意的地方，把他们做得称我心、如我意的地方认为是理所应当的。例如，我付了阿姨工资，阿姨作为专业人士，就应该怎么怎么样。我好像总是带着一种挑剔的眼光去看阿姨，所以很容易就看到那些我认为不合格的事情，给宝宝穿太多衣服、换尿布不够勤快、手指甲留太长等。最开始碍于面子，我选择忍耐，时间长了忍不了就当面指出，或者通过和老公吐槽抱怨，来表达对她的不满。老公觉得，我们既然选择请阿姨来帮忙，就要信任她，要抓大放小，只要大的方面阿姨做得没问题，就没有关系。大多数时候，老公为了维护与阿姨的和谐关系，更多地替阿姨说话，让我感觉孤立无援。

这几种负性自动想法是存在关联的，根源都在于我的完美主义倾向。小时候父母对我的要求高，我需要通过出色的表现来赢得他人的喜爱，慢慢地形成了完美主义的倾向。我对自己要求很高，希望自己事事做到完美，做不到就责怪自己。我对别人的要求也很高，所以会选择性地关注别人做得不好的地方，希望通过纠错，来达到尽善尽美。不论是自己，还是他人达不到完美的要求时，我都感觉如临大敌，然后情绪化地负面预测事态发展。

通过上述自我剖析，我意识到了并不是他人或者外在环境出了问题，而是自己看待事物的方式出了问题，我一直戴着一副无形的"有色眼镜"在看世界。激发我产生负面情绪与行为的不是外部发生的事情，而是我看待事情的方式。下一步，我需要对自己的自动想法保持觉察，在负性自动想法冒出来的时候，尝试暂停下来，摘下"有色眼镜"，然后刻意地转换想法。

摘下"有色眼镜"看世界

知易行难，从知道到做到，有很长的路要走。调整负性自动想法，摘下"有色眼镜"看世界，是自我调节中最艰难的一步。

一天午后，我打算和阿姨一起带宝宝到小区里散步。阿姨认为现在气温较低，要给宝宝多穿一点，还要盖上小毯子。我觉得虽然气温有点低，但是现在有太阳，而且宝宝躺在婴儿车里，有小毯子盖着，车棚挡着，不需要穿太多。老妈的想法跟阿姨一样，也赞成给宝宝多穿一点。她们意见一致，我的意见理所应当地被忽视了，我的心情一下子就不好了。老人老思想，总想让孩子多穿一点可以理解，但是阿姨怎么也这样？她是故意要跟我作对吗？她知道老妈一定会站在她那边吧！在我意识到自己心情不对的时候，我借口肚子不舒服要去卫生间，让老妈跟阿姨带着宝宝先下去，给自己留一点自我调节的空间。我提醒自己，你又开始负面地猜测别人的心思了。停下来想一想自己的想法合理吗？阿姨有什么理由需要跟你作对？从阿姨给宝宝穿衣服的习惯来看，这个阿姨就是习惯给宝宝多穿一点的。到底是阿姨的意见对，还是自己的意见对，还需要事实验证。家里开了空调没有感觉，可以下楼感受一下，就知道应该多穿点还是少穿点。通过这一番内心调整之后，我按照自己的习惯换上衣服，到小区花园里找她们。一出楼道口就感觉到一阵冷风吹来，凉飕飕的，冻得我直哆嗦。心里不禁庆幸，幸好阿姨给宝宝多穿了点衣服，否则真要受凉了。我有点不好意思，怕她们说还好没有听我的。我自己穿得也有点少，所以没有去找她们，直接折回了家，这件事就这么过去了。

情境	带宝宝下楼遛弯，阿姨给宝宝穿得很多。
情绪	生气。（80）
负性自动想法	阿姨是在故意跟我作对吗？（98%）
合理想法替代	阿姨并不是要跟我作对，她只是习惯给宝宝多穿一点。（85%）
结果	（1）对原来想法的相信程度：50%。 （2）再评估情绪：50。
行为的应对	亲自下楼感受温度，用事实验证确实是自己想多了。

有一天傍晚，宝宝又开始黄昏闹了，哭闹得很厉害，怎么安抚都不行，抱着走不行，用摇篮摇不行，用玩具分散注意力也不行……好像只有喂奶才有一点点用。我看着宝宝哭得那么伤心，心急如焚，比我自己伤心还要

难受，特别想让她尽快停止哭闹。于是，她一哭我就喂奶，一哭就喂奶，断断续续喂了好几次。阿姨提示我，别再喂了，宝宝并不饿，她只是不舒服了，喂太多了会更不舒服的，说不定还会吐奶。我那时候急得失去了理智，根本听不进去她的意见。她越说，我越想跟她对着干，心里想，不是你的孩子你不心疼，如果喂奶能让宝宝不哭，为什么不满足她呢？一开始确实有点效果，感觉宝宝哭得没那么厉害了。但是在后面一次喂奶的时候，宝宝突然呕吐不止，奶水呈喷泉状喷涌出来，喷了好几次，把我的衣服、宝宝的衣服全都弄湿了。我吓得脸一下子就绿了，以为宝宝身体出了什么大问题。这时候阿姨连忙安慰我："没事没事，这就是喂太多了，宝宝吐出来了就好了！"大家手忙脚乱地帮宝宝换衣服、哄宝宝、打扫现场。我一边在卫生间里换衣服，一边自责不已："都怪我，没有听阿姨的意见，还小肚鸡肠臆测别人的想法。幸好宝宝没有什么事，要真出了什么事，我要后悔死呀！"越想越难过，一个人在卫生间里号啕大哭起来，根本不知道如何是好。等家里人忙好了，才注意到我在一个人哭呢。老妈安慰我："你不要太心急了，刚开始做妈妈，是有很多情况不知道怎么应对，阿姨有经验，你多听听阿姨的意见。"她的安慰根本没用，我心里更加难过了："还是我不好呀，自己不懂还听不进去别人的意见，真是自作自受呀！"那天晚上，我晚饭都没吃，就躺在床上休息了。我感觉身体被掏空了，一点力气也没有，躺在床上却睡不着，脑子里又像过电影一样，宝宝哭闹的画面、我失去理智地反复喂宝宝、阿姨说的话、懊悔自责的想法……反反复复巡回播放，想停也停不下来，实在是太痛苦了。在无计可施的情况下，我想到了自助心理调整中的正念，尝试了看上去最简单的正念呼吸。

我在网络上搜到一段正念呼吸的音频，跟着音频一步一步地操作。努力放空自己的大脑，把注意力全部放在呼吸上。当大脑中有想法冒出的时候，想象想法就是天空中飘浮的云，任它随风自然飘散，再次努力把注意力放在呼吸上。如此尝试了一次，感觉心静下来了。脑子里乱七八糟的想法减少了，情绪也慢慢缓和下来。冷静下来之后，我也做了一下反思。事实证明，我确实瞎猜阿姨心思了，人家是根据经验提出建设性意见，是我被情绪冲昏了头脑，失去了理智。在一开始宝宝哭闹不止的时候，我为什么会那么焦急呢？背后有什么自动想法呢？可以怎样调整呢？虽然这已经是事后诸葛了，但是我觉得在冷静的时候调整一下，后面再遇到类似的状况时，就不至于完全被情绪推着走了。

情境	宝宝哭闹不止，难以安抚。
情绪	着急。（95）
负性自动想法	宝宝不会得了什么严重的不治之症吧？（80%）
合理想法替代	宝宝体检过的，医生没有发现异常，宝宝是健康的。哭闹只是宝宝表达不舒服的一种方式。没有人会一直处在理想状态，宝宝偶尔不舒服很正常。（85%）
结果	（1）对原来想法的相信程度：50%。 （2）再评估情绪：50。
行为的应对	更冷静地陪伴、安抚哭闹的宝宝。

这种调整确实有用，后面又有一次宝宝呛奶了，脸刹那间变紫了，我一下子慌了神，不好的想法又开始冒出来。这个时候阿姨跟我说："宝宝是呛奶呛到气管里了，赶紧拍拍宝宝的后背。"这一次我没有理会那些杂念，赶紧按照阿姨说的话操作，宝宝脸色很快就恢复正常了。在这种紧急的情况下，尽管我还来不及调整想法，只是暂时把它搁置，还是可以看到良好的结果，看来保持觉察也是有效的。

宝宝满百天的时候，我给宝宝预约了拍百日照，顺带拍一下全家福。考虑到阿姨不是家人不能入镜，怕阿姨心里不舒服，就把阿姨留在家里。我和老公、老妈一起带着宝宝去拍照。刚拍了一套服装，宝宝就不配合了，哭闹不止，哭得小脸都红了。我们怎么哄都哄不了，老妈说了一句"要是阿姨在就好了，阿姨总能安抚宝宝，今天拍不了了，改天带着阿姨一起来吧！"这句话一下子就戳到我了，是我不好，自己的孩子自己无力带，孩子跟我一点都不亲，哭闹了我不能安抚她……一连串消极的想法接二连三地冒出来，心情跌到谷底，整个人一下子都不好了。回家路上老公忙着开车，老妈忙着抱宝宝、哄宝宝，我什么都做不了，只能一边干着急，一边自怨自艾：我这个妈妈当得太失败了，宝宝不喜欢我，她哭闹了我都没法安抚她。宝宝现在好像离不开阿姨了，要是阿姨不干了怎么办，我该怎么自己带宝宝？我是不是应该早点让阿姨离开，早点学会自己带宝宝？但是现在这个状态，我能自己带好宝宝吗？……东想西想，左也不是右也不是，想到最后还是埋怨自己无能。别的孩子哭闹了，妈妈一抱娃马上就能安静下来。我这算是哪门子妈妈呀？太失职、太无能了！我现在不能安抚她，再大一点她能听我的话吗，我能教育好她吗？一路上，我一直沉浸在自己的思绪里，什么话也没有说。终于到家了，老妈把宝宝交给阿姨，阿姨抱着她走来走去，一会儿就安静下来了。当宝宝停止哭闹的时候，我猛然意识到，我又沉浸在"错怪自我"的想法里了。一下子让自己从想法中跳出来，或者做想法调整还是很困难，我先做了一会儿正念呼吸。一个人待在自己的房间里，播放正念呼吸引导音频，跟着引导语一步一步地操作，把注意力放在呼吸上，当有想法冒出的时候，不被想法套住，重新把注意力转移到呼吸上。10分钟的正念呼吸以后，头脑终于安静下来，心情也放松一些了。在状态恢复之后，我做了一个想法调整。

情境	宝宝哭闹不止，我没法安抚她，阿姨却可以安抚她。
情绪	着急、失落、伤心。（95）
负性自动想法	我是一个失败的妈妈，我不能安抚自己的宝宝。（95%）
合理想法替代	阿姨照顾宝宝比较多，所以宝宝跟阿姨亲，很依赖阿姨，并不是自己做错了什么，不能仅凭这一点就评价自己作为妈妈很失败。（70%）
结果	（1）对原来想法的相信程度：75%。 （2）再评估情绪：60。
行为的应对	自己尽可能多带宝宝，多抱抱宝宝，多跟她互动。

这件事发生以后，我让宝宝晚上跟我睡，睡在我的身边而不是婴儿床上。带宝宝出去遛弯的时候，不再一味地让她躺在婴儿车上，更多地抱在怀里，抱不动了再放回婴儿车。没事的时候，逗宝宝玩，学着她发出咿咿呀呀的声音，做滑稽表情，或者冲她笑。做出这些调整之后，慢慢地我发

现宝宝跟我越来越亲近了。我张开双臂去抱她的时候，她不再躲闪了，而是自然地迎上来。阿姨不在的时候哭了，我也可以安抚她了。

通过一段时间的自我调整，我对自己的想法越来越敏感。当负性自动想法冒出来的时候，我会越来越多地意识到，这个想法本身是有问题的，是需要调整的。但有些时候，如当情绪特别激烈的时候，还是很容易被情绪推着往前走，没有办法及时地跳出来。有一次老公的大学同学过来看宝宝，需要请他们去外面餐馆吃饭。出门之前，我在房间里找衣服穿。我很长时间没有出过小区了，一直穿着居家服。我在衣橱里翻来翻去，试来试去，没有找到一件合身的，以前的衣服都太小了，就算勉强套进去，肚子也胀鼓鼓的，难看死了。看着床上一堆穿不下的衣服，还有自己肥硕的身材，心情真是糟透了："我怎么变成这样了，这么胖、这么丑，怎么出门见人呀？好多人生完孩子，很快就瘦回去了，我这已经生完 3 个多月了，怎么感觉肚子里还有一个娃呢？"正在暗自神伤之时，老公进来催我快一点。我告诉他，没有合适的衣服穿，以前的衣服都太小了。他一点都没有注意到我的情绪，轻飘飘来了一句："那你别出去了，反正也是我的同学，我自己陪他们就好了。你就和老妈、阿姨她们一起在家吃算了！"说完他就领着同学出去了，完全没有意识到这句话对我的杀伤力有多大。我脑子里的自动想法像泡泡一样，不断地冒出来："他这是嫌弃你了，把这个模样的你带出去会给他丢脸的，他正好找到借口把你甩开了！你要是一直这样下去，不但婚姻保不住，还没法给孩子一个完整的家庭……"我越想越难受，全身都没了力气，生无可恋地躺在床上起不来了。老妈进来叫我吃晚饭，看到我阴沉的脸，知道我又在钻牛角尖了。她不耐烦地说："最近不是心情好点了吗？今天这又是怎么了？你这个样子谁都不敢靠近你……"她的话无疑是火上浇油，我的心情更加糟糕了："你看连你亲妈都嫌弃你了，没有一个人在乎你，没有一个人理解你，你这样活着有什么意思呢？真不如死了算了。"当想死的念头冒出来的时候，我吓了一大跳，虽然之前也有情绪糟透了的情况，但是还从来没有想过死，我这是怎么了？这个念头给了我当头一棒，我突然意识到原来自己又一次陷入连绵不断的负性自动想法中了。

当我意识到这一点之后，开始尝试把注意力放在自己的呼吸上，做了一会儿正念呼吸。通过正念呼吸情绪慢慢平复，脑子里的想法也没有那么乱了。恢复理性之后，我发现前面自己出现了好几种负性自动想法，有瞎猜老公和老妈的心思，有错怪自我，还有负性地预测未来。过去的习惯化思维方式真的太强大了，一不留神就会自动运行，让人难以抵御。幸好学到了正念这个技巧，可以帮助我刹住习惯化的车轮，有了调整方向的机会。

调整负性自动想法的过程是艰难的，特别是最初的 3 个星期，常常一不留神就被自动想法带着走，陷在负面情绪里无法自拔。随着调整的次数越来越多，我慢慢地多了一些觉察。在负性自动想法冒出来的时候，我会在心里默默地提醒自己，你又戴上"有色眼镜"了，把它摘下来吧！然后有意识地做一下想法的调整，最开始需要把想法调整落到纸上写下来，练习得多了，就可以默默地在心里做调整。我曾经有一个理想化的期待，在 8 周结束的时候，我的那些负性自动想法就不再出现了。但是事实告诉我，负性自动想法还是会时不时地冒出来，有所不同的是，当它出现的时候，我不再被它掌控，我开始有力量阻断它的影响，在它蒙蔽双眼的时候摘下它，戴上更加客观的"明镜"。

育儿没有标准答案

我从"心理调整自助疗法"中了解到，负性自动想法背后，有更深的规则做支撑。我对自己的负性自动想法做了一个梳理，发现最核心的规则就是完美主义的要求。我认为如果自己或者他人达不到某一个完美的标准，就会有糟糕至极的事情发生。当然这个标准是自己毫无逻辑地确定的，它是否真的完美倒不一定，但是在我看来如果达不到这个标准，就是行不通的，就会有难以承受的消极后果。

这样的规则是怎么来的呢？回顾我的成长经历，可能还是来源于小时候。爸爸妈妈对我要求很高，要求我照顾好弟弟。而我也不过是一个比弟弟大两岁的孩子而已，根本不可能像爸爸妈妈期望的那样照顾好弟弟。当我达不到爸爸妈妈的要求时，轻则挨一顿骂，重则挨一顿打。这种挨打挨骂的处境，对于小小的我来说是一种难以承受的恐惧与痛苦。尽管我现在成年了，已经为人妻、为人母了，但是那种恐惧和痛苦还埋藏在心底，一旦生活中出现不能达到某个完美要求的事情时，我内心的恐惧与痛苦就会被激活，然后激发一连串负性想法、情绪与行为。

生活没有标准答案，不是事事都需要一个标尺。坚守这样的规则到底值不值得呢？在养育孩子的过程中，一定要事事按照自己的标准来吗？这样做有什么样的好处，又有什么样的代价呢？我运用成本—效益分析表做了一个梳理。

成本—效益分析表

有利之处（效益）	不利之处（成本）
自己安心、踏实	对家人、阿姨要求太高
	家庭关系紧张
	我的要求也不一定对，有可能对宝宝不利
	自己心累、抑郁

显而易见，固守这样的规则弊大于利。我的高标准、严要求的初衷是希望宝宝得到最完美的照顾，但事与愿违，坚守这样的规则并不一定能让宝宝得到最好的照顾，有时候甚至可能伤害到宝宝。坚守这样的规则看上去让自己心安、踏实，但是实际上与家人产生的关系内耗，可能会给自己带来更多的情绪负担。在初为人母的时候能深刻地认识到这一规则是多么的荒谬，其实是幸运的。我的孩子来得太不容易了，我太想好好珍惜她了，所以我希望给她最完美的母爱，希望自己成为100分的妈妈，事事都做到最好。但是什么是最好的呢？我认为的最好对宝宝来说就一定是最好的吗？我亲眼看到自己强迫性地喂奶，导致宝宝狂吐不止。因此，我认为的好不一定真的好，符合宝宝需要的才是真的好。作为妈妈，我太紧张，太用力过猛了。这种过度的紧张不仅影响自己的身心健康，而且破坏家庭关系，最终也会给宝宝带来不利影响。也许宝宝的哭闹不止，在某种程度上反映了她感受到了我的负面情绪。如果我的情绪能够更加放松，心态能够更加

平和，她的情绪状态也会更加平稳。

养育孩子没有标准答案，不能照本宣科，做妈妈也不需要做到100分，做60分及格的妈妈就好了。我开始尝试放下苛责完美的要求，以更加轻松的心态来养育孩子。有一天晚上，我安排老公给宝宝的奶瓶、水杯、勺子等用具消毒。老公可能上班累了，想要放松一会儿，他拿着手机不停地刷短视频，嘴巴上答应着，就是没有行动。一开始我有点生气，正想跟老公置气来着，然后意识到自己又用完美苛责的标准来要求老公了，于是在心里默默地做了一下调节："偶尔不消毒一次也不会怎样吧！"当我能这样想的时候，情绪一下就放松了，没有再反反复复催促老公。令我没有想到的是，当我不再催促的时候，老公却麻利地去消毒了。有一次宝宝的指甲长了，为了避免她把自己抓伤，我给她剪指甲。在剪指甲的时候，我不小心剪破了一点皮，还流血了。宝宝哭了，大家都很心疼，但是怕我多虑，什么都没有说，赶忙找消毒喷雾给宝宝消毒。按照以往的完美标准，我又该自罪自责了、懊悔不已了。这一次我这样自我开解："我从来没有给小宝宝剪过指甲，第一次没经验难免会有疏漏，以后不会这样了。一点点小伤也不碍事，宝宝愈合能力快，很快就会好的。"

通过这种规则的调整，我感觉自己更有弹性了，不再死板地苛求他人、苛责自己了。就算有要求，也能够根据当时的情境做出适当的妥协。情绪没有那么容易失控了，在感觉到情绪不对的时候，能够有意识地做想法的调整，帮助自己接纳当下的境遇。

新手妈妈走出抑郁

遵从自助心理调整的引导，通过两个多月的自我调整，一些变化在悄然发生，我越来越真切地感受到，自己在慢慢地走出抑郁。到底发生了哪些变化呢？

我的生活状态有了翻天覆地的变化。生活有规律了，早睡早起，晚上睡眠质量提高了。让宝宝睡在我身边之后，不用爬起来喂奶，给宝宝喂好夜奶之后能尽快接着睡。白天更多地参与到照顾宝宝的事务中，帮宝宝换尿布、带宝宝出去遛弯、陪宝宝玩等，宝宝也更加依赖我，这种亲情的反馈让我感觉到生活充实而有意义。精力慢慢地恢复了，开始有意识地做一些缓和的运动，虽然减重效果不明显，但是体重维持稳定了。我还找到了一点活在当下的感觉，不再过多地回想过去不该怎么样，或者担心将来可能会发生什么糟糕的事，更多地将注意力放在每天该做的事情上。

我的家庭关系更加和睦了。当我放下苛责的要求，不再对阿姨、家人挑三拣四的时候，大家都更加放松了。有不同的意见，他们也能更温和、更耐心地跟我解释缘由，而不是避之不及地冷处理。我也能够跳出自己的视角，尝试从他们的角度去看问题。大家彼此都更能够相互理解，相互体谅了。

最重要的是，我感觉自己内心更加平和安定了。以前我很害怕自己出现负面情绪，当负面情绪出现的时候，总想做点什么事情让它们尽快消失，结果却往往事与愿违。现在我的内心更加笃定了，当有负面情绪出现的时候，我不再急着消除它们，而是有意识地觉察当下的想法，分辨这些想法是否合理，思考是否有更理性的想法可以替代它们。当这些内在的程序运行得越来越多，越来越自动化的时候，我的情绪也更加平和稳定了。

"心理调整自助疗法"如春风化雨一般，滋养了我的心田，润物细无声地指引我走出产后抑郁，重获初为人母的喜悦。希望这样的自助疗法可以造福更多的人，帮助大家摆脱情绪困扰，找到内心的从容安定。

（由患者口述，心理咨询师何平平整理）

个案三：考试焦虑的自我拯救

我是一名高一的学生。最近一次数学月考，我一直在发抖，看不清题目，也做不完试卷，脑袋一片空白，最后我都不知道我是怎么考完试的。第二天，我知道了分数：9分。这是我历史上考得最差的一次。其实我一直考得不好，最高的一次也才85分，那也是我唯一的一次高分。我觉得我可能出问题了，因为不止这次考试会出现这种情况，开学到现在一个月以来只要是数学的考试，无论大小，我似乎都是在各种奇奇怪怪的状态中度过的。有一次我似乎听到什么声音，一个女声，在说："这么简单你都不会？"有一次还没考，我就觉得有点恶心，于是请假回了家。还有一次，考前那天晚上我睡不着觉，也吃不下饭，第二天早上浑身不舒服，最后也没能考试。不能再这样下去了，我肯定"病了"。

于是我到网上查阅了相关的信息，我了解到我这种情况被称作考试焦虑，是一种由考试压力引起的心理障碍。主要表现在迎考及考试期间出现过分担心、紧张、不安、恐惧等复合情绪障碍，还伴有失眠、消化功能减退、全身不适和自主神经系统功能失调症状。

网上说，这种状态影响学生的思维广度、深度和灵活性，还会降低应试过程的注意力、记忆力，使复习及其考试达不到应有的效果，甚至无法参加考试。有的考生因此反复逃避考试，严重者还会发展为精神障碍。我发现自己就是这样，我在逃避考试。

我不能让自己一直这样下去，我得自我拯救。很有幸，我了解了"心理调整自助疗法"，在其指引下开启了自救之旅。

自助第一阶段　认识我的焦虑

参照"心理调整自助疗法"，我知道了自己对考试有过度的害怕、担忧，这是对真实的、假设的或即将到来的威胁的情绪反应，也就是我害怕考不好带来的威胁，因为这份威胁还未到，所以是对未来威胁的期待，也就是说我"焦虑"了。我的机体变得"紧张、谨慎和警觉"，同时还会出现

"回避或逃避性行为"，就像我会有呕吐、失眠，然后躲在家里，不去学校，不参加考试。

这段时间我非常痛苦，不只是考试让我出现心悸、心慌、胸闷的情况，有时候上数学课时，或者上补课班时，我也会有呼吸不畅、出汗、肌肉酸麻、头部被紧压的感觉。我觉得这种焦虑似乎开始蔓延到我生活的很多方面。

1. 测量我的焦虑

我太想知道自己到底焦虑到什么程度了，于是我使用了自助疗法中的"贝克焦虑量表"进行自测。测评结果是 56 分，这个分值大于 50 分，说明我的焦虑程度已经超过了正常的状态。然后我又用"焦虑自评量表"，结果是 58 分，大于 50 分，再一次证明我的焦虑程度超过了正常的状态。好的，我得了"焦虑障碍"。"得病"不可怕，可怕的是我对"得病"很焦虑。那就更加糟糕了，我必须自救。

紧接着我根据自助疗法的提示，开始投入自我监察的过程中。我选择了记录"心理自我调整日记"这种方式，来记录自己出现焦虑的频度、时间、强度及周期。

2. 整理焦虑的来龙去脉

记得从 5 年级开始我就有"数学非常不好"的感觉。那时候英语老师很友善，英语学得没那么好，但不会有"我学不好"的感受；语文成绩一直很好，因为我爱看书，表达也不错，就算不复习，语文成绩也居高不下，这也是我唯一可以显摆的学科；因为我很胖，体育也不行，爸妈总想让我多运动，给我制订了每日运动计划，让我把课余时间都用来锻炼体魄；数学是我所有学科中最弱的学科，也是补课中最重要的一项。给我补课的就是我的班主任，她虽然态度很凶，但是讲课很有趣，跟着她，数学成绩开始进步，到五年级下学期，我的数学成绩竟然也冲到了班级中上游。但是我心里总觉得我学不好，这种隐隐的担忧一直跟着我，到了初中。初中我进了重点班，这份隐隐的担心开始逐步明显了。班级里的同学大部分数学不错，有少部分同学不用听课，数学都能考满分；有些同学只要上课听课，考试就可以轻松得高分；大部分人上课听课，课后只要把作业写完，稍微做点题，就可以轻松过关；而我必须通过补课才能勉强及格。我开始在同学面前抬不起头来。我的初中生活从那时起就再也没有轻松和愉悦了，陪伴我的总是隐隐的低落、无趣，频繁的沮丧、担心，无来由的焦躁、紧张，这样的感受开始成为我生活中的一部分。

初中那三年，我的情绪基本是焦躁不安的，我的想法总是忧思多虑的，我的行动似乎也变得战战兢兢、迟疑犹豫，我的身体也变得敏感虚弱、乏力疲劳。我的语文成绩一直不错，但也没有改变数学给我带来的痛苦。我不断让自己加强补习，试图通过补习使我的数学成绩进步，但效果微乎其微。每到数学考试，我就偷偷祈福，期望自己能够时来运转，考到好成绩。但是每次都让我失望透顶，失望的不只是我，还有给我补课的老师。她是我们班的数学老师，她很强势，也很情绪化。心情好的时候，对我们很友善；心情不好时，就会大呼小叫。数学老师的恶劣情绪会影响我数学的补习效果，让我这个数学差生特别恐惧。我央求班主任，允许我到另一位数学老师那里去上课。但是班主任认为自己班的数学老师才清楚教学进度，才清楚我的学习状况，才能"对症下药"，换了其他老师，不熟悉，效果不会好。我被说服了，于是我继续在恐惧中补习数学，结果我的数学依旧没有进步。父母认为是我不够努力。到了初三，我的数学成绩是有一些进步，但是内心对数学的恐惧与日俱增。

到了高中，我又阴差阳错地进入了重点班。数学的困境没有解决，还影响了我对物理的热情。我开始出现非常焦虑的情绪。我开始没来由地想哭，不想说话，只想一个人待着，缩在一个角落里；不想吃饭，没胃口，睡不着，做梦会梦见自己死了，我想是因为我觉得死了就会有人理解我的痛苦了。我对于考试开始恐惧，对于上课开始焦虑，对于同学的关心开始逃避，对于父母的责问开始无言以对。可能的确是我笨、我傻，我不是学习数学的料，数学学得不好，物理也学不好，以后考大学肯定非常困难，我的天空因此一片灰暗。我似乎对什么事情都没有那么大的兴趣了，我开始整日郁郁寡欢，闷闷不乐，一提起数学，就想到自己是个蠢蛋。我开始担心大家提起数学老师，数学课上我开始不敢抬头，担心老师叫我，我答不上来。物理课上我也开始当缩头乌龟，和老师不再有眼神对视，我担心在大家面前出丑。一旦数学和物理有测验，我总是那个最慢做题、最晚交卷、最早逃跑的人，知道了成绩之后，我就开始到处躲藏，担心同学过来关心我的情绪、安抚我的伤痛。

我甚至开始莫名其妙地全身乏力，好像是感冒或发烧的症状，让我没法进校、进课堂，去医院却查不出任何器质性疾病。睡觉成了我的噩梦，因为该睡的时候眼睛闭不上，该醒来的时候却怎么都醒不来。就算睡着了，半夜也总会突然醒来，然后清醒到天亮。

每天上学前就开始和头脑里的千丝万缕做斗争，无数条想法不停地往外冒，把我的头脑都挤炸了，根本停不下来。晚上进入晚自习时，头脑又开始勤奋地工作，思来想去，反反复复。"我是否适合当一个学生""我是否还能胜任学习这件事？""我的数学还能被拯救吗？""我是否需要放弃数学？""我怎么才能战胜数学啊？""也许这辈子我就是个数学白痴"，等等，无尽头的念头和疲惫不堪的身躯，让我陷入焦虑的深渊中，无法自拔。

这一周中我认识了自己的焦虑、焦虑的程度、焦虑的来龙去脉。

自助第二阶段　觉察我认知中的不合理成分

在"心理调整自助疗法"的指引下，我进入了第二阶段的自我调整。我了解到我的认知也许存在不合理成分，这些成分在支配我的情绪和行为，如果这些不合理成分被调整，那么不良情绪和不适应行为也就能随之得到改善。

1. 我的自动想法

首先，我认识到自动想法是一闪而过的，它是快捷、简洁的，也是不负责任、欠缺思考的，但是这些自动想法深刻地影响着我的言行和情绪。

然后，我开始有意识地去观察、记录和识别我的自我想法。我知道自动想法来得快，去得快，不是我主动的思考，它们像一个个信号。我想我需要花很多时间去收集，利用"负性自动想法记录表"，来记录我出现情绪时的事件、情绪和想法。

在记录情绪的练习中，平时我能想得到的情绪表达词汇很少，最多的是"不开心"。在学习"心理调整自助疗法"时，我学到了很多其他的情绪词汇：抑郁、沮丧、苦闷、悲痛、内疚、羞愧、悲哀、失望、消沉、郁闷、沉重、懊丧、后悔、踌躇、犹豫、消极、烦躁、受挫、憎恶、紧张、担忧、害怕、紧绷、慌乱、恐惧、绝望等。

在记录自动想法时，我总是无法及时写下来这些想法，他们出现得太快，于是我利用"心理调整自助疗法"中提到的方法，用手机中的备忘录和语音录音等功能，先把想法及时、快速地记录下来，之后再整理到"负性自动想法记录表"中。

负性自动想法记录表

日期	情境 引起不良情绪、不适应行为和不舒服躯体反应的事件或情境	情绪 （1）不良情绪 （2）不良情绪的程度（1~100）	负性自动想法 （1）引发情绪、行为、躯体反应的负性自动想法 （2）对负性自动想法的相信程度（0~100%）
2022.10.11	小组竞赛没进入决赛。	自责、烦躁（80）	我不够好，我影响了结果，我应该考虑到那些问题。（95%）
2022.10.12	作为课代表代收同学作业，同学不耐烦。	自责、焦虑（90）	课代表应该能够处理大家的情绪。（80%）
2022.10.13	一个关系还不错的同学骂我。	委屈、难过（50）	我应该做到却没做到。（70%）
2022.10.13	我求老师帮忙，老师没理我。	无助、自责（80）	我肯定做错了什么，老师开始讨厌我。（90%）
2022.10.14	语文考试没考好。	自责、烦躁（90）	我应该考好。（90%）
2022.10.15	语文作业不会写。	痛苦、焦虑（90）	我怎么不会呢？不应该啊。（90%）
2022.10.15	好朋友没有支持我，我逃跑。	愤怒、担忧（80）	我是生气，但是不逃跑就会发生剧烈的冲突。（85%）

2. 日常的行为记录

通过记录"每日活动记录表",我发现自己的生活节奏与以前有很大变化,内容变得松散了、作息时间变得杂乱了、节奏变得混乱了、行为变得诡异了……我意识到自己有频繁的自伤行为,在写数学作业时最是痛苦,最容易选择用美工刀划伤手臂,反复划割,尽管有一些疼痛,甚至见到了出血,但似乎自己就感到放松了、释放了。之后美工刀被家长收走了,我开始用笔尖,用力反复地划手臂,虽然不至流血,但也有很多划痕,内心的紧绷感也松懈了。再后来,我不再使用工具了,而是用嘴啃咬我的手臂,似乎这样也能够惩罚自己,压抑的情绪也能够有所释放。

我还发现,自己的后脑勺和腹部总是有隐隐的疼痛,说不清疼痛的部位,说不明疼痛的感受,那疼痛就是真实难忍。我还发现自己生病的次数也开始变多了,我开始经常请假,在家里一天一天地刷手机、看视频、打游戏。这段时间里我也非常容易出现入睡困难的情况,晚上需要很长时间才能入睡。白天就会感到疲乏、心烦,注意力难以集中。

这一周我认识了自动想法,了解了自动想法如何影响我的情绪、行为以及躯体反应,同时也开始识别和收集我的负性自动想法,记录日常生活的行为。我看到自己当下如此糟糕的生活状态,我需要努力跟随"心理调整自助疗法"继续自我调整。

自助第三阶段 自动想法和正念

我发现自己如同"心理调整自助疗法"所说,我的大脑自始至终都在进行活动,它从没有停歇过,它在不断地打算、计划、准备、评估、接受、排斥、对付、回忆、追溯、懊悔、展望、预测等,甚至会自编故事、预计将来,它们没完没了,不断工作。我了解到这个叫作"思维的行动模式",它完全主宰了我的大脑,替代了我大脑正常的思考功能,这种状态也影响到我的情绪、行为和躯体反应。

如果我不去觉察大脑的活动,我可能会一直被大脑的思维影响,被这些无休无止的思维牵着鼻子跑,我会跟着它们,不断陷入无边无际的思考当中。每次，当我意识到我又一次被大脑控制时，已经过去了半个小时甚至一个小时。爸妈看到我的样子，总是认为我在发呆、在拖延，他们简单的评价对我的改变无济于事，我在这样的内耗中不停地自我伤害。

跟随着"心理调整自助疗法"，我开始尝试用"思维的存在模式"来摆脱"思维的行动模式"。我尝试对当下的一切进行清醒的认知。

起初我不太理解，如何对当下的状态不批评、不评判，而是全然接纳呢？我无法做到。经过学习，我了解到我不能全然接纳当下，是因为我一直在焦虑中，我没有耐心，我无法安静下来；同时我始终有所怀疑，我一向对"享受当下"这样的词语抱有敌意，我不相信，接纳就可以解决一切？这种态度阻挡了我的自我探索。同时我也不相信我能做到，我已经在焦虑的煎熬中走了很久，我讨厌身体的状态，也不相信能够改善；我沉浸在老师对我的评判中、被同学们慰问时产生的羞愧里、老师们迷惑不解的眼神里，我无法自拔。

慢慢地，我开始尝试接纳，我开始能够将所发生的一切纳入自己的专注范围内，无论是痛苦、快乐，还是中性，都被作为一种本然的内容接纳于当下；我开始让事情顺其自然地发生，在那一时刻，那些我头脑里冒出来的各种各样的想法也只是想法而已，我不会推进它们，也不会扩展它们，就让那些想法留在想法这一层面，并没有继续影响到情绪、行为和身体。

我开始感受到接纳带来的解脱，感受到"正念"带来的前所未有的平和。

但是我注意力不够集中，专注的能力比较欠缺，导致这种感受经常来了又去，不那么稳定，于是我给自己制订了一个正念练习计划，有意识地沉浸式训练自己的专注能力，像"心理调整自助疗法"中所说："把自己带入每一步的体验之中，琢磨过程中的每一个细节，充分发挥自己感官的功能，让自己在操练以后从中悟出正念的真谛"。

时　　间	练　　习
每日三餐时间	吃葡萄干、菜肴、饭食练习
每日入睡时间	正念呼吸练习
每日大课间时	身体扫描练习
每日阳光活动时间	正念行走练习

就这样连续一周，我每天在固定时间让自己沉浸在正念练习中，体验专注，体验正念，渐渐地我发现我可以看着头脑里的念头在活动，而不会被它们牵着鼻子跑。

在"心理调整自助疗法"的指导下，我开始探索我的自动想法。我回顾经历的每一件让我有负面情绪的事件，思考这些情绪背后的想法，逐一对照、识别和归类。我发现我有"完美主义""灾难当头""选择关注""理所当然"等自动想法。

1. 完美主义

参加学生会竞选时，我希望自己能够竞争胜出。因为我已经在这个岗位上工作了很多年，我有十足的把握干好这份工作；我也有满满的信心，带领这个部门的同学一起把这个部门建设好。我做了充分的准备，从写稿到背稿，从内容到演讲，我严格训练、认真彩排，我认为我做了充足的准备，也期待自己的完美呈现；但是上台的那一刻，我慌了。我没有完美地表现，有几句话没讲好，有个地方情绪没有跟上，现场没有被我点燃，我想传达的那份自信和胜任感，观众没有感受到，他们可能不会投我的票。可我的朋友说，我表现得非常好。我不相信。我觉得自己可以更好，情绪更高涨一些，语速更快一些。

我一向认为我的语文是我最能引以为傲的学科，课堂上我可以侃侃而谈、滔滔不绝；答卷上的基础题我基本不扣分，证明了我的语文功底；作文里我可以洋洋洒洒，遣词造句不在话下。直到有一次老师布置的作文题让我发现了自己语文学科上的遗憾，我竟然无法顺利地用第一人称写感受；

学习古文后，我发现自己也不如别人擅长，那些古人的"之乎者也"让我发疯。我感到绝望，我引以为傲的语文不再十全十美，引发了我巨大的焦虑。

我想这些都是"完美主义"惹的祸。如心理调整自助书上所说："追求完美看上去是一种优秀的品格，但是在它的背后隐含了一种构成焦虑的潜在心理机制"。我想成为语文学科当之无愧的第一名，但是随着学习难度的加深、学习内容的扩展，我开始心有余而力不足。我对于自己存在的漏洞非常不满意，对于已取得的成绩不满意，一直认为自己能力上很欠缺，这都是因为没达到完美的境界和所设定的完美要求。

对于不能在学生会演讲台上将自己的优势呈现，我一直耿耿于怀，每每想到那次的经历，我就会责怪自己的无能，自责的情绪如影随形；同伴的肯定和鼓励我都听不进去，因为他们的肯定和鼓励让我感到受之有愧，心里总冒出一个声音："我不配"。和我同台竞技的同学们是那样优雅自如、表达流畅，我会不自觉地出现妒忌的情绪，我不断自问："我不如他吗？我的能力比他弱吗？我的表达能力差吗？"我愈加难过，对同学取得的成绩悄悄"怀恨在心"。

2. 灾难当头

当我没有把准备的演讲稿完整地说出来，我觉得很自责，因为我的准备白费了；因为时间有限，我没能在"时间到"的那一瞬间讲出最后一句："请大家相信我，投我一票"，我觉得那是最可怕的，大家没听到这句话，肯定不会投票给我。不投票给我，我就没机会当选；不能当选，我就没机会做这项工作，我就不能继续留在学生会，我就再也没有机会展现自己。同时，我会想别人怎么看我，我以前的"同事"会怎么评价我，老师们会如何对我失望，我的高中生涯将止步于学生会竞选？我该如何度过高中三年？这才是第一年。我陷入这种灾难化的想象中，不可自拔。

物理和数学我始终都考不到好的成绩，尤其是数学，一做数学题目，我头脑里就呈现出"你是错的"这样的字样，尽管之后老师的讲解证明我的思路是正确的，我也不那么相信自己。有一次数学考了十几分，这次低分让我不再信任自己，我对自己的数学能力已经不再抱有期望。如果考试只得十几分，就证明了自己是个"数学白痴"。数学和物理那么关联，数学没学好，物理也肯定学不好，相关的所有理科学科，我都无法胜任，无法学好，这对要通过高考来开启崭新人生的我来说，无疑是一场灾难，是绝对无法改变的现状。

对照"心理调整自助疗法"，我发现自己一直有"灾难当头"的自动想法，把一般负性事件看作无法接受和无法应对的重大灾难；一件小事就会促成一场灾难，自己在所谓的这场灾难面前恐惧退缩，甚至不再作为。

的确，我退缩了。我不再相信自己可以学会、考好。曾经被鼓动成长起来的一点点信心和勇气，现在也在多次灾难化的想法下逐渐萎靡，直至消失殆尽。

3. 选择关注

我越来越发现自己无法融入这个班级。他们学业很优秀，数学成绩都超越我，我在他们面前无地自容；女生们很有心机，很难相处，说话得非常小心；我还发现他们对同学不那么包容；对多元发展不鼓励、不赞赏。

例如，我有喜欢的偶像，但是同学会不顾我的感受，"攻击"我喜欢的偶像，他们会在我面前说我的偶像没脑子、没智商，总是干傻事。我非常不能接受，感到受伤，为此我远离他们。

我喜欢摄影、喜欢写作、喜欢开盲盒，同学似乎不能接受，他们对学习不好的人都不能接受，我被他们孤立。我太希望自己能远离这个班了，我希望换个班，因为这个班的风气不正。

我发现自己比较关注负面信息，忽视了其他方面。班级里，我只关注到班级同学不友好、不包容；学业上，我也只看到自己数学学不好、物理越来越难，自己听不懂；生活上，我感受到的只有消极、不如意。这些可能是"选择关注"这个负性自动想法在起作用。我选择性地关注一切不美好的事物，无形中灰色、暗淡、困难成了我特殊的视野和眼镜中的色彩。我花了更多时间和精力去搜寻类似现象，来证实自己观察力的敏锐性。

随之而来的就是不良情绪的激活，讨厌、嫌弃、排斥、愤怒等。我几乎被我观察到的所有负面现象包围，都是我所厌恶的，可是我又无能为力，我不可能改变它们。这些负性情绪开始不断积累和叠加。我开始选择逃避，小组活动时我会选择远离同学，不参与讨论；团体比赛时我会隐藏自己，尽可能不在大众面前呈现自己；甚至原本自己比较擅长的辩论，我也选择缄默，因为我知道我说什么都会被挑剔。我回避一切让我讨厌的人，或者不能理解我的人，我无法向同学表达我的这些心情，他们无法理解，他们只会说我无病呻吟、鸡蛋里挑骨头。

4. 理所当然

进入重点班后，我开始观察同学们，我发现同学们都很优秀，但我也发现他们很有心机，我想因为他们智商更高，所以更有心机。我感觉自己力不从心，无法和他们特别融入，同时他们的"有心机""难相处"也使我非常愤怒，既然是重点班，不应该各方面都很优秀吗？除了学业外，性格、人品都应该足够优秀才能配得上这个班级的荣誉。我开始后悔进入这个班级，太累，玩不好，交往困难。

我对自己的自我想法进行分析后，发现我有很多"应该""必须"的理所当然的想法。这些想法不仅导致自己的情绪低落，而且阻碍和影响了大家相互间的交流沟通及人际关系。

我有一个很好的男生朋友 A，他在其他班级，当我发现他开始有其他比较要好的女性朋友时，我非常愤怒，我对那个想要走近 A 的女生非常不理解。她已经知道 A 有我这个好友，但她还是不断靠近 A，试图将 A 从我这里夺走，她不应该和 A 保持距离吗？她不应该对 A 敬而远之吗？她难道不应该对她的行为向我道歉吗？为什么她不断挑战我的底线，难道她是故意想要"夺人所爱"吗？她这样有道德吗？当我感到的威胁越来越浓时，我开始寝食难安。同时我对 A 也产生了愤怒和不解，我认为 A 是我的好朋友，他应该和那个女生保持距离，他应该对我保持忠诚，他应该下课就来找我，关心我的想法，和我分享他的感受，但他近期越来越靠近那个女生。

我觉察到我的"应该""理当"等想法让我的情绪和行为受到影响。我开始不自觉地去偷偷观察 A 对我的态度、A 是否还重视我这个朋友，我开始警惕那个女生和 A 的谈话内容和相处时间，我开始对 A 有无缘无故的怒火，会和 A 在鸡毛蒜皮的小事上起冲突。我和 A 渐行渐远，直到我和 A 的关系面临破裂，我才恍然醒悟，我把他从我身边推开了，就因为我"理所当然"的不合理想法和对友谊不切实际的追求。

除了这四种经常会出现的负性自动想法之外，我可能还偶尔存在"情绪推理"的自动想法。我会听任负性情绪引导自己做出随意的诠释和反应，例如我会在让自己不舒服的情绪下做一些不符合当下的决定，正在上课不舒服了就找个理由不上课；回到家里看到不那么可爱的弟弟，我就气不打一处来，认为他一定干了坏事，于是给他两拳，好像那些时刻，我完全没有理性，非常随意、鲁莽、失控。

偶尔我也会"以偏概全"，用片面的观点来看待整体事物。我很明白盲人摸象是多么可笑，但生活中我似乎也经常犯这个错误。我明知道自己在用片面的观点看待他人或事情，会把同学的一个缺点放大到否定他整个人品；遇到一点困难或不如意，就会认为自己失败，一无是处。

通过学习自助心理调整，我了解到我这几个自动想法都是逐渐形成并稳固的。"求完美"让我对自己严格要求，取得了成绩，同时也收获了他人的赞赏；"灾难化"的想法使我为了避免灾难小心翼翼、谦虚谨慎；"选择关注"使我总能对负面信息格外警惕，对自己的言行更加严格要求；"理所当然"让我对自己不断提出要求，对"应该"做到的行为，我让自己首先做到；对伙伴我也有"应该"做到的要求，帮助我更加明确自己内心的需要和期待。

这些都是"获益"，降低了我的心理压力，也带来了一些轻松，让我觉得这些想法是正确合理的。时间久了，它们成为我固化的想法，遇到事情，我会不自觉地进入这样的思路，用这样的认知系统来应对新发生的事件，负面效应便随之显现。比如，事无巨细地"追求完美"让我变得固执、疲劳、力不从心；"灾难化"使我总是处于一种恐惧和担忧的境地，一件小事就让我惶惶不可终日；"选择关注"让我的世界从彩色变成了单调的灰色，

他山之石　自助个案参阅

始终处于消极、负面的看法、想法和心境中；"理所当然"让我的思路变得狭窄和僵化，不合理的期待让我的朋友逐渐和我保持距离，我想我快要失去他了。

在这段时间里我学习到了"正念"的概念和方法，我开始在吃饭、睡觉、呼吸的过程中培育正念，起初我能够真正进入正念的时间是非常短的，后来随着我的坚持，正念的时间在变长，我很开心，因为越能正念，我就越能专注，越能进入自我探索。在学习中我也体会到了正念带给我的好处。同时本周我探索了自己的自动想法，在对自己很多事件中的自动想法进行分析时，我越发看到自己没有意识到的曲解部分，它们对我的情绪、行为，甚至是身体都造成了很多影响。我要尝试在接下来的时间里对这些负面、不合理、不协调的自动想法进行修改或调整，相信我可以做到。

自助第四阶段　合理替代负性自动想法

在正念呼吸、正念吃饭、正念行走、正念睡觉的练习中，我感受到了我越发能够专注于当下，能够与当下的自己接触，不再陷入那些想法中不可自拔了；只是不在正念状态下的我，依然会被负面的自动想法捆绑。本周开始，我将根据"心理调整自助疗法"的指导，寻找合理想法的替代。

我深知这个过程非常不易，需要我有足够的耐心和信心。在尝试前，我不断给自己心理暗示，让自己相信，我可以做到。我也对"心理调整自助疗法"有足够的信任，我相信它可以带着我找到合理的自动想法，带着我摆脱负性自动想法的魔咒。

1. 识别自己的负性自动想法

首先，我了解了合理想法的定位标准，能使自己的情绪变得平静或愉悦，行为能适应当下的社会环境及周边的人际交往，在身体方面也没有不适的反应，就可定性为合理想法。

其次，我更深入地认识了合理想法和自动想法的区别。合理想法需要努力建构，而自动想法是不花力气自动冒出的；合理想法需要用心、用功地操练才能被巩固和强化，而自动想法是人的大脑中下丘脑部位所发出的一种"信号"。如何让合理的想法替代和覆盖负性自动想法，这个过程非常不易。

紧接着通过正念和冥想，我进入自己常见的自动想法出现的情境中。跟随引导语，对这些负性自动想法产生质疑，于是我的合理想法开始萌芽和成长。

我的自动想法是"完美主义""选择关注""理所当然"等。

在"完美主义"的指导语引导下，我意识到完美主义的念头听上去似乎很有道理，但都是一些预设的想法，即还没有成为现实，保持觉察地活在当下，就不会把未来的焦虑拉到眼前，陷入不够完美、不能完美、不尽完美所带来的情绪里。

在"选择关注"的指导语引导下，我发现我越是关注某种现象，这种现象就越是会被我看到、觉察到，而且这种现象会越来越多，就似乎是为了让我发现而故意频繁出现似的。这直接影响到我的心情，也让我总是对环境和事物不满意。在正念中，我不再聚焦那些我格外关注的负面信息，而是把那些想法当成想法，它们是我大脑的心理活动，它们像天气一样，我不需跟随，不需评价，而只需聚焦在自己的内心，关注当下自己的呼吸和身体，那些偏颇和失调的影像不再频繁冒起，它们也不再引我关注，我体验到了想法在稍稍改变，情绪变得逐渐平和、稳定。

在"理所当然"的指导语引导下，我逐渐进入沉思状态，我看到一株独特的植物，它就像我一样独一无二，它是那么天然和自信，让我无法把它和其他植物相提并论；我感受到自己和他人都如同这株植物一样有自己存在的意义和价值，我开始审视自己曾经拥有的"应该"想法，我总是对自己和他人抱有同一种"应该这样""应该那样"的想法，我希望大家都保持同一种生活态度和行为准则，也强硬地要让每个个体具备和我同步的思维特点和行为习惯，我忽略了每个人的独特性，包括忽略我自己。在这种"应该"的规则中，我渐渐迷失了自己，同时也失去了对系统中其他个体的观察和连接。

在识别自动想法时，我发现同一个想法既可以这样解释，又可以有另外的理解，不知道如何分类。"心理调整自助疗法"告诉我分类的目的是"聚焦自动想法的功能失调，便于在操作合理想法的替代中容易做到有的放矢"，所以我不再纠结，通过"负性自动想法类型识别练习表"进一步练习对自动想法的识别。

2. 合理想法的替代

当我能够比较准确地识别自我想法之后，就开始尝试进入合理想法的替代工作了。

合理想法替代负性自动想法的过程包含 6 个步骤，分别是回想情境、评定情绪、记录想法、寻求替代、再评情绪和行为应对。

首先我开始关注自己日常生活中的情绪所带来的身心压力状态，尽可能客观地记录下来，然后快速觉察我的自动想法，同时使用记录本、手机中的备忘录或者语音录音记录自己即刻的想法。之后我开始寻求合理想法替代的漫长过程，因为这个过程是构建、尝试、检验的过程，操作很不容易。当我找到合理想法后，我需要再次评定新想法下的情绪，如果我的情绪较之前改善 30%～50%，甚至更高，那就是一个很好的效果。当情绪进步了，我的外显行为一定会发生变化。我会把合理想法替代的过程都记录在表格当中。

"理所当然"自动想法的替代（第一次）

情境	我们这个小组参加一个竞赛，进入了决赛，但是只得了二等奖。
情绪	伤心、自责。（90）
负性自动想法	我还不够好，我应该做得更好。（75%）
合理想法替代	我有自己的责任，大家也都需要总结问题所在。（70%）
结果	（1）对原来想法的相信程度：50%。 （2）再评估情绪：40。
行为的应对	尝试找到小组能力的漏洞，继续改进。

我带着小组一起参加一个竞赛，大家各司其职，闯过了初赛，进入了

PK赛。我们都很拼，在决赛时，我觉得自己作为队长没有安排好大家的任务，导致有的组员不能胜任自己的任务，最后落败了。我很生气，生自己的气，因为我觉得我本可以做得更好，我应该好好了解每个组员的长处与短处，将他们放在合适的位置上。

正因为我没有安排好，导致我们没有得到一等奖，我感到伤心和自责。通过合理想法替代，我看到每个人都应该承担自己的责任，没能胜任自己任务的组员也需要反思和成长。况且，失败乃兵家常事，二等奖是对我们已有能力的肯定，同时也说明我们需要成长，我们还有进步的空间。在这样的想法下，我开始走出情绪，和组员一起讨论小组能力欠缺的地方，尝试制订改进方案，希望在下一次竞赛中有突破。

"理所当然"自动想法的替代（第二次）

情境	我是课代表，收作业时同学对作业量有意见，不配合。
情绪	自责。（90）
负性自动想法	我不称职，作为课代表，应该有能力应对所有同学的情绪。（80%）
合理想法替代	我尽力完成课代表的职责，但是同学们有情绪，我并没有义务负责帮助同学处理他们的情绪；我可以向上汇报情况，同时尽所能支持他们在该科目上的学习。
结果	（1）对原来想法的相信程度：45%。 （2）再评估情绪：50。
行为的应对	和老师沟通作业量的多少，听取同学的意见，传达老师的期待。

我是语文课代表。每次收作业都不是很顺利，因为同学们总是因为这样那样的事情无法准时上交，导致我每次都无法准时将作业交到老师的办公室。我觉得自己没有能力胜任这个任务，同学们对作业量有情绪，我无法处理。老师期待学生准时上交作业，我也无法按时收齐作业，我觉得应该做到的事情却做不到，我很懊悔，也很自责。激活这些情绪反应的自动想法是"理所当然"。我转换了思考角度，从同学们的角度来思考问题。同学们对作业量有意见，并不是对我抱有意见。他们期待我能够作为同学们的发言人，和老师沟通他们的想法，这似乎也是我的分内之事。我应该积

极处理同学们和老师在作业上的矛盾，而不是陷入自己的自责情绪中。同时我也想到，我无法顾及每个人的情绪，因为每个人对作业量的感受都不同，有能力的同学认为作业量合适，在该学科欠缺的同学认为作业量大，这都不是我作为课代表所能够调节的，我只要转达同学们的意见和期待，相信老师会处理好这些事情。

"理所当然"自动想法的替代（第三次）

情境	我有一个关系还不错的朋友，但没想到她竟然在背后说我坏话。
情绪	委屈、难过、愤怒。（95）
负性自动想法	是朋友，就不应该在背后说坏话。（80%）
合理想法替代	每个人都有说话、发表意见的权力，朋友间也会互相评价。涉及评价，就会有正面评价和负面评价。通过他人的评价，我们塑造自己的形象、完善自我。（65%）
结果	（1）对原来想法的相信程度：60%。 （2）再评估情绪：40。
行为的应对	了解朋友评价的内容，对照自身，思考是否需要进行自我调节。

我依然会不断陷入"理所应当"的负性自动想法中，我脑海里有很多规则和应该的想法。我对朋友有期待，我认为朋友应该做到什么，一旦朋友有突破我的"期待"或者"应该"的做法，我就无法平静。尤其是关系不错的朋友在背后说坏话，我无法理解，我只有愤怒。其实，当我走出自己制订的规则时，我的情绪就会平静。每个人活在这个世界上，就是会不断被他人评价，尤其是青少年，我们就是在评价中建立自我，塑造自我。通过评价，我能看到朋友眼中的我，看到自己的优点、缺点，看到"现实我"和"理想我"之间的距离，从而进行调整，不断地完善自己。所以，对待朋友的评价，我可以尝试去了解评价的内容，因为是朋友，和我有很多接触，她对我的评价也许更加贴近我的现实。我需要了解，并借此机会，进一步完善自己。

情境	演讲时我最后一句话因为时间关系没有讲出来。
情绪	郁闷、自责。（90）
负性自动想法	我没有发挥好，我可以更好的。（85%）
合理想法替代	金无足赤，人无完人。在一千人面前我自如呈现，已经是非常大的进步；最后一句的缺失并不影响我精彩的发挥。（80%）
结果	（1）对原来想法的相信程度：60%。 （2）再评估情绪：40。
行为的应对	看到我在演讲上的进步，给自己点赞；将注意力放在其他事情上。

　　参加学生会竞选时，我希望自己能够竞争胜出。但上台后我没有完美地表现，有几句话没讲好，有个地方情绪没有跟上，可我的朋友说，我表现得非常好。我不相信。我觉得自己可以更好，情绪更高涨一些，语速更快一些。我识别出这是我的"完美主义"负性自动想法在干扰我，我开始寻找正向的想法来替换掉不合理的自动想法。我看到自己在演讲这条路上的成长，从最初不敢上台，到可以上台但始终无法面向观众，再到面对一千人的观众我可以侃侃而谈，不知不觉间我已经进步很多了。在这一次演讲中，最后一句因为时间不足我没能讲完，是一个遗憾，不过，残缺也是容许的，不完美也是可以包容的现状，一句话的缺失并不能影响我整体的精彩呈现。这样想，我的情绪平静下来，我可以不再陷入自责和懊恼的情绪里，专注于其他事情了。

"完美主义"自动想法的替代（第二次）

情境	老师布置的语文作业（文言文作文）我竟然不会。
情绪	焦虑、懊恼。（90）
负性自动想法	我的语文是所有学科中最好的科目，我的语文是最完美的，但没想到这次作业竟然让我如此为难。（85%）
合理想法替代	这次的作业让我看到自己的不足，否则，我会一直陷入"语文很完美"的假象中；这次作业是一个机会，帮助我在文言文上加强学习、弥补不足。（80%）

结果	（1）对原来想法的相信程度：60%。 （2）再评估情绪：40。
行为的应对	制订文言文学习的计划，提升薄弱项。

　　我一向认为我的语文是我最能引以为傲的学科，直到一次老师布置的作文题让我发现了自己语文学科上的遗憾。我在很长时间里陷入了巨大的焦虑。我数学不好、英语中上、化学中等，只有语文可以让我引以为傲，可这一次打破了我的幻想。我必须调整想法，否则我将陷入这种崩溃的境地无法自拔。我换了一个角度去看待这个事情，我一直认为"危机"中蕴含机会，虽然这次作业让我看到了自己的"不完美"，打破了我对自己语文学科的骄傲，但同时让我看到了自己的不足，让我有了弥补的机会。现在我能发现这个不足，那我也能弥补这个不足，按照我语文学习的能力，这个小小的缺憾弥补起来应该不会很困难。这样想，我似乎生成了积极乐观的情绪，我对战胜文言文产生了一些许兴趣和信心，马上行动起来。

"理所应当"自动想法的替代（第四次）

情境	和三个好朋友一起策划校级的大型唱歌比赛活动，四人间总有摩擦，总有不一致的想法，为此近期一直不顺利。
情绪	焦虑、烦躁。（90）
负性自动想法	既然是好朋友，应该观点一致、想法相似，我一说他们就能明白；四个人一点默契都没有，这很糟糕。（85%）
合理想法替代	就算是好朋友，也不可能时时刻刻保持一致，毕竟每个人的想法、观点、思考角度、能力水平都不一样。每个人都有优点、缺点、长处和不足，也正是这样，活动的策划需要不同的人来提出不同的想法，不断的碰撞才会有精彩的火花，才能形成最优方案。（80%）
结果	（1）对原来想法的相信程度：60%。 （2）再评估情绪：40。
行为的应对	不再陷入烦躁情绪中，主动和好朋友讨论方案，戒骄戒躁，平和沟通，为形成优质方案而努力。

我当选了学生会的某部部长，于是学校的各项大型活动我都会参与其中。很幸运，学生会主席是我的好朋友，还有两个部门的部长也是我的好朋友，所以我们在一起讨论工作非常便利，也非常有默契。但这份默契很快就被打破了。我们四人一起策划一个大型校园活动，在商量活动方案时，我才发现我们有很多摩擦，我说的他们不同意，他们说的我也有新看法，在很多细节上，我们的意见都不一致。这让我陷入迷茫中，我一直以为我们是最佳拍档，我们应该观点一致，步调一致，哪怕有不同，也应该很快调和。但这次的活动策划让我的完美感被打破，我陷入了焦虑和烦躁的情绪当中。我看到自己又陷入"完美主义"和"理所应当"的自动想法里，这些想法让我无法平心静气地和他们对话，推动活动的策划和开展。我必须调整。我看到我对"朋友"这个角色有理想化的期待，对"讨论活动方案"的过程也期望完美到没有瑕疵，这些想法都不合理，因为每个人的想法、观点、思考角度、能力水平都不一样，每个人都有优点和缺点、长处和不足。也正是这样，活动的策划需要不同的人来提出不同的想法，不断的碰撞才会有精彩的火花，才能形成最优方案。这样想，我突然领会到四人之间有摩擦的好处了。我们不是对对方不满意，我们是期待有一个更优的方案。我们的目标是一致的，为了让师生有一个美好的活动体验，我们仔细讨论，无数次碰撞，这些都是必须经历的。也许这就是"不经历风雨不能见彩虹"吧。一个精彩的舞台由很多无名人士的无数个不眠之夜组成，我开始接受这样的摩擦了。

"理所应当"自动想法的替代（第五次）

情境	一个同学总是和我的好朋友 A 聊天。
情绪	焦虑、烦躁。（90）
负性自动想法	她应该知道 A 是我的好朋友，她不应该插足他人的友谊。 A 也应该和她保持距离，他应该知道，他的好朋友是我，他应该考虑我的感受。（85%）
合理想法替代	好朋友也有自己的生活，也可以发展自己的友谊。他人也有交朋友的权力。我不能限定好朋友交朋友的权力。（80%）

结果	（1）对原来想法的相信程度：60%。 （2）再评估情绪：40。
行为的应对	和 A 表达我的担忧，但也不再干涉他；对那个同学表达自己的困扰，邀请她和我们一起做朋友。

　　"理所应当"的自动想法让我对自己和他人都有"应该"的规则。我不允许我的好友结交其他朋友，看到 A 和其他人频繁交流，我就烦躁焦虑。我需要调整的应该是迅速冒出的自动想法。我把自己放在 A 的角度，我是否希望被约束，答案是否定的。我希望我可以保持和 A 的友谊，同时我也可以有新的伙伴关系。现实也是这样，我和 A 不在一个班级，我在自己班级里有交流频繁的同学，也有好闺蜜。也许我得把对 A 的"应该"收回来。想要"插足友谊"的同学似乎对 A 非常友好，说明我们有共同的眼光，A 的确是一位有绅士风度的男生，被欣赏是正常的。也许我和这个同学也可以成为好朋友。这样想，我便不再烦躁和焦虑，取而代之的是更加开放和轻松，我想我可以平和地和 A 沟通了。

"选择关注"自动想法的替代（第一次）

情境	班里的同学学业很优秀，数学成绩都超越我，我在她们面前无地自容；女生们很有心机，很难相处，说话得非常小心。
情绪	焦虑、烦躁。（90）
负性自动想法	同学比我厉害；女生很有心机。（85%）
合理想法替代	不是所有同学数学都超过我，我的语文成绩、英语成绩在班级里也算中上等；高中女生之间的关系不像初中那么复杂，但是小团体已经比较稳固；人都长大了，成熟了，对自己更有要求了，在同学面前会伪装自己了，其实是想要获得他人的好评价、好印象，我本人也是这样。（80%）
结果	（1）对原来想法的相信程度：60%。 （2）再评估情绪：50。
行为的应对	不要总是看到负面的信息，分析出背后的成因，也更能理解；同时不再带有很多的敌意，同学关系没那么对立。

　　我是一个负面、消极的人，看到的事情总是带着灰色调。班级里，我

只关注到班级同学之间的不友好、不包容；学业上，我也只看到自己数学学不好、物理越来越难，自己听不懂；生活上，我感受到的只有消极和不如意。我选择性地关注一切不美好的事物，无形中灰色、暗淡、困难成了我特殊的视野和眼镜中的色彩。当我开始卸下有色眼镜时，我看到了不一样的人、事、物。我看到了我身上的优势、同学之间的玩笑、小组活动中的合作、女生相处时的依赖、闺蜜间互动时的甜蜜等。我开始不再消极、烦躁，多了一份欣赏、安宁。

"选择关注"自动想法的替代（第二次）

情境	我喜欢的偶像是 Z，同学们只会在我面前说我的偶像干了什么傻事。
情绪	焦虑、愤怒、烦躁、自责。（90）
负性自动想法	他们针对我，不喜欢我，所以讨厌我的偶像。（85%）
合理想法替代	他们虽然话说很直接，但的确说的是事实。况且每个人对他人的评价都是不同的。（80%）
结果	（1）对原来想法的相信程度：60%。 （2）再评估情绪：50。
行为的应对	不要总是看到负面的信息，分析出背后的成因，也更能理解；同时不再带有很多的敌意，同学关系不那么对立。

　　"选择关注"的自我想法使我一直处在消极状态里，我只看到了对方的恶意和对抗。例如我喜欢的偶像是 Z，但是同学们总说 Z 的糗事，认为 Z 总干傻事。我非常不能接受，感到受伤，我认为同学们对我是有敌意的，于是对我的偶像也是有敌意的，他们对我总是不友善。我觉得这个想法可能也存在"以偏概全"的问题。我发现自己总是因为同学的部分做法而否定他们的所有，过后想想，同学对我还是很客气的，例如，说 Z 不好的糗事时，还会考虑我的感受，用词都很文雅，表达很委婉，他们只是客观陈述了 Z 的一些做法以及他们个人的感受和评价。每个人都有自己的理解，我也许不能阻挡他人的思考，但可以尝试维护我偶像的形象。我不能一味陷入对同学的责怪当中，也不能只看到偶像的美好而不能接受他弱势的部分，全面地看待他并接纳他的优缺点，才是理性的追星。我调整了想法，情绪

转为平静，开始可以和同学平和地沟通，我们可以讨论 Z 这个人，也可以讨论如何理性地追星。想法调整了，似乎我的内心也跟着发生了变化。

"选择关注"自动想法的替代（第三次）

情境	做数学题目时，还没做，我就想放弃。
情绪	心慌、羞耻。（90）
负性自动想法	做错了怎么办，老师都来关心，我没脸面，同学们会瞧不起我。（85%）
合理想法替代	我还没做，怎么会知道自己肯定会错；没错，怎么会害怕老师来关心；也许我可以做对，只要我专心、努力；做错也不可怕，我的数学能力也许是短板，我有其他学科上的优势啊。（80%）
结果	（1）对原来想法的相信程度：60%。 （2）再评估情绪：50。
行为的应对	开始关注题目，而不是只关注师生关系、同学关系。

我的数学始终是我的软肋。我害怕它，它是我的梦魇、是我的魔咒。一到数学课我就担惊受怕，一做数学题我就眼冒金星。我害怕老师在旁边说："这么简单你都不会。"我害怕同学们问："你数学怎么会这么差？"于是我在做题目时，还没看题，就想要放弃，因为我想到的是之后我将面临的后果，同学们的鄙视、老师们的过度关心。他们都很好，可是我承受不了。我可能选择关注了"关系"，忽略了我要面对的"学科"；我选择关注了他人的"评价"，忽略了我要专注的"题目"。我的大脑似乎被他人占据了，我满脑子"数学老师""同学嘲讽的眼神"，我忘记了眼前这道题目，其实我需要的是全神贯注。我开始把注意力放在题目上，我找到了解题的方法，我开始聚焦加减乘除的算法，我解出了答案。原来关注的对象不同，情绪和状态也会不同。

在这个自我调整的阶段中，我明白了自动想法是大脑中冒出来的想法，是一闪而过的念头，对我生活中常见的 3 种负性自动想法进行了反思练习，以冥想的方式跟随引导语对各种曲解自动想法进行了重新的思考；之后探索了自己近期的 10 次被负性自动想法捆绑的场景，尝试用合理想法替代了惯用的负性自动想法。我深深感到，替代的过程很有难度，我需要投入更多的精力和时间。我会继续保持对调整的信心，扎实地学习和练习。

自助第五阶段　调整功能失调的假设和规则

在这一阶段，我学习了失调的假设与规则，了解到他们也让我的生活受到了影响。于是我开始了对假设和规则的探索。

1. 日常生活中常见的假设和规则

通过回顾和探索，我对自己常见的假设和规则进行了记录，并对他们进行了分类。

我的假设和规则

类别	假　　设	规　　则
人际关系	如果他们不能和我站在一起，就不能当朋友。 如果好朋友和我发生冲突，我最好逃离现场。	我的朋友不能在别人面前和我作对。 我不能和发生矛盾的同学面对面沟通，这样只会加剧矛盾。
学习考试	如果我数学学不好，物理、化学肯定也学不好。 如果这道题目做不出来，下一道题肯定也做不出来。 如果学不好数学，就会让大家失望。	我的语文应该是最优秀的。 演讲必须把内容讲完，否则就不完美。 好朋友应该什么话题都互相分享。
组织活动	如果需要我提出方案，那么我提出的方案就应该被采纳。	要做就必须做到最好。 我的创意必须、应该由我来表达。
生活成长	如果你对我买的狗不好，就是对我不好。	吃饭是不能剩下一粒米的。 自己家的资源是不能随便使用的。

2. 我的假设和规则的来源

记录好之后，我开始追溯假设和规则的来源。我明白，这些规则和假设源于我自己的成长史。"如果他们不能和我站在一起，就不能当朋友；如果好朋友和我发生冲突，我最好逃离现场。"这个假设是我处理朋友关系的做法。小学、初中时，我就察觉到朋友应该保持一致，无论是观点还是想法、选择还是决定，否则就会闹矛盾。于是这条假设让我拥有了绝对一致的朋友，也让我看到友谊建设的路上，必须要有约束和策略。然后我发现，对于和我有冲突的朋友，我无法和她面对面沟通，因为我脾气不好，说话很冲，面对面很容易激化矛盾，一旦和朋友有冲突，或者朋友的做法让我很愤怒，我只会第一时间选择快速逃离这个环境。从小到现在，一遇到同伴冲突，我马上会选择快速离开现场，或者寻找第三者来沟通。这样的做法也让我的朋友关系不会出现激烈的矛盾和当面对峙的尴尬。

我害怕矛盾和冲突。我的假设让我在同伴关系方面一直是获益的，我认为，只有这样做，才能保障关系的持续。但是随着年龄的增长，到了高中，我发现这个做法也有问题。因为我始终在逃避冲突，不去表达情绪和真实想法，我的情绪就会不断积压，我和关系好的学姐表达了对好友的不满，这种做法其实变相地加剧了我和好友的矛盾；虽然发泄不满后，我的情绪有所缓和，但是和伙伴的冲突并没有解决，反而让矛盾升级，我只有再次逃避。于是我变得更加焦虑和烦躁。我觉得我得去面对，但是我又害怕面对，以往的假设让我担心，一旦我去面对，情况会更加糟糕。我变得愈发焦虑、烦躁，甚至身心疲惫。我的逃避、不面对，让伙伴们不解，甚至误解，他们认为我没有尊重他们，甚至认为我在挑战他们的底线。我们的关系陷入僵局，我也陷入强烈的不安，睡不好、吃不香，精神被剧烈内耗。

再来分析我的规则。"要做就必须做到最好；吃饭不能剩下一粒米；资源是不能随便使用的。"这些规则基本是输入性规则，是家庭给予的塑造。我从小生活的环境多是在力求完美，爷爷是校长、外婆是老师、爸爸是名校毕业的高才生、妈妈是部门管理者，他们对自己的要求都是"做到最好"。我耳濡目染，也基本认同这个规则，这个规则也让我一直保持优秀。但随着成长，我发现我无法在所有事情上保持优秀、做到最好，我开始变胖、偏科、变得紧张。

我逐渐无法做到最好，但我又不甘心。于是我开始健身、游泳，每天早上5点半就起床运动，两个月后，我的体重没减轻，但我出现了虚脱、呕吐、精神不振等症状；我尝试恶补偏科的科目，找老师、讲题目，但没想到，越补我越害怕数学、越补分数越差，课堂上越来越不敢发言、考试越来越焦虑。我尝试放弃这些规则，但是非常困难。这些规则已经严重影响了我的情绪和状态，我开始对自己失望，对学习无助，对同伴关系感到乏力，焦虑和烦躁如影随形。

3. 检查规则的成本和效益

对于我的部分规则，我使用了"成本—效益分析表"，当我细细思考这个规则带来的效益和成本时，我恍然大悟，这些规则让我失去了很多朋友，让我忽略了生活中的很多美好，也让我陷入自我消耗当中。同时我重构了我的新规则。

成本—效益分析表（一）

规则 1: 我不能当面反驳好友	
有利之处（效益）	不利之处（成本）
避免了冲突	情绪被压抑
不会尴尬	感受无法真实呈现
关系暂时安全	好友不知道我的想法，会误解我
消极情绪被转移	对好友的不满与日俱增
	我的逃避会让好友愤怒
	我越来越伪装自己，不真实

成本—效益分析表（二）

规则 2: 要做就必须做到最好	
有利之处（效益）	不利之处（成本）
认真对待每件事	做不到最好时会难过
要求高，行动强，结果好	看到"人外有人"，对自己很失望
取得了很多荣誉	不太敢做有挑战的事情，怕失败
获得了他人好评	不敢和他人合作，担心表现不好
对自己越来越有信心	不能接受较好、一般好的评价，虚荣
	会眼高手低，看不起简单的任务，但又惧怕有难度的任务自己做不好
	压力大，焦虑、抑郁情绪来袭
	患得患失，对他人的好评也产生了怀疑

成本—效益分析表（三）

规则 3：自己家的资源不能随便使用	
有利之处（效益）	不利之处（成本）
对待他人的资源、帮助等很谨慎	任务完成的时间会延长
避免被他人评价为"靠父母"	自家的资源不使用，其实是浪费
靠自己、锻炼自己	担心自己能力不够，情绪消极
寻找到新的资源	父母不能理解，亲子冲突不断
	担心欠父母的，其实是不想为父母付出，不想感谢父母的支持，因此破坏了亲子关系
	增加了自己完成任务的困难，耽误了时间，导致没有成就感、胜任感，影响了自我价值

我的新规则重构表

序号	旧规则以及自己的相信程度	情绪和对情绪的打分	新规则及相信程度
1	我不能和发生矛盾的同学面对面沟通，这样只会加剧矛盾。（90%）	不安、焦躁、压抑（80）	我可以当面清晰地表达自己的情绪感受和观点，会让对方明白我的立场和她的行为对我造成的影响。（70%）
2	演讲必须把内容讲完，否则就不完美。（90%）	焦虑、担忧（70）	演讲要把自己最想讲的内容讲出来，让更多人了解自己，这才是完美。（80%）
3	要做就必须做到最好。（90%）	紧张、不安、焦虑（80）	尽可能发挥自己的真实水平，就是最好的。（85%）
4	自己家的资源是不能随便使用的。（90%）	紧张、烦躁、忐忑（70）	父母的资源也是我的一部分，合理使用才是对父母支持的感谢方式。（90%）

4. 行为实验

对于"不能当面表达观点，否则会加剧矛盾"这个规则，我尝试了一次行为实验。首先，我设计了一个小步调整方案。

第一步：当面用表情表达自己的情绪和感受。

第二步：当面用一句话表达自己的感受。

第三步：当面用两句话表达感受、观点。

第四步：当面用三句话表达情绪、感受和观点。

第五步：当面用五句话表达自己的情绪、感受、观点以及对对方的期待。

接着，我尝试实施了这个行为方案。

有一天，好友 A 对我的一个策划方案表达了不满，虽然他的言辞不犀利，也没有针对性，但他是在学生会的很多同学面前说的，我觉得他没有考虑到我的感受，他完全可以事后没人时和我说他的观点。当时我很生气，也很不安，但我准备尝试我的行动方案，我不能再像以前那样像个灰姑娘一样尴尬地逃跑。与其这样尴尬，不如鼓起勇气试试看。于是在他说完他的想法后，我用一个眼神告诉他，我对他的做法很不满意。我想他看到了，他似乎没有特别理解，他对我说："你想说什么你可以说。"我已经用完了我的勇气，没有说出第二句话。

第二次，好友 B 将我的一个创意分享给了他人，而且是当着我的面。我感到被掠夺，我很生气也很疑惑。为什么他这样做？他凭什么这么做？他应该问问我是否同意，但他没有。于是我准备实施我的方案，我尝试表达了我的感受。我说："你说的是我的方案，你没有征求我的同意。"B 愣住了，说："我以为我和你讨论了，这就是我们的方案，不好意思。"他的道歉使我非常意外，我本以为面对的是一场暴风骤雨，但没想到是和风细雨。

从这次行动体验之后，我就意识到，我的那个规则看来不适用于所有人。我尝试了几次直接表达我的感受、情绪和想法，都没有发生我担忧的事情，反而我们的沟通非常畅通，甚至我感到关系更加亲密了。

我知道，新的规则需要坚持使用。因为不使用可能会回到旧的规则，旧的规则跟随我十几年了。新的规则让我感受到了前所未有的舒服和自在，我明显感到那些心理压力莫名其妙地减轻了，焦虑的状态也减少了，像"心理调整自助疗法"中说的，"心理状态变得有弹性了，生活的质量得到了改善"。

在这个阶段中我发掘了自己的规则和假设以及它们的来源，并且按照 6 个步骤逐步地改变它们。我逐渐找到了新的规则来替代旧的规则，通过行为实验对自己的规则进行了重塑。

（由患者口述，心理咨询师刘苗整理）

个案四：抑郁的破茧重生

崩溃

　　我是一名教师，任职于某公立学校。家里有个上小学的男孩，老公的工作也非常稳定。有房有车，经济条件也不差。在外人的眼里，我的生活是幸福和美满的。

　　可是，没人知道我内心真正的想法。就比如那天，我过得糟糕透了。我徘徊在空无一人的小区里，看着夜幕下周围的万家灯火，一阵夜风吹来，浑身发冷。心里的委屈让眼泪不争气地夺眶而出，脑海中都是刚才家里的场景。正当我劳心费力地辅导孩子功课时，孩子说出的那句"这个你不懂的"，然后瞟过来的那个"鄙视"的眼神，一瞬间让我破防了。本来已经非常沮丧的我，隐隐感到胸口发闷，头皮紧了起来。在他看我的时候，我的身体立马颤抖起来，怒火如喷涌的岩浆让我瞬间情绪失控，我对着孩子怒吼咆哮着。发泄了一通后，看着孩子那害怕躲闪的眼神，老公皱起的眉头，我心里一怵，赶紧拿起门口的垃圾袋夺门而出，落荒而逃。回想刚才的情景，我的脑海中不断地责问自己："为什么会这样？你怎么那么笨啊！为什么一道题、一句话就让你的情绪如此失控？"想到这里，心中不禁悲从中来，伤感的情绪弥漫并笼罩着自己，不能自已。面对自己与孩子之间的鸡飞狗跳，感觉自己真的没用！"真差劲，怎么那么笨！"这个遇到问题就会如影随形、犹如开关般一闪而过的念头总能让我情绪恶劣，身心崩溃。

　　我到底出了什么事？我隐约感到自己很焦虑，可能还有些抑郁的状态。因此，我想对抑郁和焦虑的相关知识做全面的了解和厘清，搞清楚自己的问题的所在。我找了许多心理学方法，最终采用简明、操作性又很强的"心理调整自助疗法"。在其中，我看到了重性抑郁障碍的表现：倦怠疲劳，行动迟滞拖拉，睡眠不深，后半夜早醒；感觉自己是个多余的人，没有用也没有价值；注意力分散，无法集中精力完成需要投入的事情；有时火气又很大，为小事大动肝火，心境低落持续至少两周。那不正是我的情况吗！

我被"重性"两个字吓到了，幸好自助疗法中又指出，重性抑郁障碍只是一个名字，并不是疾病很严重的意思，我的心才稍微安定了下来。我静下心来仔细思考，为什么在我身上会时不时地出现这些负面的情绪？那些不好的念头为什么总会不停地往外冒？彼时，我是怎样熬过去的？是什么深层次的原因让抑郁和焦虑还留在我的生活之中？不管怎样，这些负面的想法和情绪，那些无序的行为不是我要的，我想要走出这个怪圈！

厘清

这几年，我的身体时不时地出现各种紊乱，长期的不愉快以及模糊的恐惧感会让我莫名地紧张和担忧。生活中，我和老公、婆婆闹别扭，看孩子哪里都不顺眼。我没法好好入睡，感觉无法集中精神，渐渐地对孩子说话也会犹豫不决地想想措辞。对这种丧失了兴趣和愉悦感的心境，"心理调整自助疗法"说这正是抑郁和焦虑两种症状交织在一起，形成了一种独特的"共病"状态。读到这里，我醍醐灌顶，我明白自己是真的病了。

1. 程度

于是，我急切地想知道我的心理问题到底是个什么程度？我认真地做了心理自评量表，"贝克抑郁量表"30分、"抑郁自评量表"75分、"贝克焦虑量表"57.12分、"焦虑自评量表"66.25分。评估的结果不出意外，我的抑郁和焦虑症状超出了正常状态，有严重的趋势。我知道，我不能再不能听之任之了。

既然选择了自救，那就往前走吧。我准备按照"心理调整自助疗法"中的方法，收集好自己出现问题的频度、时间、强度和周期，把握好自己的整体动态，做好自我监察。我看到有"每日活动记录表""录音录像记录""调整日记记录"等可以使用。一切准备停当，我不由再次审视自己的内心：我是什么时候变成了这个样子？我的源头在哪里？我隐隐约约觉得我的问题并非一日之寒。

2. 由来

打开尘封的记忆，小时候让我印象最深刻的二件事，都和我那个长得漂亮、学习又好的表姐有关。记得有一次，刚上小学的我和爸妈去表姐家做客。在游戏时，我执意要拿表姐那只颜色鲜艳、小巧可爱的魔方玩。我第一次转魔方摸不着头脑，转来转去渐渐没了耐心，手刚一松开，魔方便掉在了地上，立刻散了一地。表姐圆瞪双目，高声喊道："不会玩就不要玩，那么笨，怎么拿都拿不住！"看着表姐扭曲的脸、鄙视的眼神，我头皮发麻，恐惧让我逃到厕所里，关上门害怕得浑身发抖，从此，我对表姐敬而远之。但亲戚间的走动总有机会让我们成为互相比较的对象，谁长得好啦，谁苗条啦，比的最多的自然是学习，考试考了多少分，考上了哪所大学，在亲戚聚会时都会被拿出来一一品评。每次聚会对我来说都是煎熬，感觉自己没有任何隐私，被剖开后赤裸裸地曝光在所有人的面前。而我从来没有"赢"过表姐，我就是那片衬托她的绿叶。另一次聚会中，妈妈非常高兴地告诉大家，我考上了师范大学，并自豪地说奖励了我一台当时最好的索尼手提电脑。我的表姐昂起头，用她那好听的声音说道："妹妹用得着这么好的电脑吗？"看着她那张姣好的脸，以及眼中那抹嘲弄又有些鄙视的眼神，一瞬间，我胸口发闷，身体止不住颤抖起来，我又一次崩溃在了厕所里，我心里不断地问自己："我那么差吗？连用一台好电脑的资格也没有吗？"

接下来的大学生活，我不知道是怎么过来的，总觉得能够考入大学，是自己的运气，实际上我可能没有这个水平。大学里的那些科目也是磕磕绊绊地上了下来，每次的考试都会让我感到胸闷和恐惧。复习时，我睡不着，还会吃很多零食，人也"肿"了不少。四年后，我总算拿到了毕业证书，完成了我人生中的一件大事。

踏上工作岗位后，我教主课兼任班主任。我看着别人能很快地胜任自己的工作，去解决很多问题，学生的，家长的，教学的，教育的。可我总是那么力不从心，身体感到越来越倦怠和疲劳，做事拖拉，执行力很差，无法集中精力完成需要投入的事情。和家长的沟通也越来越没有底气，也不知道能不能教好自己的学生。想去请教同事，却害怕看到他们看我的眼神。学校领导看到了我的困境，调整了我的工作岗位，我的内心松了一口气，但并没有半分高兴。这个调整再次证明了我很差劲，做不好事，很没有用！

第一阶段的梳理，让我初步搞懂了自己身上发生了什么，自己的抑郁和焦虑到了什么程度以及整个问题的来龙去脉。我明白了自己的困扰，是从小到大那些让我耿耿于怀的事件在我心里留下的深深印记。

觉察

"心理调整自助疗法"告诉我，头脑中那个有事就会冒出来的"一闪念"原来叫自动想法，是大脑对外来刺激的一种维护性反应。按照我的理解，这个自动想法是影响我情绪和行为的一个关键点，它使我产生极度自卑和害怕。我会用要么委曲求全，要么暴跳如雷的方法来掩饰和减轻自己的焦虑。事情过后，带给我的却是无尽的"黑暗"。"心理调整自助疗法"让我认真对待自动想法，特别关注负性的自动想法，这些能带来不良情绪、不好的行为以及不舒服的身体反应的想法要集中注意力去识别和收集。

1. 收集

我先从收集回忆中的"自动想法"开始练习。有抑郁和焦虑的人往往存在许多曲解和负性的成分，很有可能与我深层次的信念系统有关，而且"自动想法"挺难发现、捕捉和收集。

负性自动想法记录表

日期	情境 引起不良情绪、不适应行为和不舒服躯体反应的事件或情境	情绪 （1）不良情绪 （2）不良情绪的程度（1~100）	负性自动想法 （1）引发情绪、行为、躯体反应的负性自动想法 （2）对负性自动想法的相信程度（0~100%）
周一	看到有优秀的课件，想在自己课上使用。	羞愧、失望（50）	我没用，自己做不好，只能用人家的。（60%）
周二	有教学上的问题想请教同事，但感觉人家很敷衍。	郁闷、受挫（60）	自己打扰到别人了，为啥人家可以，自己不行。（70%）
周三	领导找我，让我注意工作上的某个细节。	紧张、担忧（80）	领导找我了，肯定是自己没做好。（80%）

日期	情境 引起不良情绪、不适应行为和不舒服躯体反应的事件或情境	情绪 （1）不良情绪 （2）不良情绪的程度（1～100）	负性自动想法 （1）引发情绪、行为、躯体反应的负性自动想法 （2）对负性自动想法的相信程度（0～100%）
周四	为了写论文，跑了三次教研室。	挫败、担忧（80）	我感觉只有我跑了三次，很没用。（80%）
周五	为写功课和孩子发生矛盾。	受挫、烦躁（70）	作为教师还管不了自己的孩子。（70%）
周六	看到老公每周规律去做运动。	沮丧、苦闷（50）	我怎么做不到呢？我太累。（60%）
周日	和婆婆因教育孩子问题发生冲突，孩子听婆婆的。	愤怒、压抑（80）	婆婆太强势，我很生气，自己的孩子不能管了吗！（90%）

2. 记录

在填写"每日活动记录表"时，我也清晰地看到我反常的饮食习惯，我的胃口挺大，特别是零食和甜品的诱惑让我无法抵挡，吃完感觉自己身心舒畅很多。然而，接踵而至的却是强烈的罪恶感，觉得自己胖得不行，火急火燎地寻找方法减肥，我的生理期也是问题不断。

最让我担心和难受的是睡眠问题。就如"心理调整自助疗法"中所说的，在后半夜我就会突然醒来，睡意莫名地消失了。当我躺在床上还想入睡时，脑子里却异常清晰，所有的烦心事都会像演戏般在眼前浮现。然而随之而来的是白天的恍惚，怎么也提不起精神做事，浑浑噩噩，思维迟钝，真的陷入了"睡不好，做不动"的怪圈。最严重的时候，我请了一周病假来调整自己，但收效甚微。果然，我的抑郁状态已经到了某种严重的程度。

正念

按照"心理调整自助疗法"中的指引，在抑郁和焦虑的自我调整中需要有一个良好的状态。关于这点，我承认我目前的状态很不稳定，无法控制自己专注下来认真做一件事情。我的想法太多，做事时压力大，整个思绪一直在转圈圈，什么计划、准备、预测、问题、追溯啦，没完没了地纠结于一些想法，瞻前顾后的念头犹如潮水般涌出。有时还会越想越离谱，完全停不下来，非常消耗精力。我被这种"思维的行动模式"伤害得不轻，它完全吞噬了我的执行力，让我感到心烦气躁。"心理调整自助疗法"告诉我，要把这种思维模式改为"当下模式"，即"思维的存在模式"，教我用"正念"这个集中注意力的特殊方法来有意识地接纳当下的自己，通过耐心、谦逊、信任、接纳和放下的基本态度让自己清醒地观察和感受自身，改善那种凌乱的无序状态。

1. 练习

在态度上，我首先学着耐心和谦逊。我把自己定位为一名急需学习游泳的初学者，我不能让我以前的一些观念和见解阻碍我的脚步。我时刻提醒自己要保持一颗探索的心，以此激发自我的内动力，虽然这并不容易。其次，对我而言最难的是信任和接纳的态度。疗法中要求我信任自己的想法、意见和观念，在面对困难时接纳环境，接纳事件，接纳他人，特别是接纳自我。这两点和我之前的想法完全相反，难道不正是自身的这些问题导致了自己的焦虑和抑郁吗？怎么能信任和接纳呢？不是应该把这些东西去掉才对吗！直到认真阅读和琢磨了疗法中的阐述，我才恍然大悟。原来，如果我要用"正念"来集中注意力，势必不能受情绪和身体状况的左右。现阶段头脑中的一些想法会让我的情绪失控，会影响身体和行为，因此，我要尝试接纳它们，关注当下，才能做到身心的平静，才能去集中注意力。

我小心地做着尝试，渐渐地我可以在自己关注的范围内接受一些事情和想法，我能接受让它们顺其自然地发生。好，仅仅就是一个想法，一件事情，它就在那里，不要多想，不要让它进一步影响到我。

正念的集中注意力毕竟是一种特殊的身心状态，它需要训练来进行培养。我学着使用疗法中介绍的几种方法，逐步操练自己有意识地关注当下。这些方法非常有趣，有"吃葡萄干练习""正念呼吸练习""身体扫描练习"

和"正念行走练习"。每种方法都有详细的说明，每种方法我都做了尝试。对我来说我比较喜欢的是"正念呼吸练习"和"身体扫描练习"。当我感到自己胸闷、心悸时，我就练习呼吸，理顺情绪，缓解身体的不良反应，随时随地可练，非常方便。"身体扫描练习"是一种含有冥想的练习，它的目的就是让我关注自己身体的每一部位，在平静的感受中消除对负面体验条件反射般地回避。这个练习极具挑战，往往会被纷扰的思绪漂移打扰。一开始，走神是家常便饭，感觉自己坚持不了一分钟思绪就飞到了其他事情上，反复拉锯般让注意力回到呼吸上很困难。经过努力练习，现在情况好了许多，起码情绪不会那么焦虑，而且能坚持一两分钟了。

2. 识别

在练习如何稳定注意力的同时，我也想搞明白我的自动想法中哪些是负性的。我感觉就是这些想法让我情绪失控，从而导致一系列灾难性后果，它们是问题的关键。我按照自助疗法的指引对自己情绪后面的想法做了逐一梳理，对照以后我发现了不少端倪。

比如，"瞎猜心思"。有次，领导经过我的教室，看到几本图书歪倒了，让我把它们放端正。我的心里一下子感到既羞愧又紧张，我想："我刚才怎么没有看到呢？我在领导看到之前把它们放好了该多好！这下麻烦了，领导会不会觉得我的工作态度有问题，管理班级不细致，能力有问题？"于是，接下来的日子里我特别注意，有人走过去我都会很紧张。特别关注领导的行踪，想办法凑上去和他说话，留意他看我的眼神，总感觉有什么意思在里面。那几晚入睡也很困难，脑子里左右互搏，总是想证实领导有没有对我"另眼相看"。

又比如，"过度引申"。我参加了学校的一个科研项目组，需要写相关研究论文的一些主题章节。每周，学校会邀请导师来指导我们写作。某天，导师让我一连改了三次，强大的挫败感让我感到胸闷心悸，身体异常难受，在同事们的搀扶下，到卫生室躺了好久才缓过劲来。自此，每次去找导师时我都会浑身紧绷，害怕自己被导师"训"后又会发生些什么状况，紧张和抑郁的情绪让我几近失控。

在家里，我会"理所当然"。我觉得自己是老师，应该也必须教好自己的孩子。这个念头让我异常痛苦，一旦有自己不会教的地方或者孩子不听话，我就情绪失控、火冒三丈，等冷静下来后又会懊悔不已。就这样在发火懊悔中不断地和自己较劲，消耗着自己的精力和自信。在学校里，教学出现了状况，作为老师"理所当然"应该会教的这个念头犹如把我送进了"修罗场"。我会紧张地扫视每个孩子的表情，接着会想孩子回去告诉家长怎么办？领导会不会对我有意见？为什么其他的同事们知识面那么广，而我有很多问题都不知道？胸闷心悸随之而来，严重的时候我不得不停下来喘口气。

纵观我的生活，我觉得自己一直是"委曲求全"的那一个。小的时候为了满足大人的攀比，我的隐私被毫无保留地放在桌面上讨论，而我只能"委曲求全"，敢怒不敢言。长大后，这种思维和行为模式让我面对各种事件和情境时都会习惯性地去勉强、去迁就，特别是面对长辈和领导，这种压迫感让我无时无刻感受到窒息。比如，我明知婆婆的教育方式有待商榷，但面对她时我的心里总有一种声音在叫嚣："她是我的长辈，我怎么能和她明着怼呢？我应该尊重她，应该注意沟通的态度。"但事与愿违，我的这种"顾全大局"往往带着迁就和压抑，在原有的精神压力上又叠加了一层，这样的思绪很难让我的心情平和，沟通的效果可想而知。因此，每次面对婆婆，我都会手脚冰凉，心跳加快，而且话不投机半句多。

除此以外，我有时还会"以偏概全"，把自己对人对己的某些片面观点无限放大，做事遇到挫折或者困难时就会觉得自己很没用，很笨，无法和别人相比。有时还会"选择关注"，对与自己相关的问题事件非常敏感，感觉越是讨厌什么越是会出现在自己身上或是周围，让我既嫌弃又愤怒。

"心理调整自助疗法"让我明白我的这些负性自动想法并非一蹴而就，这些想法稳定在我的身上是有原因的，它们也让我尝到了一定的"甜头"。比如"委曲求全"让我成为长辈眼里的乖宝宝，领导心目中好脾气的员工；"理所当然"让我在工作中不断有要求，同时也享受到职业光环所带来的荣耀；"瞎猜心思"和"过度引申"也总能让我对负面问题引起警觉，能小心应对从而防患于未然。

这些"甜头"让我减轻了一定的压力，带来了身心的轻松愉悦。渐渐地，我以为这些想法是正确的，时间一久它们便固化在了我的身上。每次遇到事情，我的头脑会不由自主地进入这些思路"赛道"。然而新瓶装旧酒，用原来的想法应对新事情，效果只能是灾难性的。

替代

我步履蹒跚地走过了前几个阶段，我识别和看到自己盘根错节的负性自动想法是如何在头脑中固化，我在努力学着练习"正念"来集注意力。虽然我的情绪还是会被各种问题烦扰，但通过学习和控制已经有了些许进步。按照"心理调整自助疗法"的指导，接下来就是用合理想法来替代负性自动想法。这是个艰苦的任务，疗法中贴心地设计了一种循序渐进的"小步提进"方法，把大步子细分成可行的小节奏，方便我们理解和操作。希望我能够保持耐心且细致的态度来完成这个任务。加油，给我自己！

1. 区别

所谓合理想法，大多数人会理所当然地认为应该符合社会的评价标准。但是攻略告诉我们，在这里合理想法是以我们自身的情绪、行为和身体反应作为评定标准的。当我们心情愉悦，在人际交往和自身生活环境中能游刃有余，此时的想法就是合理的，个人与社会的相处也是和谐的。

在弄清了合理想法的标准后，我也了解到合理想法之所以难以建立，是因为它并不是一种出现在大脑中的自主性信号，它需要我不断地用心去构建，用功去操练才有可能替代负性的自动想法。看到这里我心中有点忐忑，因为相比较而言，在我大脑中已经固化的负性自动想法太会轻而易举地闪现出来，也更容易点燃我的情绪。

2. 反思

"心理调整自助疗法"中考虑到读者如果立马进行合理替代负性自动想法的自助操作会有难度，于是非常贴心地设计了一套反思练习用来过渡。它以冥想的形式让人们回到原来的意境中，跟着导语重新思考、反思、质疑和动摇原来的负性自动想法，帮助合理想法能够在一片"好的土壤"里落地生根。

我尝试对"瞎猜心思"这个负性自动想法做了冥想练习。首先，找到一个舒服的地方坐下，尝试做几次深呼吸，然后跟随着疗法中的导引进入一个想象的情境。我想象自己在熟悉的教室里，领导从门外走过，看到几本图书歪倒了，让我把它们放端正。我问自己，这个画面让我感觉如何？都有一些什么样的想法经过我的脑海？在这个过程中我想求证什么？这样的求证，对我而言又会有什么样的结果？我会相信这个结果，还是继续内心的自言自语？这些问题和纷扰的思绪没有答案出现，不被认可的委屈感渐渐地浮上心头。通过引导我发现，对同一个事实可能有着不同的解释，每个深陷其中的人都可以有各自的评论。如果对事件的评价是积极肯定的，我可能很快会忘记。如果是负面的，那会使我很容易陷入负面的情绪之中。好了，我可以尝试停止这样的"瞎猜心思"。再次调整自己的呼吸，观察自己出现的思绪和感受。仅仅是观察，不被左右，不让自己有任何的不愉快。

接着，在对"过度引申"的反思后我发现，"一次失误就会一直失误，永远好不了"，这是一个功能失调的想法。如果我总是这样来思考和判断事物，来应对问题，我的情绪、行为、心态都会被打乱。我需要赶快调整这种想法，让自己变强大，才能不掉入失衡的深渊。

通过对"理所当然"的反思练习我也明白了，"理所当然"永远是从自己角度出发，认为"自己应该怎样"忽视了自己和别人之间的联系。如果能把自己放到一个更大的范围内去看，才能真正看清自己和他人以及所有的物与事。

应对"委曲求全"的冥想练习，使我减少了个人的委屈，增加了和他人的融合。在放大格局后我显然可以接受一些生活中的矛盾冲突了。

此外，为了能在操作合理想法替代中更有效，我还再次复习了负性自动想法的类型，来增强自己的鉴别能力。

疗法中给我们展示了一些合理想法替代的示范操作，让我看到了每一个步骤和细节。合理想法替代负性自动想法的整个过程一共包含了 6 个步骤，分别是回想情境、评定情绪、记录想法、寻求替代、再评情绪和行为应对。疗法中告诉我们可以利用一些工具如手机录音等方式，多记、勤记，才能有足够的素材去发现一些规律性的东西。在寻求合理替代时想法要求正求真，避免假和反，也不必一下子很完美。再次评定新想法下的情绪时，如果能改善 30％～50％ 就已经算比较理想的了，而且行为也会随之而改变。

接下去，我把自己的一些合理想法替代负性自动想法的过程都记录在了表格当中。

合理想法替代负性自动想法记录表

情境	看到优秀的课件，想在自己课上使用，同时又遗憾自己不会制作。
情绪	羞愧、失望。（50）
负性自动想法	我什么都做不好，好点的课件都只能用人家的。（60%）
合理想法替代	优质资源能让孩子和课堂受益，我也可以学习一下。（50%）
结果	（1）对原来想法的相信程度：40%。 （2）再评估情绪：30。
行为的应对	使用优质课件，并尝试按照自己班级的情况做改进。

我在上课时经常需要使用媒体来帮助教学。这次看到有人做了一份思路清晰且非常优秀的课件时，很想把它用到自己的教学中去。我不会做这份课件的情境引来的却是"我什么都做不好"的负性自动想法，这种"过度引申"的思路显然是不妥的，随之而来的羞愧、失望等不良情绪也让我内心不安。

在合理替代时，我让自己简单和现实些。我想到这些优质资源可以让我的课堂和孩子们受益，另一方面也能让我学有所获，更何况我也做了一定的修改啊！想到这里，我的情绪状态好了很多。

合理想法替代负性自动想法记录表

情境	领导让我注意工作上的某个细节。
情绪	紧张、担忧。（80）
负性自动想法	我觉得领导对我有了看法，他肯定觉得我的工作态度不好，能力欠佳。80%
合理想法替代	就事论事，改进细节，先做好当下。（70%）
结果	（1）对原来想法的相信程度：65%。 （2）再评估情绪：50。
行为的应对	针对领导提出的细节先完善起来。

我觉得在与人交往时，很容易在一定场景中冒出"瞎猜心思"的自动想法。这种猜别人心思的过程让我内耗很大，既焦虑又抑郁。我没有办法去向领导求证我的猜测，很容易就会有负性的自动想法和不妥的行为反应。我想如果领导从我的反应中看到些蛛丝马迹后也用"瞎猜心思"的想法回应我，那我们之间就会产生很大的误会。我想在这种状况下，我只能去繁就简，先去除猜疑的内容，再针对领导提出的问题解决好它，而不是用"再次猜测"来应对。

合理想法替代负性自动想法记录表

情境	指导孩子功课时，与孩子发生矛盾。
情绪	受挫、烦躁。（70）
负性自动想法	作为一名管着那么多孩子的教师，指导不了自己的孩子。（70%）
合理想法替代	先聚焦于作业，我并不是科学家，科学家也有擅长的领域。（65%）
结果	（1）对原来想法的相信程度：50%。 （2）再评估情绪：40。
行为的应对	把注意力放在作业上，遇到不会的地方就去查资料。

在指导孩子功课时，作为教师的我觉得自己多年的学习和实践应该能够胜任和满足孩子的要求，但事实是很多时候并不尽如人意，这种状况很快地引出了我的抑郁和焦虑情绪。我的心里有一种"期待回报"的念头和需求，期待之前的学习有回馈，然而现实十分残酷，"理所当然"的想法成

了泡影，于是不良情绪被激活。在合理替代时我先聚焦于作业本身，想到自己并非全能，这个时候人的情绪就会平静许多。

合理想法替代负性自动想法记录表

情境	我和婆婆因教育孩子问题发生冲突，孩子听婆婆的。
情绪	愤怒、压抑。（80）
负性自动想法	婆婆太强势，我很生气，自己的孩子不能管了吗！（90%）
合理想法替代	婆婆是长辈，我是孩子妈妈，我们的出发点都是为孩子好。（80%）
结果	（1）对原来想法的相信程度：70%。 （2）再评估情绪：60。
行为的应对	在和婆婆沟通时采取些迂回的方法。

我和婆婆因为孩子的问题产生过好多次矛盾，与长辈的交流一向都让我发怵，我很自然地会出现委屈、无奈的感觉。现在，我尝试地转换一下我的想法。婆婆是长辈，但也是孩子的奶奶，我是孩子的妈妈，我们的共同点都是爱孩子，为孩子好。可能每个人的爱法不同，自己应该把格局放大些，和婆婆沟通也可以采取些策略。

替代的过程极其艰难，我花了不少的时间和精力，有效果，但还需要努力。

调整

继上阶段合理替代负性自动想法后，"心理调整自助疗法"指导我们进入下一个新的内容，调整功能失调的假设与规则。原来，我在日常生活中产生的抑郁与焦虑的源头，除了那些负性的自动想法外还有失调的假定与规则。那些没有依据的设定，让我处于虚拟的逻辑推导之中，忽略了它的不确定性而信以为真。同样，某些从小到大由我自己设定并执行的特殊规则，也给我的生活带来不同程度的压力。

1. 整理

认真地研究了"心理调整自助疗法"，我意识到我有个不合逻辑、功能失调的规则。我认为，只有得到别人的认可，自己才是有价值的。只要大家认可了我做的事，我就是优秀的、有价值的，反之，我就是一个没有用的人。这个规则，像枷锁一般控制着我的生活，给我带来压力和困扰，让我窒息。

这个规则从何而来？我想是从小到大的生活经历、家庭、长辈、学校、老师、同学、朋友以及社会磨砺带来的，当然还有自己建立的。从小我就被家里长辈比较长相、性格等，上学后老师和同学们也会经常比较，谁学习好，谁能力强。但凡能被表扬和肯定的，我就觉得有价值。面对这个规则的时候我永远是对自己有要求，而忽略了许多他人、环境的客观因素。长此以往，这个规则在我的身上落地生根，成为我为人处世的一个内化规则，让我总是以别人的肯定来确定自己的价值感。如果我的表现受到大家的肯定、喜欢和重视，我就是棒的；如果我表现受到质疑、嫌弃和轻视，我就是差劲的。随着时间的推移，这条规则对我的压力和束缚也越来越明显。

2. 检查

我对自己内化的功能失调的规则做了反思。我的收获是什么？我的成效是什么？我又付出了什么代价？按照"心理调整自助疗法"中所述，我尝试做了一个"成本—效益分析"。

成本—效益分析表

有利之处（效益）	不利之处（成本）
避免和家人长辈冲突	自己的感受不被重视
人际关系不错，暂时安全	情绪压抑
有一定要求，有进步	不太敢挑战自己，怕失败
	自己越委屈就越难受
	对自己和别人的不满日积月累

通过成本—效益分析，我马上可以看出自己付出的成本与得到的效益是极其不匹配的。固守这样的规则，我看不到真实的自己，也看不到我的

努力，我的要求，我的进步。我感觉自己生活在别人的"尺子"下，从来没有轻松过。最终，这种规则束缚了我的发展，无法发挥自己最真实的水准，还让自己的情绪压抑，身心俱损。

3. 实验

对于调整功能性失调的规则，疗法中说可以用"行为实验"这个行之有效且能自我实施的方法。我每次见到婆婆都会心跳加快，手脚冰凉。我知道我需要得到她的认可，我不能和她当面起冲突，且无法很直白地说出自己的意见。于是，在与婆婆的交往中我尝试做了一次实验。我设计了"先找一个，再说一个"的操作过程，在执行的时候同时留意好自己的情绪状态。

有次，关于孩子外出如何穿衣的问题，我和婆婆产生了分歧。婆婆的意思是外出游玩不但要穿多一点，还要戴上围巾和帽子，而我觉得自己有车，路上不冷且游玩时小朋友的运动量很大，不用穿那么多。但是，看到婆婆说话语气生硬，语速又快，加上不耐的表情，我的心脏又快速地跳动起来。深呼吸一口气，我首先尝试给她找了一个这样说的理由：是了，主要是关心孩子，怕孩子受冻生病。想到这里，我感觉我的状态好些了，人也松弛了一些。等她讲完，我鼓起勇气把我的理由说了一遍。听我这样一说，虽然她还是唠叨了几句，但明显语气没有那么生硬了。

又一次，孩子和同学发生了矛盾，起了冲突，婆婆非常生气，偏要向对方还击回去。我为她的想法也先找到了一个理由：她疼爱孙子，怕孩子吃亏。这样一想我觉得自己和婆婆是在同一战壕的"战友"，我的情绪状态好了许多，于是也有勇气说出我的处理意见：尊重班主任的调解，有礼有节。没想到，婆婆停顿了一下，居然对某一部分表示了赞同，让我非常意外。

后面的日子里还是有许多鸡飞狗跳的生活琐事，我的操作过程也并非次次有用。但相较于之前，我表达意见时会顺畅许多，自己的情绪和身体反应也没有那么激烈了。

策略

在调整功能失调的规则的同时，我发现自己的合理想法替代不太"给力"。由于原来的想法历经多年的沉淀，变得根深蒂固，因此替换起来遇到了很多困难。我的大脑中冒出太多杂乱无章的负性自动想法，虽然我已经努力去练习替换，但是那些相信认同的残余还是没有来得及清除。更有甚者，在替换时我被功能失调的想法阻挡，不自觉地会采取回避的应对方式。我决定采用另一种"接受策略"，从另一种构架中去实施，可能会有好的效果。

1. 接受现实

"接受策略"有 6 个互相联系的过程，其中第一个就是"接受现实"。仔细研究了疗法中所写的概念，我觉得我之前误解了这个词语在这里的含义。原来"接受现实"并不是被迫接受自己排斥、不喜欢的内容，比如挫折、艰难和曲折等，这里的"接受现实"不是被动消极、无可奈何的，而是指"乐意体验"。当然，接受不等于放弃改变。

当头脑中冒出负性想法时，我的第一个反应就是去控制它，控制情绪，控制自己身体出现的各种问题。虽然有时会有短暂的效果，但大多时候是困难的，有时越是刻意压抑反而越会出现，因此控制不是一种好方法。于是，我学着"接受现实"。那怎样才算真正的接受呢？书中介绍了一种鉴别方法——"机体评估指标"。我们的身体不会说谎，对认同的事身体会感到舒服，遇到无法接受的人与事就会有头胀、胸闷、心悸等不良反应。因此，除了生病外，我非常关注在"接受现实"中自己机体的一些感受。此外，我还必须留意行为和语言上的回避问题。比如，为了不想和婆婆产生矛盾，我总是找很多理由和借口不愿意去见她。但这种做法于事无补，它无法消除我内心的焦虑和恐惧，我只能接受已经发生过和正在发生的事实，同时接受我对婆婆的情绪和行为反应。我认同了这些客观现实后，我发现自己变得冷静些了，自己的提心吊胆也减轻了不少。

2. 认知去融合

"认知去融合"是接受策略中的另一个环节。初看这个名字我不是很懂，浏览了概念后我才明白它的意思。先回到另一个概念"认知融合"，疗法中说一些有抑郁和焦虑的人在自我调整时往往内心很想用合理想法来替代不合理的负性思维，但是由于个体自身因素很难做到。即使勉强替代，效果也很差，自己都不怎么相信。这些人遇到事情会很快被带入自己的固有想法中，几乎不进行思考，立马激活了情绪、行为和身体的一系列反应。由于出现的速度快，自己会认为这是顺理成章的事情。反之，在心理的自我调整中避免上述问题，不要掉入陷阱就是"认知去融合"。疗法中用了一个形象的描述：在负性想法如大山挡在你面前时，你可以挖一条隧道，穿越过大山。看到这里我豁然开朗，于是我找了些资料，做了些练习。当我得不到别人肯定时，"我很没用"这个想法就会冒了出来，我对这个评价深恶痛绝，于是我拿它开刀。首先，我在心里对自己说："我很没用"，然后仔细体验自己的感觉，是接受还是拒绝和回避？接着，我在"我很没用"之前加上"我现在正有着某种想法，就是我很没用"。想到这里，我注意了一下我的感觉，我发现与之前"我很没用"相比，好像容易接受了一些，自己的情绪、呼吸以及身体的反应平稳了些。认知去融合技术看来能够解决我的实际难题，让我从那些"无法厘清的想法"中直奔行为的改变。

3. 活好当下

在"接受策略"中还有一个重要环节，就是"活好当下"。读完这部分内容后我有醍醐灌顶之感，我明白了自己为什么长久以来一直会痛苦，会被负性想法和情绪折磨。我的负性想法不知不觉充塞着整个头脑，无休无止地消耗着我的精力，递减了我的能量，掏空了我的感觉。只要有事发生，我的痛苦就被激活，负面情绪就大量集中出现，消耗我的心智，让我无法回头。这是因为，以往我大部分的时间都活在了过去和未来之中，所以我才会抑郁与焦虑。比如领导让我注意工作上的某个细节，我的想法一如之前那样展开：没有得到领导的肯定，我真糟糕。同样，我还会把注意力集中到未来：接下来的日子里领导会不会觉得我的工作态度有问题，能力很差劲？这些都让我对当下的自己产生了否定和不满。疗法中有句话说得好："昨天的明天就是今天。"发生在过去的事情是你过去的当下，同样，未来是一个没有到来的当下。未来是变化的，只有当它到来时才算度过，现在的想法只能思考、预设和打算。"心理调整自助疗法"同样告诉我，一直活在过去容易抑郁，而一直活在将来容易焦虑。所以，只有活好当下，才是理性的选择。

4. 价值方向

怎样才算充实有意义地活好当下？"心理调整自助疗法"中的答案是要明确自己的价值方向。每个人在人生道路上都会有一个方向性的指引，它在我们生命的重要内容中体现着自己的存在和价值。这个方向性犹如一条射线，它的方向就是我的价值方向，我正向光而行。

人的一生由无数个目标组成，人们的行动就是这些目标的实施。当目标和价值方向偏离时，我们的努力就达不到预期。因此，明确自己独特的价值方向，让自己的很多目标、打算与价值方向保持一致，才能让自己少走弯路，同时避免陷入焦虑和抑郁之中。在探索价值方向时，我发现有时我的行为目标和我的价值方向会发生偏差。比如，在教育孩子时，我陷入了以孩子的行为结果来衡量自己的陷阱之中。我为孩子的学习成绩焦虑，主要是坚信只有孩子学习好，将来成为成功人士，我才是个称职的母亲。于是，我就有了想帮助他摆脱困境来证明自己不是一个坏母亲的行为。但这样我的孩子就失去了自己努力改变的机会，同时也传递给他一个隐晦的信号：我的爱是由他的成功决定的。我感到自己的努力得不到满意的反馈，当前的目标距离自己的价值方向——即做一个称职的妈妈也越来越远时，我的不良情绪被激发了。

5. 务实行为

当我明确了自己的价值方向，也有了最近具体的打算和目标时，怎样让自己的行为有实效性是我要考虑的。我知道我不能"感情用事"，情感指导下的行为往往浅薄且短暂，而以价值方向为指导的行为则扎实、持久。在落实务实行为中还要把握好两个要点：第一，我们面对许多事情都需要做选择，用价值方向和价值目标作为选择依据能取得较好的效果，成功率也高些，同时我们要注意甄别选择与判断的不同。第二，是过程目标和结果目标的关系。为改变而改变的过程目标很容易被各种对抗的因素削弱，而有价值方向支持的结果目标，由于是向自己认定的方向行动，往往不怕各种干扰，不会因为困难而退却。因此，当我的行为朝着我的价值方向努力时，才会有良性的反馈来强化我的改变，那时我的行为才是务实、有效、坚韧和持续的。

6. 审视自我

"当局者迷，旁观者清"，这句话说的是，我们虽然都具备自我意识及自我认知的能力，但还是会有盲区和偏差。因此，审视自我，知道自己的现状和动态，明白哪些地方有问题，就是"接受策略"的第六个环节。如何审视自我？疗法中教我们从 3 个方面着手，以另一个视角来审视自己。

● 以自我为内容。我给自己写了一份报告，详细描述了自己心理问题的来龙去脉。从什么时候开始，由哪些因素引发，采取过什么方法来自我排解，感受和效果如何。完成了这篇报告，我能清晰地看到自己心理问题的全过程，明白问题调整的走势，提升了保护自我的意识。这就是以自我为内容的要求。

● 以自我为进程。在没有专业人士的帮助下，我需要对自己进行不间断的自我意识和自我感知，用计分量化的方法对认知、情绪、行为和躯体反应做观察和评估。我在疗法中找到了许多表格作为工具，阶段性地做检测，这样才能清楚地掌握自己的心理状态并做好动态的调整。

● 以自我为背景。这是指在更高的地方对自己的观察。疗法中用了个有趣的比喻，用"I"去观察"me"，用另一个我去观察自己能否根据专业的指导来实施，能否达到调整效果，下阶段怎样努力。否则，可能把握不好，达不到预期目标。

后记

"心理调整自助疗法"犹如一抹耀眼的阳光，照进我曾经充满着雾霾的生活。经过这些阶段的调整，我明显发现自己生活中的不如意少了许多。我清楚地知道我的身上有哪些功能失调的规则，每次遇到问题或者事件时我也会思考自己冒出的是什么负性自动想法，我可以如何去合理替代它。实在不行，我还可以用接受策略来增加我的心理弹性。感谢"心理调整自助疗法"的指点，让我的生活又一次充满了能量。

（由患者口述，心理咨询师胡洁整理）